건강한 중년,
날개를 달다

건강한 중년, 날개를 달다

한국여자의사회 지음

조윤커뮤니케이션

Contents

Part 2 여성중년기의 질환 • 111

인사말

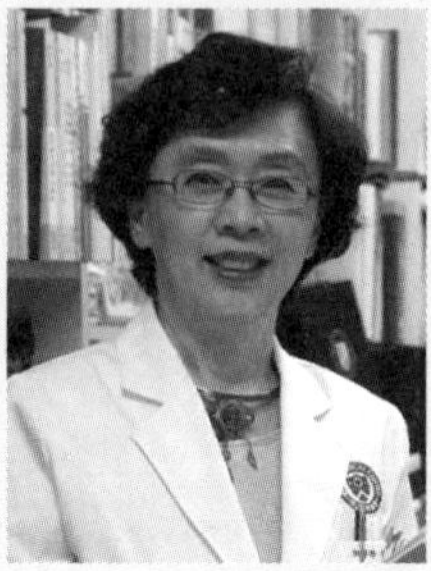

박경아 한국여자의사회장
연세대 의대 교수, 해부학

한국여자의사회는 1956년에 발족하여 반세기 넘는 세월 동안 여성들의 건강 증진과 질병 예방에 노력해 왔습니다. 2003년에는 『아름다운 중년』이라는 책을 발간하여 중년여성들을 괴롭히는 질병들에 관하여 예방 및 치료법을 설명하였습니다. 그 동안의 꾸준한 호응에 힘입어, 이제 그 개정판이라고 할 수 있는 『건강한 중년, 날개를 달다』를 발간하게 되었습니다.

최근 우리나라 통계에 따르면 여성의 평균 수명이 85세를 넘어서고 있습니다. 노후를 행복하게 보내기 위해서 건강은 필수적인 조건입니다. 우리의 건강은 중년 시기부터는 보다 적극적으로 지켜나가야 합니다. 중년여성이 완경(폐경)에 접어들게 되면서 몸에는 여러 가지 생리학적인 변화가 초래되어 갖가지 증상 및 취약점들이 나타나기 시작합니다. 이에 대한 지식이 부족하면 필요 없는 걱정을 하게 되고, 수시로 병원을 찾게 됩니다. 이 책은 그러한 경우에 여의사 친구를 가까이에 둔 것 같이 가까이 두고 찾아볼 수 있는 책이라고 볼 수 있습니다. 각 분야 최고의 여의사들이 그들의 지식과 경험을 바탕으로 친절하게 설명한, 최고의 건강 가이드북입니다.

중년여성들이 삶의 질을 높이며 건강하고 행복하게 살아갈 때, 그 사회는 행복한 사회가 될 수 있습니다. 모든 가정의 중심은 엄마이고 그 엄마가 행복해야 자식들도, 남편들도 행복하니까요.

2012년『건강한 중년, 날개를 달다』발간을 위해 내용을 보강하고 집필해 준 여러 회원님들께 감사드립니다.

아무쪼록 이 책이 국민들에게 올바른 건강 정보를 알리고 홍보하는 것은 물론, 중년 이후 여성들의 건강 증진과 삶의 질을 향상시키는데 많은 도움이 되기를 기원합니다.

2012년 4월

한국여자의사회 회장 박경아

축하의 글

정덕희 전 한국여자의사회장

제가 한국여자의사회의 회장을 맡았을 무렵, 보건복지부의 도움으로 『아름다운 중년』이 발간되었습니다. 그 책을 기초로 삼아 다시 편찬한 『건강한 중년, 날개를 달다』 책이 새롭게 출간되는 것을 축하합니다.

우리 한국여자의사회는 여성 건강 증진에 각별한 관심을 가지고 각종 예방 홍보 활동을 전개해 왔습니다. 최근에는 특히 여성의 평균 수명 증가와 노년 여성층의 증가로, 중년 이후 여성 건강의 중요성을 더욱 실감하고 있습니다.

『아름다운 중년』은 발간된 이후 여성들에게 꼭 필요한 건강 정보를 체계적으로 정리한 가이드북으로서 많은 호응을 받았습니다. 중년 이후 여성들에게 나타날 수 있는 일반적인 건강 문제를 비롯하여 완경(폐경)전후에 나타나는 여러 신체적인 변화와 질병에 대한 소개, 그 예방, 그리고 치료 방법에 이르기까지 최고의 여의사들이 학술적인 연구와 진료실에서 쌓은 경험을 바탕으로 집필했던 책자였습니다.

근 10년 동안 여성의 평균 수명은 더욱 증가되었고 의학은 날로 발달하고 있으며, 여성의 지위와 건강에 대한 사회 문화적인 관심도 더욱 증대하고 있습니다.

2012년 『건강한 중년, 날개를 달다』로 거듭난 『아름다운 중년』의 내용을 보강하고 집필해 준 여러 여의사 회원님들, 기획부터 출판까지 헌신적으로 수고하신 박경아 한국여자의사회 현 회장과 안명옥 이사께 감사드립니다.

해가 갈수록 증가하는 국민들의 건강에 대한 관심으로, 각종 매체를 통해 다양한 건강 정보가 걸러지지 않은 채 쏟아져 나와 홍수를 이루고 있는 실정입니다. 『건강한 중년, 날개를 달다』가 국민들에게 올바른 건강 정보를 알리는 것은 물론 중년 이후 여성들의 건강 증진과 삶의 질을 향상시키는데 크게 이바지하기를 기원합니다.

2012년 4월

한국여자의사회 전회장 정덕희

Prologue 1

중년 이후 여성의 삶과 건강

안명옥 교수
차 의과학 대학교 보건복지대학원, 산부인과, 예방의학, 보건학 전공

완경기(完經期: 폐경기)를 맞이하는 여성을 위하여

모든 과일과 곡식의 열매는 생명의 결정체이고 절정입니다. 사람의 일생에서는 열심히 살아온 삶의 열매를 맺는 시기가 바로 중년의 시기입니다. 여자의 일생에선 인생의 열매 맺는 시기가 바로 사추기(思秋期)로 표현되는 완경(完經)기입니다. 완경, 아직 익숙지 않은 단어일 것입니다. 폐경이 낯익지요. 완경(完經)이란 월경의 완성이라는 의미를 담고 있습니다.

기존에 사용되어 왔던 폐경(menopause)이라는 단어는 달(month)과 멈춤(cease)을 의미하는 두 개의 희랍어에서 유래한 것으로 월경의 멈춤, 또는 마지막

월경이라는 뜻입니다. 갱년기에 나타나는 현상을 말하지요. 그렇게 생리가 끝나면, 35년 이상의 세월 동안 생리를 하며 살아온지라 문화적인 충격을 받는 여성도 있습니다. 월경을 하여야만 여성으로 간주하는 세상의 편견에 익숙한 여성들도 많습니다.

그러나 월경은 그 달 임신을 안 해서 자궁내막이 탈락하여 배출되는 현상입니다. 그 월경을 마치는 일은 더 이상 아기를 안 낳겠다는 50대 여성의 몸의 표현입니다. 월경은 단지 아기를 낳을 수 있다는 상징 그 이상도 그 이하도 아닙니다. 완경을 하지 않는다고 상상해보세요. 계속 월경을 해서, 50세에 아기를 낳는다 하면 60세 환갑에 초등학교 3학년 학부형을 하게 되는 것이지요.

때가 되면 월경을 완성하고 마음껏 인생의 수확기를 풍요롭고 즐겁게 살아야 합니다. 그러니 월경이 끝난다는 의미의 '폐경'보다는, 월경이 완성된다는 뜻의 '완경'이 더 어울리는 말이지요. 완경은 드디어 월경에서 해방되는 여성 삶의 상징입니다.

완경기(完經期)는 오랜 기간 월경을 함으로써 인류의 존속과 발전을 위한 모성 역할을 훌륭하게 수행한 여성들이 50세 전후로 월경을 멈추게 되는 시기입니다. 바야흐로 임신과 출산으로부터 해방된 여성의, 독립된 제2의 인생 출발이지요. 다시 한 번 강조하지만 월경을 완성한, 완경입니다. 폐경이 아니에요. '폐' 라는 글자 자체가 폐인, 폐비, 폐광, 폐업, 폐가 등의 부정적인 느낌을 주는 말이잖아요. 이제부터는 우리 모두 '완경'이라는 용어를 쓰자구요! 초경파티를 하는 것처럼, 멋지게 완경파티도 하며 찬란한 중년을 열어봅시다. 천수를 누리며 건강하고 행복하게 사는 것입니다. '월경을 완성'한 우아한 완경(完經)을 맞이하며!

이제부터 완경기 예찬을 본격적으로 해야겠습니다. 여성에게 있어 완경기란 인간이 태어나기 전부터 시작되어 일생 동안 지속되는 정상적인 성장 발달의 일부로, 자연스러운 변화의 시기입니다. 하지만 신체와 정신, 그리고 사회적 상황으로 볼 때 사춘기처럼 아주 큰 변화의 시기이기도 합니다. 이 변화는 청소년기에 나타나는 몸의 변화와 마찬가지로, 여성 몸 변화의 한 단계이자 가장 성숙한 단계의 변화입니다. 인생의 사추기(思秋期)랄까요.

가을을 생각해 보세요. 시인들은 단풍과 낙엽에서 가을을 느끼기도 하지만, 저는 풍요로운 수확이 먼저 떠오릅니다. 가을은 수확의 계절입니다. 지난 봄 여름에 씨 뿌리고 열심히 땀 흘리며 일했던 것이 드디어 결실을 맺어 눈앞에 그 실체를 남김없이 드러냅니다. 그 수확으로 앞으로 1년의 행복이 약속됩니다. 인생도 마찬가지죠. 중년, 이 수확의 계절은 얼마나 풍요롭고 기쁜가요. 열심히 젊은 날을 보낸 덕분에 자식도, 일도, 가족도 다 독립하게 되었습니다. 이제 내 삶의 열매, 인생의 작품들을 즐길 차례입니다. "얼굴에는 미소, 마음에는 평화"라고 하셨던 틱 낫한 스님의 말씀을 저는 "지혜로운 경륜의 미소, 풍요로운 마음에는 평화"라고 바꾸어 읊어봅니다. 그것은 사추기의 여성들이 품을 수 있는 미소와 평화입니다. 익은 나이의 우아함을 즐기며, 보이며, 만끽하는 이 좋은 때…….

50이 되어가니 자식들은 건강히 잘 자라주어서 감사하고, 나도 얼굴에 몸에 그리고 마음과 영혼에도 인생의 지혜가 배어드니 정말 감사합니다. 이제 자연도 예사로 안 보이고, 친구와 이웃에 대한 따뜻함과 감사함이 담뿍 느껴집니다. 인생의 슬픈 면조차 오늘이 있기까지 꼭 있어야 했던 일로 여겨집니다. 인생의 가을은 영혼의 풍요로움에 대한 약속이 아닐까요. 여성의 숭고한 의무로부터의 해방을 만끽하는 이 완경(폐경)이 얼마나 인생의 독립과 해방을 의미하는지, 곱씹어 볼수록 신이 납니다.

완경기(폐경기)에 대한 이야기를 하려면 여성의 평균 수명을 생각하지 않을 수가 없습니다. 기원전 1천 년경의 여성의 평균 수명은 18세 정도였고, 시저와 클레오파트라가 살던 시대인 기원전 100년경 로마 시대 여성들의 평균 수명은 25세였습니다. 그리고 15세기까지도 약 30세가 평균 수명이었던 것으로 알려져 있습니다. 미국의 경우 1900년이 되어서야 평균수명이 49세가 되었으며, 우리나라의 경우는 1942년의 평균수명이 45세였습니다. 2012년 우리나라 평균 수명은 남성의 경우 77세, 여성의 경우 83세를 넘게 되었습니다. 이렇게 볼 때 부부 간의 나이 차를 고려해 보면 여성 노인은 배우자 사망 후 평균 11~12 년간 혼자 살게 됩니다. 또한 앞으로는 완경 이후 30년을 더 사는 여성이 기하급수적으로 늘어날 것입니다. 사회는 많은 여성이 독립적으로 살게 되는 방향으로 바뀌어 가고 있습니다.

과거의 완경기(폐경기)에 관한 기술은 극히 소수의 여성을 대상으로 한 것이었으며, 대부분이 남성들에 의해 이루어졌습니다. 완경기(폐경기)에 이르도록 사는 사람이 드물어 40세의 여성을 늙었다고 여겼고, 50세가 지나면 매우 고령인 것으로 생각하여 완경기(폐경기)는 노인에게 오는 것으로 여겼습니다(지금 생각하면 얼마나 끔찍한 편견인가요?). 우리나라의 인구 통계를 보면 완경이 되었을 50세가 넘는 여성이 1975년 2,258,901명이었는데, 2000년도에는 5,356,855명으로 25년간 2배로 증가한 양상을 보입니다. 2010년 총인구조사 결과를 보면 50세 이상 여성 인구는 7,669,368 명입니다. 중년 이후의 여성 인구수는 대단한 속도로 증가하고 있습니다. 우리나라의 평균 완경 연령을 46~48세로 생각하면 완경(폐경)을 맞이한 여성의 수는 800만이 넘을 것으로 생각됩니다.

평균 수명의 연장과 함께 완경기(폐경기) 이후의 건강관리에 대한 관심이 높아지고, 그에 대한 연구들도 활발해지면서 호르몬 대체 요법, 골다공증의 예방 및 치료에 대한 지식과 노년기 건강에 대한 의학 지식도 깊이 연구되고 있습니다. 여성만의 특수한 암 검사와 함께 완경기(폐경기)에 대한 여성의 정확한 지식을 아는 것이 중요하고, 의학적 소견에 바탕을 둔 건강관리 역시 중요합니다. 또한 관절염, 오십견, 이명, 건망증, 치매 등 노화와 함께 오는 변화에 대한 부분도 건강관리에서 매우 중요한 부분이며 심장병이나 뇌졸중 등의 내과적인 질환도 적극적인 건강관리를 통하여 예방해야 합니다.

또한 요즈음 서서히 각광을 받고 있는 대체 의학적 접근과 함께, 항노화, 즉 노화 방지에 대한 지대한 관심으로 인해 자연 요법들의 활용이 두드러지고 있습니다. 호르몬 대체 요법의 부작용에 대한 우려도 이러한 대체 요법의 활성화에 기폭제가 되고 있습니다. 자연 프로게스테론의 적극적인 활용, 식물성 에스트로겐이 함유된 콩 식품의 대중화, 향기 요법(아로마) 등 완경기(폐경기) 여성 건강의 증진, 질병 치료를 위해 활용되는 여러 요법들이 그 대표적인 예라 하겠습니다.

완경(폐경) 연구의 발달

17세기에 이르러 완경(폐경)의 생리적 기전을 이해하기 위해 많은 노력이 이루어졌고, 19세기 중반에는 완경기(폐경기)의 내분비적 기능이 연구되었습니다. 그러나 일반적으로 여성의 완경기(폐경기) 후의 생활은 우울과 심한 감정의 변화, 그리고 불안과 연관되어 사회적으로 큰 가치가 없는 것으로 여겨져 왔습니다. 여성의 평균 수명이 짧고 여성 역할의 비중이 주로 생식 능력에 있을 때, 완경(폐경)이란 여성의 일생에 있어서 비극이요 종말을 의미한다고 생각하였지요. 이처럼 과거로부터 흘러온 완경기(폐경기)에 대한 견해가 부정적이기 때문에 완경기(폐경기)에 접어든 여성은 자신의 상황을 매우 비극적으로 생각하는 경향이 있었습니다.

1923년에 비로소 에스트로겐 호르몬이 발견되어 완경기(폐경기)의 생리적 기전을 이해하는 데 중요한 열쇠를 제공하였으나, 대체적으로 20세기 전반부에는 많은 의료인들이 완경(폐경)과 우울증을 깊게 연관시키는 의학적 관점을 신봉했습니다. 그래서 정작 완경기(폐경기) 여성 자신은 아무렇지도 않은데 주변의 가족과 친지들의 과장된 편견을 감수해야 하는 경우도 많았습니다. 의학자들 중 여성에 대한 이해가 충분하지 않은 학자들은 완경기(폐경기) 자체를 난소가 원활히 작동을 못함으로써 빚어지는, 호르몬이 부족한 질병의 상태로 간주하기도 했습니다. 정신 심리학적으로도 이 경향은 두드러져서, 프로이드(Freud)학파나 그의 제자였던 헬렌 도이취(Helen Deutsch)는 완경(폐경)을 여성에 있어서 부분적 죽음(partial death)이라고까지 표현했습니다. 그러나 20세기 후반부터는 다른 관점들도 대두되기 시작하였습니다. 많은 의사들이 갱년기 장애에 관한 한 남성들이 더 질병 상의 문제가 많음을 경험하며, 일반적인 상식과 달리 많은 여성들이 갱년기를 활기차게 지낸다는 것을 깨달았습니다. 이제 많은 의료인들이 완경기(폐경기)를 여성의 일생 중에 '인디안 썸머(Indian Summer: 미국에서 일 년 중 여름 무렵 가장 더운 며칠)'로 지칭합니다. 완경기는 이제 점점 더 증가하는 활력과 낙천적 생각, 신체적인 우아함을 지니는 시기로 간주되고 있습니다.

더불어, 최근에 와서 완경기(폐경기) 여성에 대한 이해의 진작과 객관적인 의학 연구가 더해지며, 기존의 생각과는 달리 대부분의 완경기(폐경기) 여성들이 우울증 없이 지낸다는 사실이 알려지게 되었습니다. 오히려 더 젊은 여성에서 우울증과 자살의 충동이 더 많다는 연구도 있으며, 많은 완경기(폐경기) 이후의 여성들이 우울증과는 거리가 먼, 새로운 자유를 만끽하고, 더 힘이 솟아오르는 느낌을 가지고 살며, 성적으로도 더욱 즐거운 생활을 하고 산다는 사실들이 밝혀지고 있습니다.

시대를 막론하고 언제나 다른 관점들이 공존할 수 있다는 것은 과학의 좋은 일면입니다. 완경기(폐경기)에 대한 양극적 견해 역시 앞으로도 그 각각의 과학적 견해를 견지하며 발달할 것입니다. 우리는 시대의 문화적, 사회적인 면이 의학을 비롯한 과학에 미치는 지대한 영향을 직시해야 하고, 겸허히 진리를 알기 위해 노력할 필요가 있습니다. 완경(폐경)에 관한 인식 역시 편견에 치우치지 않은, 여성들의 실제 축적된 사실 경험에 충실한 연구가 바탕이 되어야 할 것입니다.

완경기(폐경기)를 잘 지내기 위한 행동강령

1. 완경기는 여성이 모성으로서 임신과 출산을 하기 위한 월경을 모두 완성한 시기입니다. 완경(完經)을 맞이하며 이제 아름다운 노년을 준비하는 시기로 접어들었음을 인지합니다.

2. 완경기는 일 년의 가을과 같이 인생의 수확기로서, 사추기(思秋期)를 맞이하는 풍요로운 계절입니다. 자식을 기르고 가족을 돌보는 일에서 자유로와지며 이제 진정한 나의 인생을 살고자 계획을 세우고 모든 순간을 즐깁시다.
3. 일 년에 한 번씩 건강을 점검합니다. 그것은 여태껏 열심히 잘 살아온, 자랑스럽고 대견스러운 나의 몸을 아끼는 작업이기도 합니다. 생일을 기하여 자신에게 선물을 할 수도 있습니다. 여성 질환뿐 아니라 성인병 등에 대한 검진도 필수입니다.
4. 영양 식이를 합니다. 특히 많은 칼슘이 함유된 멸치나 뱅어포 등을 섭취하고, 식물성 에스트로겐이 함유되어 있고 암 예방에도 좋은 콩 식품을 많이 섭취합니다.
5. 운동을 규칙적으로 합니다. 일주일에 적어도 3~4회, 30분~1시간씩 자연을 벗 삼아 산책을 합니다. 공원 산책도 최고의 운동입니다.
6. 필요하다면 주치의 선생님과 상의하여 호르몬 대체 요법을 처방 받아 활기찬 생활을 도모합니다.
7. 명상을 습관화합니다. 이 짧고 귀한 인생의 지나온 시간에 감사하고, 앞으로의 시간이 풍요롭고 아름다울 수 있도록 준비합니다. 지금 이 순간 평화롭고 건강하다면, 행복한 삶이 우리의 앞날이 될 것입니다.

중년 이후 완경기 여성의 건강

붉은 단풍으로 덮여 가는 수확의 계절인 가을날, 성숙의 경지로 나날이 더 나아갈 대한민국 800만의 완경기 여성들, 그리고 여성 건강을 지키는 파수꾼인 의사선생님들과 함께 우리 인생의 사추기를 만끽하는 행복을 꿈꾸어 봅니다.

중년여성에게 많은 질환, 주의해야 하는 질환을 조목조목 실질적으로 정리한 이번 작업은 각기 전문 분야에서 큰 업적을 이뤄낸 의과대학 중년의 여교수님들과 여의사 선생님들께서 전문적 지식을 공유하고 나누는 일을 통해 이루어졌습니다. 이 즐거운 작업은 명실공히 중년여성들에 의한, 중년여성을 위한, 중년여성의 건강관리 백서가 되었습니다. 이 책 각각의 장은 앞으로 120이 넘어야 올지도 모를 삶의 마지막 성장인 죽음까지, 건강하고 우아하며 장미와 연꽃같이 아름답게 나이 들어가는 완경기의 여성들을 바라며, 여성들의 삶의 질이 나날이 증진되는 행복한 인생을 위해 꾸며져 있습니다.

앞으로 각 장에서 전개되는 의과대학 여교수님들의 중년여성 건강에 관한 글들이 이 땅의 모든 중년여성들이 건강을 지키는 데 기본적인 지식을 제공하는 초석이 되어, 건강하고 행복한 삶을 사는 생활양식으로 자리 잡기를 바랍니다.

Prologue 2

중년여성의 일과 건강

이강숙 교수
가톨릭대학교 의과대학 예방의학

우리나라 중년 직장 여성 대부분은 젊은 날에 가정과 일 사이에서 치열하게 살아왔습니다. 아마도 그것이 오늘날 우리 경제의 눈부신 발전의 밑받침이 되었으리라 여겨집니다. 이는 여성의 사회적 지위의 향상으로도 볼 수 있고, 자아실현을 통한 성취감의 발현으로도 볼 수 있을 것입니다.

해가 갈수록 직장 여성 비율은 꾸준히 증가되어 왔으나, 우리나라의 여성 경제활동참가율은 50% 정도로 국제적으로 매우 낮은 수준에 머물러 있습니다. 이는 OECD 국가 평균 여성 경제활동참가율인 61.3%와, 주요 선진국의 그것인 65%~75%에 비하여 훨씬 뒤떨어집니다. 특히 OECD 국가 평균 대졸 여성 경제활동참가율은 82.4%이며 스웨덴, 노르웨이 등 북유럽국가의 경우는 90%를 상회하고 있어 62.6%에 불과한 우리나라의 경우와 대조를 이룹니다.

표 1. OECD 주요국가의 여성경제활동참가율(15~64세)

한국	OECD 평균	스위스	노르웨이	캐나다	호주	미국	일본
53.9	61.3	77.3	76.5	74.4	70.1	69	62.9

자료 : OECD Employment Outlook 2010

표 2. 중년여성의 연도별 경제활동참가율 (단위 : %)

	40~44	45~49	50~54	55~59	60세이상
1965	49.2	49.7	40.4	33.6	11.8
1970	49.8	50.2	44.2	37.3	14.8
1975	53.6	53.5	54.5	47.1	18.5
1980	56.7	57.3	53.9	46.2	16.9
1985	58.2	59.2	52.4	47.2	19.2
1990	60.7	63.9	60.0	54.4	26.4
1995	65.7	60.6	58.8	54.1	28.7
1996	65.6	61.7	57.9	53.7	29.2
1997	67.2	62.0	58.6	54.3	30.2
1998	63.6	61.5	55.3	51.4	27.9
1999	63.3	62.9	55.8	51.8	29.5
2000	63.7	64.7	55.2	51.1	30.1
2001	63.5	64.3	56.5	50.6	29.9
2002	63.8	64.0	58.0	49.6	30.1
2003	64.0	61.5	55.5	49.0	27.8
2004	65.4	62.6	56.1	49.4	28.3

우리나라 여성 경제 활동 참가율은 출산, 육아, 가사 등으로 인한 여성의 경력 단절 현상(M자형 커브)을 보이고 있습니다. 이는 여성의 고학력화 덕분에 노동시장 진입 연령대가 높아지면서 혼인, 임신, 출산 시기의 분포가 어떻게 변화했는지 나타내지요. 또한 OECD 국가 평균 여성 관리직 비율은 28.3%에 달하나 우리나라는 9%에 불과하며, 500인 이상 민간기업의 여성 임원 비율은 6.6%에 지나지 않습

그림 1. OECD 주요 국가의 연령별 여성 경제 활동 참가율 (15-64세)

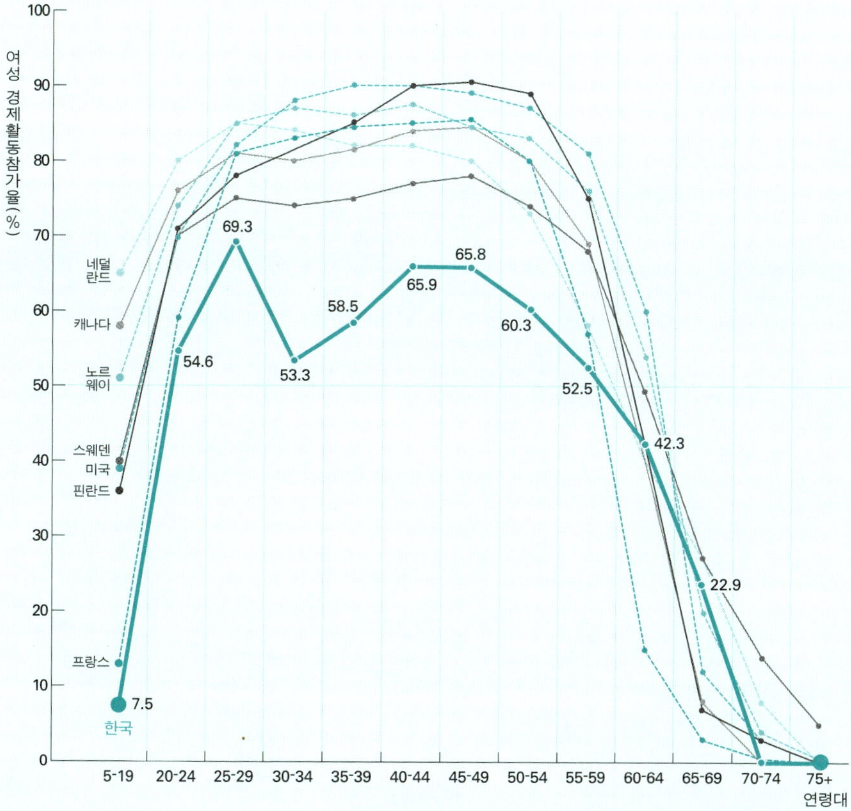

자료 : 한국여성정책연구원, 2009 한국의 성 인지통계

니다. 외국의 경우 노르웨이(41%), 스웨덴(27%), 독일(13%), 영국(12%) 등 기업의 여성 관리직 비율이 높고, 특히 프랑스의 경우 하원에서 2015년까지 기업임원의 40%를 여성으로 채우도록 의무화하는 '여성임원쿼터제' 법안이 통과되었다고 합니다.

'젠더'란 생물학적으로 정의된 성이 아니라, 사회적으로 정의된 성을 말합니다.

그림 2. 의회위원, 고위 임직원 및 관리자 비율(%)

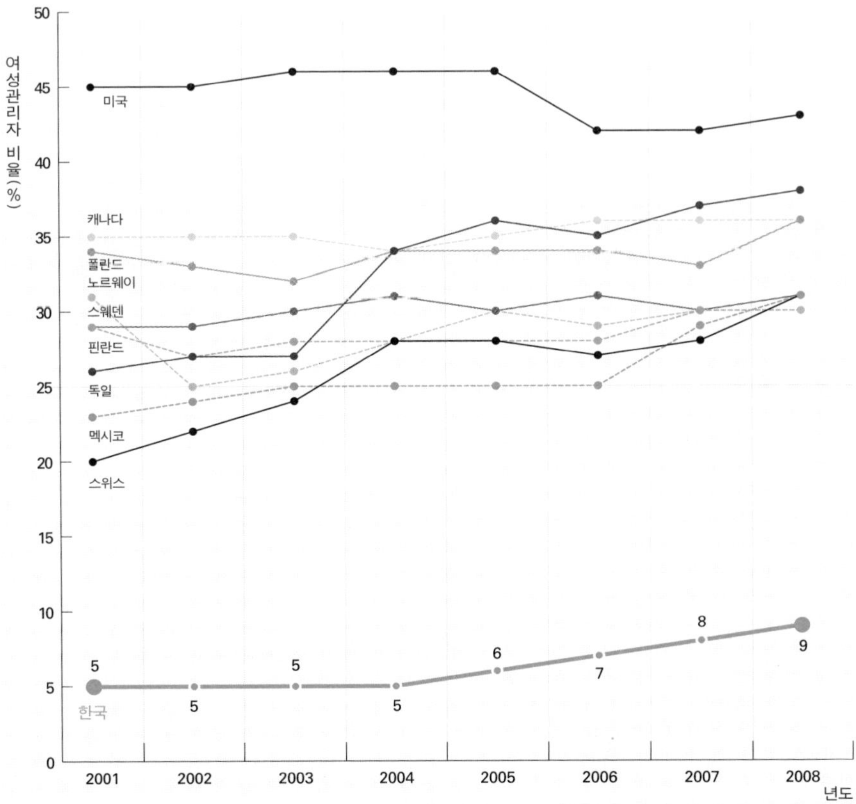

자료 : 한국여성정책연구원, 2009 한국의 성 인지통계

어떤 사회에서는 젠더가 남녀 모두에게 영향을 미치는 조건이지만, 대부분의 사회에서 젠더는 여성에게 더 영향을 미칩니다. 그래서 젠더 차이는 불평등과 차별을 의미하게 되지요. 남성에 비해 여성은 다양한 역할을 수행해야 하며, 사회 일과 가사라는 이중고(double burden)를 겪게 됨으로써 건강에 더욱 좋지 않은 영향을 미치게 됩니다. 직장 내에서도 성차별로 인하여 여성은 남성에 비하여 임금, 승진, 노

동시간, 위계서열에서도 낮은 위치를 차지하며, 직무 수행에 있어서도 낮은 자율성과 통제력을 가질 수 있습니다. 또한 여성은 구타나 성폭력 등 건강에 치명적인 사건을 경험하게 될 수 있으며 이로 인한 건강불평등에 처하게 됩니다.

전 세계 여성의 2/3는 빈곤층에 속해있습니다. 여성은 남성보다 물질적으로 결핍 상태에 있을 뿐 아니라, 성차별에 의해 빈곤이 가속화됩니다. 성차와 빈곤은 상응하며 여성 건강에 다양한 장애로 나타나지요. 동일한 사회경제적 조건 하에서 대개 여성은 남성보다 오래 살지만, 성차별이 심한 국가나 사회에서는 이러한 생물학적 장점이 상쇄되는 결과를 초래합니다. 여성이 남성에 비해 수명은 길지만 신체 혹은 정신질환이 더 높은 경향을 따로 표현하는 말도 있습니다. "건강상 젠더패러독스(gender paradox)"라고 하지요.

여성은 남성보다 '기초생활수급자'가 될 확률이 더 많으며, 빈곤 선 이하 인구 비율은 남성 2.5%에 비해 여성 3.4%로 높고, 고령인 경우 젠더 차이는 폭이 더 커지게 되어 가난한 남성 노인의 비율이 2.5%인 것에 비해 가난한 여성 노인 비율은 6.7%에 이르게 됩니다.

남녀 모두 작업장에서 다양한 건강 위해 요인에 노출되어 있지만, 직종별로도 젠더 차이가 존재합니다. 농업이나 비숙련 직종에 종사하는 여성이 남성보다 더 많기 때문에 직무 스트레스나 근골격계 질환에 노출되는 위험은 여성에게 더 많다고 할 수 있으며 가사일, 자녀 돌봄, 직장 업무를 동시에 해야 하는 삼중고의 역할과 반복적이고 단순한 업무, 교대 업무 등은 직장 여성의 건강 악화에 기여 요소로 작용하는 것으로 알려져 있습니다. 작업장 유해 물질 역시 건강에 영향을 미치는데, 소규모 작업장에서 유기용제와 같은 화학물질 등에 노출되거나 농업 종사자가 접하는 농약은 내분비계장애물질로 남녀 모두에게 생식계 질환을 일으킨다고 알려져 있습니다. 그러나 이는 중년여성에서 특히 유방암이나 자궁내막증 등을 일으키는 발암성 물질로 작용합니다.

남녀가 같은 일을 하더라도 여성이 월급을 적게 받는 경우는 대부분 국가에서 나타나는 현상이며, 남녀 임금 격차는 줄어들고 있지만 아직까지도 대한민국 여성의 월급은 남성의 60%까지밖에 미치지 않습니다. 또한 직종별로 볼 때 한국에서 여성은 남성보다 비정규직이 될 가능성이 두 배나 높습니다. 비정규직은 정규직보다 정신 건강 및 자가 건강 수준이 현저히 낮지요. 국내 노동 시장에서 여성의 수는 25%밖에 되지 않습니다. 이러한 젠더 차이 외에 성차별적 노동 환경 또한 많이 보고되고 있죠. 2000년대 경제활동인구 보고서에 따르면 법조인, 고위공무원 등 전문직에서 여성의 비율은 남성의 1/10 미만이랍니다(4.2% vs. 0.3%). 여성노동자의 1/3이상이 서비스 및 판매 직종에 분포(36.5%의 여성 vs. 16.6% 남성)되어 있죠. 고용상태를 비교해 보면, 여성노동자는 남성에 비해 불안정한 직종에 훨씬 많이 분포해 있습니다(임시직 31.2% vs. 16.7%; 일용직 11.5% vs 8.5%; 무급가족 봉사자 17.6% vs. 1.3%). 그런가 하면 산업 재해 발생 비율은 1995년 10.9%에서 2003년 14.3%로 증가했는데, 그중에서도 40~49세 중년여성층이 33.2%로 가장 높은 비율을 차지했습니다. 중년여성 근로자들은 영세 소규모 사업장에 종사하는 비율이 높아서, 사업장 내에서의 건강관리가 취약한 실정입니다. 제조업이나 서비스업에 종사하는 중년여성은 심한 육체노동에 종사하기도 하지요. 이러한 직업에서 나타나는 젠더 차이는 낮은 자긍심과 연결되어 여성의 정신 건강에 영향을 미치고 긍정적 생활양식을 실천하는 데 해로울 수 있습니다.

중년여성의 기대 여명은 같은 나이의 남성에 비해 많지만, 질병 없이 건강하게 살 수 있는 건강 수명의 경우 여성이 남성에 비하여 적은 것으로 나타납니다. 유병률의 경우도 여성이 남성보다 높습니다. 특히 심혈관질환의 선행 위험 인자인 비만, 고콜레스테롤혈증, 고LDL 콜레스테롤혈증, 대사증후군의 유병률은 여성에 있어서 50세 이후 급증하며, 같은 연령의 남성보다 높은 것으로 나타났습니다. 여성 인구가 남성 인구보다 많아지는 연령분기점은 55~59세 연령층입니다. 보건의료 수준 향상에 따라 우리나라 노령 인구 비율이 점차 증가하고 있다는 점을 고려한다면, 중년 직장 여성의 건강이 향후 고령 사회의 경제적 생산력과 맞물려 매우 중요하게 대두되지요. 특히 우리나라 중년여성의 심혈관 질환에 대한 사회경제적 영향 및 변화 추이를 연령별로 성비를 보면, 전체적으로 저연령층에서는 남성 인구가 여성 인구보다 더 많지만 고연령층으로 갈수록 여성 인구가 남성 인구보다 많아집니다. 이는 완경으로 인한 에스트로겐 결핍, 질환 자각 증상에 대한 여성의 지식 부족, 치료에 소극적인 태도, 낮은 건강 증진 행위 등과 관계가 있습니다.

여성의 가정 및 노동 환경은 여성의 건강에 영향을 미치는 주요한 요인입니다. 노동 시장에서 여성은 종속된 위치에 놓여 각종 차별에 시달리고 있습니다. 남성에 비해 낮은 월급, 낮은 지위, 불안정한 직종, 사회 고위직에서 여성 비율이 절대적으로 낮다는 점이 그 단면이지요. 또한 불공평한 가사 분담 실정은 여성에게 큰 스트레스가 됩니다.

직무에서 오는 여러 가지 스트레스는 급성 스트레스 반응을 일으켜 정신적, 신체적, 행동적 증상들을 나타내며 이것이 장기화되면 심신증, 우울증이나 신경증 또는 심근 경색 등의 뇌심혈관질환을 유발하고 맙니다. 이러한 증상들은 개인적인 특성에 따라 다르게 나타날 수 있으며 일 이외에 가정에서의 어려움은 스트레스를

그림 3. 직무 스트레스-건강 영향 모델(미국산업안전보건연구원)

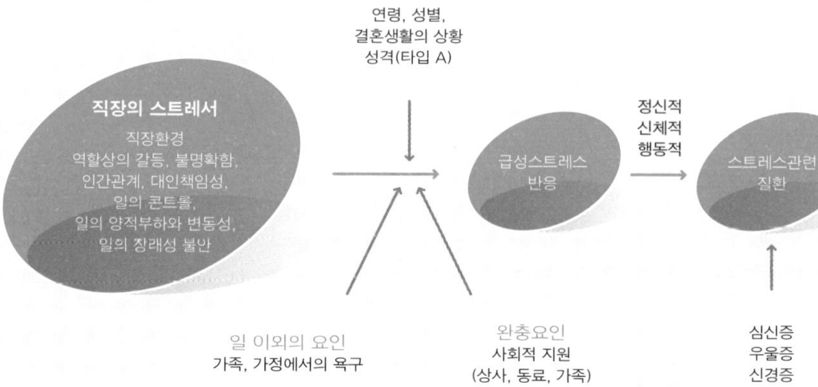

더 악화시킵니다. 반면에 직장 동료나 상사 또는 가족, 사회적 네트워크 등을 통한 지원은 완충 요인으로 작용하여 발병을 예방할 수 있습니다.

과로사의 주범으로 알려져 있는 심혈관질환은 장시간 노동, 교대 근무, 직무 긴장(높은 심리적 직무요구도와 낮은 직무자율성의 결합), 낮은 업무 보상, 불공정, 직무 불안정, 그리고 인명손실과 같은 재앙을 피하기 위해 높은 수준으로 경계하고 있어야 하는 작업과 관련이 있습니다. 업무에 대한 스트레스 요인은 불안, 우울과 같은 심리적 스트레스를 만들어 고혈압과 심혈관질환의 위험을 증가시킵니다. 심혈관질환은 낮은 사회 계급 또는 낮은 사회경제적 위치 즉 낮은 수준의 학력, 직급을 가진 사람들에게서 더 자주 발견되지요. 고혈압이 세계적으로 유행할 때 경제의 세계화, 도시화, 개발도상국가에서의 산업화 역시 동시에 일어났습니다. 해외 근무, 외주, 조직 축소, 안전 보건에 대한 규제 완화, 파트타임 내지 임시고용직, 텔레워킹 같은 노동 조건 역시 심혈관질환을 일으킬 수 있는 요인입니다. 마감 시간이 빡빡

하거나 매우 빠른 속도로 일해야 하거나, 또는 몹시 피로하면서 단조로운 일 역시 마찬가지죠. 저녁과 밤에 일을 하거나 순환 교대 근무를 하는 사람들은 심장 질환에 대해 특히 위험합니다. 업무에 장시간 노출되면 피로해지고, 심장 질환이 생겨나기 쉬워지지요. 반면에 휴식과 휴가는 심장 질환의 위험을 없애주거나 낮추어 줍니다. 그렇지만 휴가 후 업무로 복귀할 때에는 스트레스가 더해지기도 해서, 다른 요일에 비해 월요일에 심장 질환으로 인한 사망 수가 증가된다는 보고도 있습니다.

최근에는 직무 스트레스가 '노력-보상 불균형'에서 온다고도 말합니다. 낮은 보상은 낮은 존중감, 낮은 지위 조절(진급 전망이 없음), 고용 불안정 등을 뜻합니다. 이로 인해 겪게 되는 심리적 고통은 결근과 프리젠티즘(실제로 업무를 하고 있어도 업무의 질이 떨어져 정상이하가 되는 상태), 직무 불만족으로 이어지고, 이는 이직에도 영향을 미치게 됩니다. 우울은 생각과 느낌 등에서 발생하는 것으로 모든 생활에 영향을 끼치는 심각한 건강 상태일 뿐 아니라 대인관계와 업무 수행도에도 큰 영향을 줍니다.

여성 직원의 비율이 높은 의류 상점이나 슈퍼마켓에서 때로는 본인의 감정과 무관하게 반갑게 웃으며 손님을 반갑게 맞이해야 하는 감정적 서비스는 보이지 않는 노동입니다. 이 역시 감정적 소진과 같은 부정적인 건강 결과와 관련 있습니다.

GBA(Gender Based Analysis)는 여성과 남성의 생물학적 및 사회학적인 측면에서 차이를 인지하고 그에 따른 건강의 차이가 존재한다는 가정 아래 정책, 법, 사업의 입안, 집행, 평가의 모든 단계에서 성차별이 없도록 하는 분석틀입니다. 이에 따라 여성은 남성보다 평균 수명은 길지만, 임신·출산과 관련된 재생산 기능을 가지고 있고, 신체적 특성 및 건강에 영향을 미치는 사회 환경이 다르다는 점을 알 수 있습니다. 또한 여성과 남성의 신체적·정신적 특성 및 사회적 환경에 맞는 정책이 필요합니다.

우리나라 여성의 생애 주기별 전략 가운데 중·장년 여성을 위한 내용을 살펴보면, 취업 취약 계층 지원 강화, 경력 단절 여성 취업지원 강화, 여성 창업 지원 활성화, 여성 농어업인 지원 강화, 여성 고령자 일자리 창출 및 취업 지원을 핵심 전략으로 내세우고 있습니다. 또한 앞으로는 고학력 인적 자원이 많은 베이비붐 세대의 특징에 기초한 재취업 지원 정책을 모색해야 하며, 취업에 어려움이 많은 50대 이상을 위한 새로운 유형의 근로 형태와 부문 등을 확산하는 노력이 요구된다고 나와 있지요.

중년여성이 일을 할 수 있도록 일자리를 마련하는 것도 중요하지만, 작업 환경 및 작업 조건으로 인한 질병으로부터 중년여성을 보호하고 예방하기 위한 여러 가지 측면을 고려해야 할 것입니다. 또 직무 만족감을 통한 삶의 질 향상 추구에도 초점이 맞추어져야 하겠습니다.

Part 1

완경(폐경)과 여성건강

Chapter 1

완경(폐경) 증상

정혜원 교수
이화의대 산부인과

완경기란?

이전에는 월경이 끝났다는 의미로 완경이라는 용어를 사용하곤 했습니다. 하지만 최근에는 월경이 완성됐다는 뜻을 담은 완경으로 부르고 있어, 이 글에서는 그러한 의미로서의 완경이라는 용어를 사용하고자 합니다.

'완경'은 여성만이 경험할 수 있는 특별한 현상입니다. 더 이상 월경을 하지 않는 여자는 '여성성이 결여된 것'이라고 보는 관점과 완경이 오면 건강이나 체력이 그전에 비해 더 안 좋아질 거라는 인식 때문에, 우리는 막연한 불안감을 갖고 완경을 부정적인 경험으로 받아들이기 쉽습니다. 하지만 완경기에 나타나는 에스트로겐 결핍증은 질병이 아니라 정상적이고 자연적인 생물학적 변화랍니다. 오히려 완경기의 신체적, 정신적 변화는 인생에 대해 새로운 시각과 계획을 세울 수 있는 중요한 계기가 될 수도 있지요.

완경기란 월경이 끝난 시기부터 여성의 수명이 다할 때까지의 기간을 말합니다. 주완경기란 완경 직전 기간, 즉 완경으로 접근하는 내분비학적, 생물학적 그리고 임상적 양상이 시작되는 시기와 완경 후 첫 1년간을 포함한 기간을 말합니다. 대부분의 여성에서 주완경기는 평균 46세에 시작되며, 95%의 여성이 39~51세 사이에 겪기 시작합니다. 주완경기는 평균 5년간 지속되며 95%의 여성이 2~8년간 겪게 됩니다. 주완경기 여성에게 가장 중요한 것은 신체적, 정신적 건강을 최대한으로 유지하고 사회 활동을 원활히 하도록 노력하며 혹시 있을 수 있는 만성 질환을 조기에 발견하는 것입니다. 그럼으로써 완경으로 이행하는 기간을 보다 순조롭게 넘어가는 것이 중요하지요. 최근 의학의 발전으로 평균 수명이 현저히 연장되어 여성들이 완경 후 생애의 1/3을 보내게 되었습니다. 때문에 주완경기와 완경 후 여성의 건강관리에 대해 많은 관심이 모아지고 있습니다.

완경기 증상

완경이란 의학적으로는 난소의 난포 감소로 배란이 중지되고 월경이 영구히 없어지는 것을 말합니다. 완경기 전후가 되면 완경 증후가 나타나고 무월경이 지속되는데, 일반적으로 12개월 동안 월경이 없는 경우나 혈액 검사를 하여 난포자극호르몬이 40mIU/ml 이상인 경우 완경이라고 진단합니다. 완경이 되는 나이는 개인 차이가 있으나 어머니와 딸이 비슷하며, 영양 상태가 나쁘거나 채식주의자인 경우 보다 빨리 맞이하게 됩니다. 음주를 하는 경우에는 완경이 늦게 옵니다. 초경 연령과 완경 연령은 연관성이 없으며 40대 초반에 월경 불순이 오는 경우 완경이 일찍 온다는 것을 예견할 수 있습니다.

난소 기능이 저하되면서 에스트로겐이 감소하게 되어 나타날 수 있는 증세로는 월경 불순, 임신 능력 감소, 월경량 감소나 월경 과다입니다. 이로써 점차 월경 시기나 양이 불규칙해지고 결국 중지되는 것입니다. 또한 안면 홍조와 식은땀 등의 혈관운동 장애, 여성호르몬의 부족으로 인한 질 점막의 위축, 성교통, 피부 위축 등의 증상이 있으며 완경 기간이 경과하면서 골다공증 등의 증상이 생겨납니다.

노화에 의한 월경주기와 생식력의 변화

여성은 보통 30대부터 미약한 호르몬의 변화가 시작되며 30대 중후반이 되면 난소 내 난포의 수가 점차 줄어들게 됩니다. 이러한 변화로 난소에서 만들어지는 성호르몬인 에스트로겐 및 프로게스테론의 분비가 감소하지요. 난자의 노화가 시작되면서 여성의 생식능력은 35세경부터 점차적으로 감소됩니다. 자연 유산의 위험성 역시 더불어 증가되기 시작하여 45세에는 약 50%에 이르고, 태아 염색체 이상의 위험도도 2.5%로 높아집니다. 그래서 40대의 여성이 임신을 하는 경우 합병증의 위험이 증가하며 조산, 사산의 위험성이 높아집니다.

불규칙한 자궁 출혈

월경 양상은 체내 호르몬 상태의 변화를 반영하는 거울입니다. 주완경기를 지나면서 기능성 자궁 출혈의 빈도가 증가하는데, 이는 에스트로겐 호르몬이 분비되는데도 배란이 일어나지 않아 프로게스테론 호르몬이 분비될 수 없어서 생기는 현상입니다. 지속적으로 기능성 자궁출혈이 있으면 부인과 검진을 받아야 합니다. 30대 후반에 접어들면 난소 내 난포의 수가 점차 감소하면서 성 호르몬인 에스트로겐과 프로게스테론의 분비가 감소하게 됩니다.

완경이 오기 2~3년 전부터 신체 내에서는 이미 여성호르몬이 서서히 감소하고 성선 자극호르몬의 분비가 증가되어 월경기간이 짧아지거나 불규칙해집니다. 따라서 월경양이 감소하고 호르몬 부족에 의한 초기 증세들이 나타나기 시작하지요. 초기에는 월경 주기의 변화를 잘 모를 수 있으나, 완경이 되기 2~8년 전이 되면 월경 주기가 불규칙해지고 생리를 거르는 경우도 있습니다. 이러한 변화는 배란 빈도의 감소와 난소의 호르몬 분비에 이상이 생겨서 나타나는 것입니다. 규칙적인 월경이 갑자기 없어지는 경우는 드뭅니다. 불규칙한 출혈이 반복되다가 몇 달 월경이 없어진 후 갑자기 많은 양의 출혈이 있을 수도 있고, 소량의 출혈을 반복하다가 월경 주기가 길어지고 월경량이 점차 감소하다가 없어지는 경우도 있지요.

다양한 완경 증상

완경 증상은 일반적으로 개인에 따라 매우 다르므로 평소에 없었던 증상이 완경기를 전후해서 생긴 경우 일단 완경증상이 아닌가 고려해야 합니다. 증세가 심한 경우 호르몬 대체 요법을 해서 그 증상이 사라지면 완경 증상이라고 생각해 볼 수 있습니다.

완경과 관련된 이상 증상으로는 안면 홍조, 식은땀, 과민, 불안, 우울 등의 감정변화, 골다공증, 동맥 경화성 심장 혈관계 질환 등의 전신적인 증세, 노인성 질염, 배뇨장애, 요실금, 요로감염 등의 비뇨 생식기계 증세를 들 수 있습니다. 이들 증상은 나타나는 시기에 따라 급성, 아급성, 만성 증상으로 분류되며 각각의 증상이 발생하는 시기는 그림 1에 나타나 있습니다. 완경 여성이 스스로 완경 증상을 느끼는 경우는 우리나라 통계에서 89% 정도라고 하며 많은 여성이 한 가지 이상의 완경 증상을 호소하는 것으로 보고되고 있습니다.

안면 홍조(혈관운동증상)

안면 홍조는 완경 초기에 나타나는 가장 특징적인 급성 완경 증상으로 대부분의 여성이 경험하게 됩니다. 안면 홍조의 발생 기전에 대해서 확실히 밝혀진 바는 없지만, 에스트로겐이 감소하면서 시상하부에서 체온을 조절하는 온도조절중추의 기능 장애가 일어나는 것으로 추측됩니다. 안면 홍조는 완경기의 가장 흔한 증상으로 얼굴이 화끈거리고 식은땀이 나는 증세인데, 그 자체는 건강에 심각한 영향을 미치지 않지만 환자들이 가장 많이 고통스러움을 호소하는 증세지요.

열성 홍조라고도 하는 이 증상은 갑작스럽게 머리, 목, 가슴 부위 피부에 홍조가 일어나며 전신에 열감이 느껴지고 경우에 따라 식은땀이 나는 현상입니다. 보통은 수 초에서 수 분간 지속되며 드물게 한 시간 가량 지속되는 경우도 있습니다. 빈도 또한 개인차가 커서 한 달에 수 회 나타나는 정도에서 한 시간에 수 회 나타나 일에 지장을 줄 정도로 심한 경우도 있습니다. 비교적 증상이 없는 무증상기가 지난 후에 다시 몇 주간에 걸쳐 증상기가 반복되는 경우가 많지요. 이러한 증상은 평균 약 3분 간 지속됩니다. 혈관 운동 증상은 대부분 1~2년간 증세가 지속되며, 25% 정도의 여성이 5년 이상까지 지속된다고 합니다. 심한 경우 수면장애를 일으키게 되며 이로 인하여 불안, 초조, 피로감, 집중력 감소, 기억력 저하가 초래됩니다. 맥박은 안면 홍조가 나타나기 5~60초 전에 분당 4~35회 정도 증가하며 혈압의 변화는 없습니다.

안면 홍조는 완경이 지난 후 시작하는 경우도 있지만 많은 여성이 완경이 되기 전 완경 이행기부터 경험하게 되며, 완경 후 1~2년이 경과하면 대부분 없어지지만 약 30~50%의 여성에서 완경 후 5년 이상 지속되기도 합니다. 안면 홍조는 완경에 의해 생기는 경우가 대부분이지만 간혹 갑상선 기능항진, 불안, 공포장애, 고혈압 치료제 등에 의해 유발될 수 있으므로 정도가 심하거나 호르몬 치료로도 좋아지지 않는 경우 다른 질환이 있는지 검사를 해보아야 합니다. 안면 홍조는 밤 시간이나 스트레스를 많이 받는 경우 더 흔히 생기며 차가운 곳에서보다 따뜻한 곳에서 더 잘 생깁니다.

안면 홍조는 여성호르몬의 쇠퇴가 원인이므로 여성호르몬 대체 요법이 근본적인 치료방법입니다. 에스트로겐으로 치료하면 열성 홍조는 수 일 혹은 수 주 내에 호전되며, 장기적으로 호르몬을 투여하면 대부분 사라지지만 치료를 중단하면 대부분 재발하지요.

약물 요법을 원하지 않는 경우 증상을 그대로 참고 견디어내게 되는데, 이

때 외부 온도를 서늘하게 하면 증세가 다소 적게 나타날 수 있습니다. 얇은 옷을 여러 겹으로 입어 상태에 따라 체온 조절을 하고 알코올, 카페인, 뜨겁거나 매운 음식 등 안면 홍조를 유발하는 음식을 피하는 것이 도움이 됩니다. 정신적 스트레스를 줄이기 위해 호흡 조절, 명상, 요가, 미지근한 물에 목욕을 하면 좋습니다. 규칙적인 운동 또한 중요하지요.

완경에 따른 정신적인 변화

완경기가 되면 여성들은 우울해지거나 짜증을 내는 경우가 많이 발생합니다. 이것은 이때 여성호르몬의 분비가 중지됨에 따라 생식능력을 상실하게 될 뿐만 아니라, 자식들이 부모의 뜻에 따르지 않기도 하고 집을 떠나 독립하기도 하며, 나이가 들면서 자신 혹은 남편에게 질병이 생기는 등 결혼생활에서 발생하는 스트레스가 많이 일어나는 시기이기 때문입니다. 완경 전 여성이나 완경 후 여성에 비해, 완경 이행기에 있는 여성이 더 우울 증상을 많이 호소하곤 합니다. 과거에 월경 전 우울 증상 및 산후우울증의 병력이 있거나, 스트레스를 주는 주변 환경, 안면 홍조나 수면 장애, 과거의 흡연, 좋지 않은 건강 상태, 남편의 부재 등이 우울증의 원인이 될 수 있습니다.

이러한 요소들은 완경 이행기뿐 아니라 다른 시기에 발생하는 우울증의 원인으로도 작용하기 때문에, 완경 이행기 자체가 중년여성의 우울증에 위험 요소로 작용한다고 볼 수는 없습니다. 난소의 노화 및 완경 이행기에 발생하는 여러 가지 주변 상황들이 여성의 우울증을 유발한다고 볼 수 있지요. 따라서 완경 여성이 우울 증상을 보이는 경우 과거에 기분장애나 불안장애 등을 앓은 병력이 있었는지, 현재의 스트레스 정도는 어떤지 평가하여 정신과적인 차원에서 치료를 해야 할 수도 있습니다.

결론적으로 완경을 맞이하면서 겪게 되는 정신적인 변화들은 단순히 호르몬의 변화에 의한 결과라 말할 수 없으며, 호르몬 변화 뿐 아니라 사회적·정신적 요소도 관여한다고 볼 수 있습니다. 따라서 사회적으로 노화나 완경에 대한 긍정적인 태도 및 건강한 생활 습관을 장려하고, 스트레스 감소를 위한 노력을 통해 완경기 여성들이 행복한 삶을 추구할 수 있도록 해야 하겠지요.

비뇨생식기 증상

완경이 되면 에스트로겐이 결핍되며 이로 인해 전신적인 호르몬 부족 증상들이 나타나게 됩니다. 그중 하나로 비뇨생식기의 위축 현상이 일어나게 되는데, 외음부의 피부가 얇아지고 피하 지방이 소실되어 움츠러든 모양이 됩니다. 질 가장 바깥쪽에 있는 상피세포가 얇아지고 건조해짐에 따라 질 분비물이 감소되며 탄력이 줄어들게 되어 완경 전에 비하여 촉촉하거나 부드러운 느낌이 적어지며 쉽게 손상됩니다.

질 위축이 심해지면 위축성 질염 또는 노인성 질염 상태가 되어 평소에 없던 악취 나는 질 분비물이 나오게 되고, 외음부 가려움증이 생기고 질 벽에 붉은 반점도 나타납니다. 심하면 질 출혈이 생기기도 하지요. 질의 위축이 더 심해지면 성교통이 생기기도 하고 부부관계 같은 적은 자극에 의해서도 쉽게 상피세포가 벗겨져서 출혈이 나타나거나 염증이 생기기도 합니다.

또한 에스트로겐에 의한 질 내 산성도가 유지되지 않기 때문에, 병균의 번식 억제 작용 또한 사라집니다. 그러므로 전에 비해 캔디다 등과 같은 균에 쉽게 감염이 될 수 있지요. 이러한 경우 전신적 요법의 호르몬 대체 요법을 사용합니다. 전신 요법이 필요하지 않거나 금기되는 환자에게는 에스트로겐 질정을 사용합니다.

완경기에는 요도의 점막도 위축되고 탄력이 감소되며 방광이 예민해집니다. 따라서 소변이 자주 마려운 빈뇨, 소변이 잘 안나오는 배뇨 곤란, 야뇨증, 소변이 남아있는 느낌이 강해지는 잔뇨감, 갑자기 소변이 마려운 증상(절박 요실금) 등이 있을 수 있습니다. 이것은 에스트로겐 부족으로 인해 방광 경부의 조직이 얇아지고 방광과 자궁을 지지하는 근육이 약해져서 생기는 증상입니다. 기침을 하거나 복부에 힘을 줄 경우 소변이 새는 증상(복압 요실금)도 60세 이상 여성의 10~20%에서 나타납니다. 에스트로겐 부족에 의해 요도 주변의 피부가 얇아지고 건조해지며 방광, 요도염도 자주 생기게 됩니다.

그러나 이러한 증세의 시작과 정도는 개인에 따라 많은 차이가 있습니다. 어떤 여성들은 완경 후 몇 년 이내에 성생활이 곤란할 정도로 질의 위축이 시작되는 반면, 어떤 여성들은 갱년기를 훌쩍 넘기고서도 호르몬 치료 없이 정상적인 성생활을 유지하기도 합니다.

피부 증상

여성의 모발은 나이가 들수록 가늘어지고 호르몬 불균형으로 인하여 숫자가 감소하지만, 남성의 경우처럼 전체적인 탈모까지 되지는 않으며 호르몬 치료에 의해 좋아지지도 않습니다.

나이가 들어가면서 여성의 피부는 건조해지거나 거칠어지며, 점차 얇아지면서 주름이 생기기도 합니다. 피부의 노화는 유전적 영향과 호르몬, 환경 등의 영향을 받아 개인에 따라 다르게 나타납니다. 연령 증가에 따른 피부 변화는 완경이 되면서 더 가속화 됩니다. 일반적으로 여성의 노화가 일어나는 시기는 완경기와 일치하게 되어, 50대 이후에 일어나는 피부 변화를 단순히 연령 증가에 인한 현상인지 완경 후 여성호르몬 결핍으로 생긴 것인지를 명확히 구분하기는 어렵습니다.

완경 후 에스트로겐 분비가 감소하면 피부의 수분, 콜라겐 양이 감소하고 말초 혈액순환이 나빠지며 이마에서 분비되는 피지의 양이 감소하게 됩니다. 여성의 경우 완경 이후에는 주름살이 더욱 많이 발생하며 완경 이후 호르몬제를 복용하는 여성은 복용하지 않는 경우에 비하여 주름살이 덜 생깁니다. 또한 음주, 스트레스 등도 피부 주름에 원인이 될 수 있습니다. 피부의 색소 침착은 전체적으로 감소하지만, 노출 부위의 색소 침착은 증가하고 노출되지 않는 부위의 색소 침착은 감소합니다. 따라서 노출 부위의 피부는 더 진갈색을 띠나 노출되지 않는 부위는 더 희어지지요. 손발톱은 성장 속도가 느려지고 얇어져 부스러지기 쉬우며, 땀샘은 크기가 줄어들어 땀 분비 능력이 떨어지게 됩니다. 또한 추위에 민감해지고 체온 조절능력이 떨어지며, 피부 감각신경이 둔해져 반응이 느려지고, 피부의 촉감 역시 떨어져 반응력이 감소되므로 화상을 입기 쉽습니다.

완경 후 골다공증

골다공증은 칼슘 대사의 이상으로 뼈 내의 광물질이 감소되어 바람이 든 무같이 뼈에 구멍이 생겨서 조그만 충격에도 뼈가 쉽게 부러지는 질환입니다. 골다공증은 내과적 질환 때문에 오는 경우도 있지만 완경이나 노화로 인해 오는 경우가 더 많습니다. 완경 후 골다공증은 완경 여성의 약 20~25%에서 발생하는, 매우 빈도가 높은 질환입니다. 골밀도가 나빠진 뼈가 다시 좋아지지는 않기 때문에 한 번 생기면 치료가 어렵습니다. 따라서 무엇보다 예방이 중요한 질환이지요. 여성의 최대 골량은 30대를 전후해서 이루어지는데 최대 골량이 높을수록 완경 후 골다공증이 생길 가능성이 적어집니다. 이러한 최대 골량은 90% 정도가 사춘기부터 20세 전후까지 만들어지므로 사춘기부터 운동을 많이 하고 짜지 않게 먹으며 지나치게 탄수화물만을 섭취하지 말고 우유 등의 칼슘이 많은 음식을 섭취하여 최대 골량을 높은 상태로 만들어야 합니다. 완경 후 골다공증의 위험 인자로는 아시아인, 마른 편인 여성, 칼슘 섭취가 부족한 식사, 운동 부족, 고염 식이 등과 유전적 요인 및 조기 완경 등이 있습니다.

특히 유전적 요인은 골량의 60~70%를 좌우 하는데, 어머니에게 골다공증이 있다면 딸도 골다공증에 걸릴 가능성이 매우 높으므로 이런 가족력이 있는 경우 미리 예방하고 치료해야 합니다. 골다공증은 단일 유전자가 아닌 여러 유전자의 복합적인 작용과 환경 요인 그리고 식이의 상호 연관 관계에 의해 생긴다고 알려져 있습니다.

골다공증은 뼈가 매우 약해져서 사소한 외상에도 골절이 일어나게 되는 질환으로, 가장 흔한 골절 부위는 척추와 고관절입니다. 척추 골절은 약해진 척추가 별다른 외상없이 주저앉게 되어 허리의 심한 통증을 유발하다가 천천히 회복되고 점차 등이 굽으면서 키가 적어지는 현상을 말합니다. 이때 심한 경우 키가 10cm 이상 줄기도 하지요. 고관절 골절은 80세 정도의 고령 여성에게서 나타나는데, 골반과 다리를 연결하는 관절이 큰 외상없이 골절이 되어 오랫동안 움직이지 못하고 병상에 누워 지내다가 합병증이 생기면 사망까지 이르게 되는 병입니다. 골다공증은 서서히 나타나며 아주 심해지기 전까지는 그 증세가 없으므로 진단이나 치료를 소홀히 하게 됩니다. 하지만 골다공증으로 인한 골절에는 많은 의료비가 지출되고 장기간 입원이 필요하기 때문에, 사회적으로 또 가정적으로 많은 문제를 유발합니다.

골다공증의 90%가 완경과 관련된 완경 후 골다공증입니다. 이는 뼈의 대사에 여성호르몬이 관여하는데 완경 후 여성호르몬이 급격히 감소하며 골 흡수가 증가되기 때문입니다. 완경 후 첫 3~5년간 가장 골 소실이 빠르고, 그 이후에는 골 소실 속도가 완만해지므로 완경 후 곧 골 밀도를 검사하여 골 밀도가 낮은 경우 완경 직후부터 부족한 여성호르몬을 투여함으로써 더 이상의 골 소실을 방지할 수 있습니다. 골다공증의 진단은 엑스선이나 컴퓨터 단층촬영, 초음파나 이중 양성자 흡수 측정에 의한 골밀도 흡수 측정법으로 진단하며 젊은 여성의 골밀도와 비교한 값이 2.5 이하인 경우 골다공증으로 진단합니다.

완경 후 골다공증의 치료는 운동, 식이 요법, 호르몬 대체 요법, 비스포스포네이트, 칼슘, 비타민 D, 칼시토닌 등의 제제를 사용합니다. 골 밀도는 운동의 종류 및 중력과 밀접한 관계가 있으므로 중력을 많이 받는 체중부하 운동이 도움이 됩니다. 즉 산보, 조깅 등이 자전거나 수영보다 골밀도 유지에 도움이 되는 운동이라고 할 수 있지요.

완경과 심장 혈관계의 변화

심혈관 질환의 위험 요인으로는 고지혈증, 고혈압, 흡연이 잘 알려져 있으며 그 외 당뇨, 비만, 운동 부족 등이 있습니다. 에스트로겐은 노화에 따른 혈관 구조 변화를 완화하며 콜레스테롤을 낮추는 작용이 있어 완경이 되어 에스트로겐이 결핍되면 심혈관 질환의 발생과 진행에 나쁜 영향을 줄 가능성이 있습니다. 완경이 되면 혈중 총 콜레스테롤, 저밀도 지단백 콜레스테롤, 중성지방 농도가 상승하는 것으로 알려져 있으며 고혈압의 빈도가 높아지게 되어 심혈관 질환의 위험도가 높아집니다. 완경 전 여성은 같은 연령인 남성에 비해 반 정도의 심혈관 질환 빈도를 보이지만, 완경으로 이행되는 오십대 이후에는 심혈관 질환 위험도가 급격히 상승하여 칠십대 이후에는 남녀의 빈도가 거의 같아집니다. 이러한 현상은 여성호르몬이 심혈관계에 예방 인자로 작용하기 때문에 완경으로 인하여 여성호르몬이 감소함으로써 생겨나는 것입니다. 때문에 완경 후 심혈관 질환은 호르몬 대체 요법을 함으로써 예방하거나 치료할 수 있습니다.

여성호르몬의 변화는 혈액 속의 지질에도 중대한 영향을 미칩니다. 완경 후 여성은 완경 전 여성에 비해 총 콜레스테롤과 저밀도 콜레스테롤이 높으며 고밀도 콜레스테롤은 감소하기 때문이지요. 이러한 변화 역시 완경 후 호르몬 대체 요법으로 방지할 수 있습니다.

그림 1. 한국 완경 여성의 완경 증상 (797명 : 50-59세)

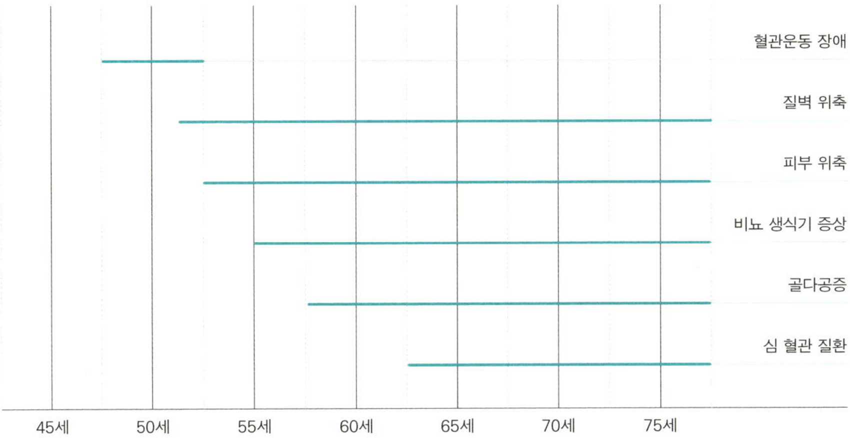

완경과 뇌 기능, 치매

치매는 인지 기능의 감소로 사회생활 혹은 직업 수행 상 심각한 장애를 일으키는 퇴행성 뇌 질환입니다. 치매 발생률은 65세 이후에 급격히 증가합니다. 노인의 약 10%가 이 병을 앓고 있지요.

여성호르몬은 뇌 조직에 작용하여 인지, 운동 기능과 기분, 통각 등의 기능에 관여하는 것으로 알려져 있습니다. 즉 여성호르몬은 신경 세포의 퇴행성 변화에 민감한 뇌 부위의 기능을 향상시키며 뇌 혈류와 당 운반을 증가시키고, 신경 독성 물질인 베타 아밀로이드를 감소시킴으로서 신경세포의 손상을 최소화합니다. 때문에 완경 후 여성호르몬을 투여하면 대뇌의 백질에서 미세 혈관 내의 혈액순환을 개선시킴으로서 인지 기능 장애를 호전시킬 수 있습니다. 알츠하이머병은 치매의 50%를 차지하는 질환으로 여성은 남성보다 연령에 따른 알츠하이머병의 발생 빈도가 더 높습니다. 이 역시 여성호르몬의 결핍이 그 원인으로 추측됩니다. 이러한 알츠하이머병은 완경 후 호르몬 대체 요법을 하는 여성에게 있어 발생 빈도가 낮은데, 1년을 치료하면 발생 확률이 5% 정도 낮아진다고 합니다. 또한 이미 이 병을 앓고 있는 여성에게 호르몬 치료를 하면 그 증상이 완화된다고도 합니다.

Chapter 2

중년 이후 생식기 변화와 질환

김숙희 박사
김숙희 산부인과

중년기와 완경의 의미

여성의 평균 수명은 기원전 1000년 18세였고, 기원전 100년 로마 시대에는 25세, 15세기에는 30세였습니다. 우리나라 여성의 평균 수명은 1942년 45세, 2002년 80세(남성 73세)였으며, 2009년에는 83.8세(남성 77세)로 통계되어 있습니다.

수명의 증가 덕분에 여성은 완경 후 30년 이상을 살게 되었습니다. 때문에 완경기 이후 건강관리의 중요성이 대두되고 있습니다. 이제 우리는 노화와 함께 올 수 있는 각종 질환을 관리해야 하고, 건강한 식이 습관, 규칙적인 운동과

성 생활은 물론 다양한 항 노화 방법으로 삶의 질을 향상시켜야 합니다.

과거에는 40세 정도면 중년이라 생각되었지만, 지금 여성의 평균 수명이 84세인 상황을 고려하면 45세 이상부터 중년이라고 하는 것이 타당할 것입니다. 45세를 전환기로 여기는 것은 그 시기부터 여성에게 신체적인 변화가 일어나기 때문입니다. 개개인의 차이가 있을 수 있지만 이때부터 여성은 남성과 다르게 여성호르몬 분비의 감소가 서서히 시작되므로 갱년기에 들어가게 되고 확실한 생리적 전환점인 완경을 맞이하게 됩니다.

여성에게 완경은 여성으로서의 역할을 완성하고 성을 초월하여 다시 태어나는 시기입니다. 여성은 45세부터 50세 전후, 완경 이행기를 거치면서 서서히 완경을 맞이하게 되는데 10% 정도의 여성은 불규칙한 주기 없이 갑자기 월경이 중단되기도 합니다. 완경의 시기는 평균 51세이며(48세에서 55세)이며 근래에 건강 상태와 복지 수준의 향상으로 초경의 연령은 낮아졌지만 완경의 연령은 고대로부터 지금까지 거의 변동이 없었습니다.

통계 상 완경은 영양 상태가 불량한 여성, 흡연 여성, 고산지대 거주 여성에게 조금 빨리 옵니다. 초경의 연령이나 피임약 사용 유무, 결혼 유무, 사회경제적 요건, 출산력, 인종, 신장 등은 완경 연령에 별 영향을 미치지 않습니다. 요즈음 완경기 여성의 삶의 질이 더욱 문제가 되는 것은 평균 수명이 80세가 넘으므로 완경이 된 상태에서 인생의 1/3 이상을 살아야 하기 때문입니다.

완경이란 글자 그대로 생리가 멈추는 것이며, 동시에 여성의 가임 능력이

상실되는 것이자 사춘기 이후부터 분비되던 난소에서 여성호르몬의 분비가 거의 멈추는 것을 의미합니다.

호르몬의 저하는 생식 기관뿐 아니라 신체의 여러 부분에 영향을 미치게 되므로 갱년기 이후 여성 건강에 많은 이상을 초래하게 됩니다.

여성호르몬과 생리

여성호르몬 분비의 증가로 사춘기가 시작되며 여성호르몬의 감소로 갱년기가 오게 되는데, 이 기간에 여성은 초경과 완경이라는 자연적인 신체 현상의 변화를 겪게 되며 임신과 출산의 과정도 겪게 됩니다.

정상적인 생리를 위해서는 뇌하수체, 난소 및 자궁이 모두 정상적인 기능을 해야 하며 이 중 하나라도 기능이 비정상적이거나 구조적으로 문제가 있으면 정상적인 생리를 하지 못하게 됩니다. 뇌 속의 기관인 시상하부와 뇌하수체의 명령에 따라 여성의 난소에서는 여러 가지 성 호르몬이 분비되는데 대표적인 것이 에스트로겐, 프로게스테론, 안드로겐입니다. 그중에서 가장 중요한 여성호르몬인 에스트로겐은 난소의 난포와 황체에 있는 과립막 세포에서 합성되는 스테로이드 호르몬이고 콜레스테롤이 주원료입니다. 에스트로겐은 사춘기 이후 증가되어 여성의 생식 기관, 유방, 뼈, 피부, 결체 조직, 심혈관계, 간장, 뇌 등에 영향을 미치게 됩니다. 에스트로겐을 만드는 난포가 다 소실되어 더 이상 호르몬 분비를 못하면 완경이 오게 되고 호르몬의 저하는 이러한 기관에 다양한 영향을 미치게 되므로 갱년기에 여러 증상을 초래하게 됩니다.

이번 장에서는 완경과 완경 이행기에 흔히 올 수 있는 생식기 질환 등 산부인과적인 문제에 대해 요약해 보기로 합니다.

생식기의 노화와 질환

성교통

완경으로 여성호르몬이 부족하게 되면 외음부와 질의 위축이 오게 됩니다. 초기에는 별 증상이 없지만 시간이 지날수록 병적인 상태로 되어 질 입구가 위축되어 좁아지며 분비물이 감소되므로 성교통을 유발하게 됩니다.

호르몬 대체 요법으로 여성호르몬제를 복용하면 대부분의 통증이 없어지지만 약물을 복용하지 않는 경우에는 국소적인 호르몬제 연고의 사용이나 윤활제를 사용하면 통증이 완화됩니다. 정기적인 성 생활을 하는 것 또한 질 건강을 유지할 수 있는 방법입니다.

외음부 소양증

에스토르겐 호르몬의 결핍이 오면 외음부 피부도 얇아지고 건조해 지기 때문에 미세한 자극에도 민감해 지거나 가려움증을 호소하게 됩니다.

이 시기의 외음부 소양증은 에스트로겐의 결핍뿐 아니라 중년 이후에 흔히 올 수 있는 당뇨, 곰팡이 균 감염 등 때문에 발생하기도 하므로 당뇨 검사나 질 분비물의 검사로 원인을 감별해야 합니다. 특히 만성적인 외음부 소양증은 다양한 피부 질환의 증상이며 외음부 피부의 백반증이나 피부암에 대한 검진도 필요합니다.

에스트로겐이 함유된 연고를 사용하거나 항히스타민제를 사용해 치료할 수 있으며, 다른 질병이 있는 경우에는 이에 따른 치료가 필요합니다.

노인성 질염, 질 출혈

에스트로겐 감소에 따라 질의 탄성도가 감소하고 질 점막이 얇아지면 점상 출혈이나 궤양이 잘 생기게 됩니다. 그래서 가벼운 접촉으로도 쉽게 출혈을 보입니다. 또한 질의 산성도가 변화하여 비정상적인 세균의 감염이 쉬워지기 때문에 질 분비물이 증가하거나 악취가 나기도 합니다.

특별한 원인 균이 없다면 호르몬제를 사용하지만 트리코모나스나 곰팡이 균 감염도 흔하므로 전문의의 적절한 검사와 치료가 필요합니다.

불규칙한 자궁 출혈

완경 이행기에는 생리가 불규칙하여 장기간 월경이 없다가, 월경을 하면 생리양이 갑자기 많아지거나 생리 기간이 길어지기도 합니다. 이러한 비정상적인 생리 양상이 있을 때는 출혈의 정확한 원인을 진찰하고 검사하는 것이 중요합니다.

완경 이행기에는 호르몬 변화에 의한 생리 불순 외에도 여성 생식기의 병적인 이상으로 비정상적인 출혈이 올 수 있으므로 비정상적인 출혈을 일으킬 수 있는 각종 종양이나 임 신과의 연관성, 전신 질환, 출혈성 질환, 대체 식품이나 약물 복용에 따른 부작용 등에 대 한 철저한 검사가 필요합니다. 특히 완경 후에 오는 출혈은 생식기 암의 증상일 수 있으므로 정밀검사가 필요합니다.

자궁 질 탈출, 직장 탈출, 방광 탈출

호르몬 감소로 인한 질 주변 조직의 위축은 지지근육에 영향을 주어서 자궁과 질이 외음부로 돌출되거나 직장, 방광 탈출 등이 일어나 요실금과 변실금의 원인이 되기도 하므로 적절한 회음부 근육 강화 운동 치료나 수술적 치료가 필요합니다.

질 근육 강화 운동 방법(Kegel 운동)

케겔 운동이란 질과 항문 주위의 근육을 조인 후 8~10초 정도 유지 후에 이완시키거나 손가락을 질 내에 넣은 다음 질 주위 근육을 조여 손가락이 조이는 느낌이 들도록 하는 것으로, 근육을 조일 때 엉덩이나 복부의 근육을 사용하지 않아야 합니다. 하루에 20분 정도 하되, 처음 10분은 1초 간 수축과 이완을 반복하고 다음 10분은 5~10초 정도 수축과 이완을 지속하여 반복합니다. 이러한 운동은 중년기 이후 성생활에도 도움이 될 수 있습니다. 규칙적으로 오래 하는 것이 무엇보다 중요합니다.

자궁 근종

자궁 근종은 중년기 여성의 30%정도에서 발견되며 생리통과 생리 양 증가에 의해 심한 빈혈이 오면 자궁 적출술을 받게도 됩니다.

대부분 완경이 되면 자궁 근육의 두께가 감소하므로 자궁의 크기가 감소하고 기존의 자궁 근종도 줄어들게 됩니다. 그러나 완경 전후로 자궁 근종의 악성 변화가 올 수도 있으므로 근종의 크기가 커지거나 비정상 출혈이 있을 때는 정밀 검사를 받아야 합니다.

완경 이행기의 난소 변화와 임신

난포 기능은 완경 2~8년 전부터 저하되며 이에 따라 에스트로겐 농도 역시 감소합니다. 때문에 불규칙한 월경 주기가 나타나고 수태 능력이 감소하게 되는 것입니다. 그러나 수정 능력이 감소한다고 해도 이 시기에 예상치 못한 임신이 되기도 하므로 루프나 피임약에 의한 확실한 피임이 필요합니다.

완경이 되면 난소는 외형적으로 위축되고 난포는 50세 이후에는 결체 조직으로 변하지만 난소의 간질 부위에서는 완경 후에도 소량의 호르몬(안드로겐과 에스트로겐)을 생성하게 됩니다.

Chapter 3

중년 이후의 성생활

김숙희 박사
김숙희 산부인과

완경이 되면 정신적인 위축감과 신체적 불편함 때문에 성행위를 멀리 하기도 하지만, 호르몬 요법이나 윤활제의 사용으로 성교통을 완화하면 성행위에 별 문제는 없습니다. 이렇듯 여성의 성적인 문제는 호르몬제나 윤활제로 얼마든지 극복할 수 있지만, 오히려 배우자의 성 기능 장애가 문제가 되는 경우가 많습니다. 남성의 성 기능 장애에 대한 효과적인 약물도 많이 개발되고 있으므로 중년이나 노년의 성 활동은 본인들의 노력 여하에 따라 얼마든지 젊은 사람들과 마찬가지로 즐길 수 있게 되었습니다.

호르몬 결핍과 성기능

난소 기능 저하에 따라 여성호르몬인 에스트로겐의 분비는 감소되고, 이는 질의 위축과 건조감, 질염 빈도의 증가, 비뇨기 계통의 장애 등을 유발하여 완경 여성의 30%이 성교통을 호소하게 됩니다. 또한 에스트로겐은 성적 관심과도 연관이 있으며 전반적인 성 기능에 영향을 미치게 됩니다.

안드로겐은 남성호르몬이지만 여성의 몸에서도 분비되는데, 완경이 되면 이 또한 감소하게 되어 생활의 활력감이 저하되고 피곤감, 복부 비만과 체중 증가, 근력약화, 유두와 생식기의 민감도가 감소됩니다. 그리하여 성감의 전반적인 감소뿐 아니라 성적 욕구나 성적 흥분 역시 감소하게 됩니다.

지방과 콜라겐의 감소를 포함한 외성기 위축은 노화의 일부로서 질 벽도 얇아지며, 탄력성과 강도가 현저히 떨어지는 것이 특징입니다. 유방도 작아지고 흥분기의 충혈이 감소하며 유두 및 유륜 부위의 민감도가 저하 됩니다. 최근에는 남자와 마찬가지로 완경기 이후 고지혈증은 클리토리스 등 외음부에 분포된 혈관을 좁혀서 혈액 순환을 원활하게 하지 못하여 성감을 저하시킨다는 보고도 있습니다.

중 노년 남성이 발기가 늦고 약하며, 사정의 강도가 떨어지고, 다시 발기되는데 오랜 시간이 필요하며, 강한 그리고 직접적인 자극이 있어야 발기되는 경우가 대부분인 것처럼 여성 성 기능의 위축도 호르몬 저하에 따른 정상적 노화의 일부라고 볼 수 있습니다.

중 노년기 성기능 장애와 치료

일반적으로 성 기능 장애란 성적 욕구나 흥미 저하, 성 흥분 저하, 성교 시 통증, 오르기즘 장애로 나눌 수 있습니다.

중 노년 남녀의 각각 반 정도는 성 기능에 문제가 있다고 하였으며, 여성의 가장 흔한 호소는 욕구 장애로 전체의 43%였습니다. 그 외에 질 분비물이 적어 윤활이 잘 안 되는 경우가 39%이고 오르가슴을 못 느낀다고 호소하는 경우는 34%였습니다.

특히 성교통을 진단할 때는 성교 시 외음부 통증(염증, 자극성 질환, 위축, 신경종, 질 수축)인지, 질의 통증(질 분비 부족, 흥분장애)인지, 하복부 통증(골반 질환, 골반 근육 이완)인지를 구별하여 치료를 받아야 합니다.

중 노년의 성적 흥분은 사람에 따라 개인차가 있지만 심리적 흥분이 저절로 일어나기는 쉽지 않으므로 어느 정도 계획적으로 직접 몰두하여야 합니다. 성적 흥분을 만들고 유지시키면서 성적 경험에 집중하는 과정이 필요합니다. 즉 집중력을 총동원하고 이를 유지시키기 위해 딴 생각이 나면 바로 잊어버리고 에로틱한 경험 이외의 다른 생각은 버려야 합니다. 특히 성에 대한 죄의식 같은 것은 금물이며 계속 '지금 이 순간 여기에'로의 집중이 필요합니다.

노후에 오르가슴 장애가 있을 경우 오르가즘에 대한 과장된 오해를 버려야 합니다. 오르가즘이란 만족감과 더 이상 바랄 것이 없는 느낌이라고 '뇌'가 판정하는 것이므로 단순히 몸에서 일어나는 현상들에 너무 집착할 필요는 없습니다. 오르가즘은 단순히 성기를 자극한다고 느껴지는 것이 아닙니다. 호르몬의 작용과 정서적인 만족감과 심리적인 충족감이 상승되어 뇌에서 느끼는 것입니다. 이렇게 뇌가 가장 중요한 성감대이기 때문에 노년이 될수록 더욱 배우자와의 충분한 친밀감을 쌓은 뒤 육체적인 관계를 가져야 오르가즘을 느낄 수 있습니다. 노인 남성의 경우 사정의 강도가 떨어지는 것처럼 여성도 오르가즘의 강도도 떨어질 수 있지만, 이는 정상적인 노화의 과정이며 쇠약해진 신체를 보호하기 위한 자연 현상이기도 합니다.

성 기능 장애를 유발하는 약물들은 고혈압약, 이뇨제, 항우울제, 정신과 치료제, 항히스타민제, 수면제 및 진정제, 환각제, 각성제, 마약, 경구피임약 등이 있으며 약을 복용하는 경우 적절한 성 기능을 유지하기 위해 의사와의 상담이 필요합니다.

성 기능 장애를 유발할 수 있는 질병으로는 당뇨병, 감염증, 스트레스, 완경, 자궁내막증, 정신적인 문제, 관절염, 외과 수술, 성추행 경험, 요실금과 변실금, 항암 치료, 대인관계 문제, 암, 방사선 치료, 피로, 성 인지 장애, 심장 질환, 폐질환, 신장 질환, 갑상선 질환, 알코올 중독, 마약 중독, 우울증 등이 있습니다.

완경 후 성 기능을 유지하는데 가장 흔한 장애 요소들은 여성의 성 기능 장애 뿐 아니라 배우자의 태도와 성 기능, 배우자의 죽음; 성에 대한 문화적 편견, 성인병이나 암과 같은 건강 이상 등이며 의사의 무관심도 일조를 한다고 볼 수 있습니다.

1984년 외국 통계에서 연령에 따른 성행동 빈도를 보면 70세 이상 여성의 65%가 배우자와 성교를 하며, 33%가 자위행위를 하고 있으며 남성의 경우 59%가 배우자와 성교를 하고 43%가 자위행위를 합니다. 나이가 증가함에 따라 성행위의 횟수는 감소하며 금욕 생활의 빈도는 증가하게 마련입니다. 특히 한국의 경우 중 노년의 성 기능 장애는 사회 문화적 혹은 정신적인 문제와도 관련이 있다고 할 수 있습니다.

생물학적인 요인에 의한 신체 변화가 성 기능에 영향을 미치면 부부간의 갈등은 물론 다방면에서 삶의 질적인 악화를 초래할 수 있습니다. 여성호르몬이 감소되면 질 건조증과 성교 통은 물론이거니와 안면 홍조, 발한 등 기타 증상으로 수면 장애가 오기 쉽습니다. 이에 따라 건강에 대한 자신감 저하와 우울감 등 정서 변화가 생겨나고 그로 인한 말다툼이나 스트레스 등이 배우자와의 성적 반응, 성 표현에 영향을 미칩니다. 그러므로 성 기능의 유지는 중 노년기 부부의 생활에서 중요한 역할을 합니다. 노후에 성생활을 지속하기 위해서는 젊을 때부터 성생활 적금을 들어야 합니다. 젊을 때 성생활이 원만치 않았던 부부들이 나이 들어서 좋아지지는 않습니다. 특히 여성은 남편과의 유대감이 좋을수록 완경 후에도 다양한 방법으로 자신의 성적 노화를 극복하기 위해 노력합니다.

여성의 성 기능 유지를 위한 치료로는 주로 여성호르몬 요법을 하며, 골반 근육 강화 운동, 마사지와 자위, 정기적인 성생활, 콩 등 식물성 호르몬제 복용 등도 효과가 있습니다. 완경 후 성교 시에는 윤활제가 필수이며 여성호르몬 요법을 하지 못하는 경우 국소여성호르몬제 사용으로 외음부의 노화와 위축을 개선할 수 있습니다. 특히 요실금을 예방하고 질 근육을 강화시키는 골반근육 운동(케겔 운동)이 성생활에 효과가 있습니다.

과거에는 완경이 된 여성의 성이 무시되어 왔지만 1960년에 완경 후 성 기능 장애가 여성호르몬인 에스트로겐 감소와 연관이 있다고 알려진 후에는 호르몬 요법으로 많은 개선이 이루어지고 있습니다.

호르몬 요법의 장점으로는 작열감 해소, 성기 위축 회복, 비뇨기 증상 완화, 골다공증의 예방과 골절 감소, 대장암, 직장암 감소 등이 있습니다. 또한 완경 후 50대에 바로 호르몬 요법을 하면 심혈관 질환 보호, 치매 예방의 효과도 보고되고 있습니다. 특히 호르몬 투여의 일차적 목적은 성적 회춘으로, 성을 위해서는 특히 호르몬 요법이 필요합니다.

반면에 호르몬제의 단점으로는 자궁내막암, 유방암, 혈전, 담석증 등의 빈도 증가가 있습니다. 그러나 호르몬제 투여를 하는 여성은 자주 정기 검사를 받기 때문에 조기 검진이 가능하여 암에 걸려도 치료시기를 앞당길 수 있으므로 높은 치료 효과를 보이고 있습니다.

노년기에는 꼭 오르가즘에 도달하지 않더라도 단순 접촉만으로도 성적인 충족감을 느낄 수 있게 됩니다. 즉 성 표현의 종류에는 삽입성교 뿐 아니라 비 삽입성교로 시각, 청각, 후각을 통한 흥분, 성적 환상, 타인의 성행동이나 나체를 보는 즐거움, 남성을 느끼고 여성을 느끼는 것, 언어적, 비언어적 교류 등이 포함되므로 노년의 성은 이런 다양한 성 표현을 적극 받아들이기 위해 노력해야 합니다. 남성들은 연령에 관계없이 삽입 성교에 집착하는 경향이 있지만 여성들은 단순한 애무나 대화 등으로 충분히 성적 친밀감을 느끼게 됩니다. 특히 노인 여성들은 자신의 신체적 노화로 인해 자긍심이 떨어지므로 더욱 성관계를 기피하기도 합니다. 부부가 아닌 싱글 노인들의 만남에서 특히 이런 현상이 나타납니다.

나이가 들수록 부부간의 원만한 성생활을 유지하기 위해서는 더욱 서로에게 공을 들여야 합니다. 처음 연애 시절, 신혼 시절 이상의 노력을 해야 부부간의 성적 만족을 높일 수 있을 것입니다. 남여 모두 체력을 튼튼히 하여서 서로 간의 마사지, 안마 등으로 남편 혹은 아내를 유혹하는 방법도 있을 것입니다.

노년의 성생활은 다양한 이점이 있다고 발표되고 있습니다. 성 관계를 하지 않으면 성기의 위축이 더 빨리오며 질 근육도 약해지고 세균 감염에 의한 질염도 자주 발생하게 됩니다. 남여 모두 성관계는 그 자체로도 운동 효과가 있으므로 칼로리 소모에 의한 체중 조절 효과가 있습니다. 이에 따라 간접적으로 순환기 질환에 대한 예방효과도 기대할 수 있습니다. 뇌 속의 엔돌핀 분비도 촉진되고, 마사지 효과로 인해 근육 긴장도 완화되며 각종 통증 역시 완화됩니다. 이로 인해 면역력도 강화 됩니다. 중년 이후 성생활을 규칙적으로 하는 여성들이 더 젊게 살고 있다는 보고도 있으므로 미용 효과와 노화 방지 효과도 예견될 수 있습니다. 또한 성관계는 따뜻한 사랑을 주고받는다는 친밀감을 갖게 하므로 자긍심을 높여주며 우울증이나 무기력감 또는 의욕 저하 등을 치료하는 데에도 효과가 있습니다.

노년의 성을 유지하기 위해서는 성에 대해 긍정적이어야 하며, 파트너와 친밀감을 갖고, 원하는 것을 항상 파트너에게 얘기하는 것이 중요합니다. 배우자와의 성생활에 문제가 있을 때 가장 무서운 적은 포기입니다. 질병이나 만성 질환으로 성적 능력이 감퇴되더라도 포기하지 않는 자세가 중요합니다. 질병이 있어도 포기만 하지 않으면 성관계의 불씨는 다시 살아날 수 있습니다. 부부간의 활발한 성관계야말로 노년기의 건강을 지키는 지름길이 될 수 있습니다.

중 노년기 여성의 성생활에 대한 흔한 질문

다음 질문들은 완경 후 여성들의 성생활에 대한 흔한 질문들입니다. 대부분의 여성들이 비슷한 고민들을 하고 있는 것을 알 수 있습니다.

- 호르몬 치료를 하고 싶은데 그 위험도가 어느 정도인지, 지금 병원에 가면 다시 치료가 가능한지 알려 주시기 바랍니다.
- 저는 내년이면 환갑입니다. 성에 대해선 아무 욕구도 없고 그저 귀찮기만

한데 남편은 아직도 성욕은 물론 발기도 젊었을 때와 별 차이가 없어 거의 매일 곁으로 오는데 너무 힘들어서 어떻게 해야 할지 모르겠습니다.

- 남편의 발기부전으로 인해 거의 성관계를 못하고 지냈는데 얼마 전부터 남편이 발기부전치료제를 먹고 가끔 요구해 옵니다. 아파서 도저히 감당을 할 수가 없습니다. 완경된 지 여러 해 되었습니다.
- 저는 오십대 전반의 주부입니다. 예전에는 안 그랬는데 최근에는 남편이 애무를 해줘도 피부에 손이 닿는 것이 전과는 다르고 오히려 싫거나 불편하게 느껴집니다.
- 혼자 살아온 지 20년째 된 76세 여성입니다. 골다공증이 심해서 병원에서 약을 받아먹는데 호르몬제를 써서 그런지 이상하게 성욕을 주체하기가 힘들어 밤에 잠도 잘 못잡니다. 물론 주변에 아무도 없고, 있다 해도 저는 그런 짓 못합니다. 무슨 방법이 없을까요?

남여 성생활에 도움이 되는 10가지 식품

다음은 영국의 「패밀리 헬스 가이드」에서 소개한, 성생활에 도움이 되는 식품 항목들입니다.

샐러리

고대 이집트 때부터 먹기 시작한 것으로 미네랄이 풍부한 대표적 알칼리 식품입니다. 독특한 향이 스트레스를 완화해주기도 합니다. 보통은 줄기만 먹는 경향이 있는데, 샐러리 잎에는 우리 몸의 항산화제인 베타카로틴이 풍부하므로 함께 먹으면 좋습니다.

바나나

비타민C가 풍부해 피로 회복 효과가 크고 최근에는 사흘에 한 개씩 먹으면 정자 수가 늘어난다는 연구 결과도 나왔습니다. 감자나 스파게티 면 등 마그네슘이 풍부한 음식도 같은 효과가 있습니다. 바나나는 깨끗이 씻은 다음 껍질째 먹어도 되는데 껍질에는 우울증을 완화하는 세로토닌 성분이 있다고 합니다. 그냥 먹기 어려우면, 갈아 마시면 됩니다.

굴

성욕을 향상시키는 도파민 분비를 촉진합니다. 이는 굴에 아연이 풍부하기 때문인데요, 아연은 정자를 만드는 데 빼놓을 수 없는 미네랄이고 면역력을 기르는데 필요한 효소 형성에도 쓰입니다. 발기부전이 있는 남성은 아연이 부족하므로 굴을 많이 먹어야 합니다. 이런 특성 때문에 최근 호주의 한 양식업자는 비아그라와 해초를 사료로 먹인 굴을 양식하겠다고 나서기도 했습니다.

아보카도

원산지 멕시코와 남아메리카에서는 예로부터 '고환 나무'라 불리고 있답니다. 단백질 대사를 돕고 정력을 향상시키기 때문입니다. 피리독신이라 불리는 비타민 B6이 들어 있어서 체내 각종 호르몬을 생성하고, 두뇌에 필요한 신경 전달물질을 분비하는 데 도움을 줍니다. 갑상선 분비 활동을 안정시키므로 갑상선 관련 질환이 남성의 무려 3~5배에 이르는 여성들에게 특히 좋습니다.

초콜릿

일종의 흥분제인 페닐에틸아민이 들어있습니다. 이 성분은 대뇌피질을 각성시켜 사고력과 집중력을 높여줍니다. 사랑에 빠졌을 때 뇌에서도 페닐에틸아민이 대량으로 분비되는데, 기분을 한껏 고양시키는 작용을 합니다. 단, 한꺼번에 많이 먹으면 혈중 당분 양이 지나치게 높아져 기분이 우울해지는 역효과가 있으니 주의해야 합니다.

석류

지구상 가장 오래된 과일 중의 하나이며 중동이나 인도에서는 민간 의약품으로 쓰여 왔습니다. 석류는 풍부한 씨앗 때문에 세계 각지에서 다산과 풍요의 상징으로 숭배되어 왔습니다. 석류에는 식물성 에스트로겐이 들어 있어 체내에서 분비되는 여성호르몬 작용을 조정해줍니다. 에스트로겐은 씨에 들어 있기 때문에 조금은 쓰더라도 씨까지 씹어 먹는 것이 좋습니다.

아스파라거스

히스타민 생산을 촉진시키는 엽산이 들어있습니다. 히스타민은 남녀를 불문하고 오르가슴에 도달하는 데 필요한 호르몬입니다. 또 아미노산의 일종인 아스파라긴산이 들어있으므로 피로 회복과 체력 증강에 쓰입니다. 그런가 하면 성호르몬을 자극하는 비타민E도 풍부합니다.

귀리

기원 전 2000년부터 먹기 시작했으며, 서양에서는 성욕을 촉진시키는 대표적 식품으로 알려져 있습니다. 아연과 단백질 등 정액을 만드는 데 필요한 영양소가 풍부합니다. 주성분은 탄수화물로 공복감을 채워주고, 열량 섭취에도 그만입니다. 아침에 귀리를 요리해 오트밀을 만들어 먹으면 성욕을 밤까지 유지할 수 있다고 합니다.

샴페인이나 레드와인

잠들기 전에 한 잔 정도 가볍게 마시면 동맥 등 혈액 흐름을 좋게 해서 뇌가 성욕을 느끼고 유지하는 데 도움을 줍니다. 특히 샴페인은 성욕을 일깨우는 테스토스테론 분비를 촉진하는 효과가 있습니다.

생강

아시아권에서 널리 알려진 대표적 강장 식품으로 소화를 촉진시키고 몸을 따뜻하게 해 구토나 설사를 멈추게 합니다. 게다가 생식기 주변 혈관의 흐름을 촉진시켜주기 때문에 성욕을 향상시키는 데도 도움이 됩니다.

Chapter 4

골다공증

김기수 교수
울산의대 내분비내과, 서울아산병원 내분비내과

골다공증이란

골다공증은 뼈가 약해져서 작은 충격에도 쉽게 골절이 발생하는 질환을 말합니다. 할머니, 할아버지들은 허리가 구부러져 걷는데 불편하시거나 허리와 등의 만성 통증 때문에 고생하시는 경우가 많습니다. 또한, 살짝 주저앉은 것뿐인데 고관절 골절로 수술을 받으시거나, 넘어지면서 손목을 짚은 것뿐인데 손목뼈가 부러져 고생하시는 경우도 드물지 않습니다. 이런 골절은 젊은 시절에는 생각도 못하던 것들입니다. 대부분 골다공증이 원인이 되어 발생하는 것입니다.

뼈는 우리 몸을 받쳐주는 지주 역할을 하는 중요한 기관입니다. 뼈의 양은

그림 1. 척추 뼈 모형도와 뼈 미세 구조

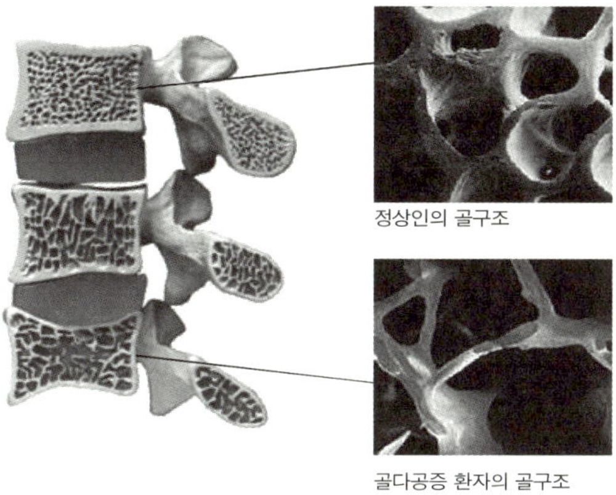

30대 초부터 조금씩 줄어들기 시작하는데, 특히 여성의 경우 완경 직후 수년간 그 이전보다 약 5~10배 빠른 속도로 줄어들기 시작합니다. 이로 인해 뼈의 전체적인 모양은 크게 변화하지 않더라도 뼈의 두께가 얇아지거나 뼈 내에 눈에 보이지 않는 작은 구멍들이 증가하면서 뼈가 약해지게 됩니다.

골다공증이 유발하는 골절의 종류

골다공증의 증상은 골절이며 대표적으로 여섯 부위에서 잘 발생합니다. 고관절(엉덩이뼈), 척추, 손목뼈, 골반뼈, 갈비뼈, 그리고 상완골입니다. 이 중 고관절 골절은 매우 치명적입니다. 일단 발생하면 전신 마취 하에 수술을 받아야 하죠. 또한 수술을 한다고 해도 약 15~20%의 환자들은 1년 내에 사망하며, 대부

그림 2. 골절의 종류

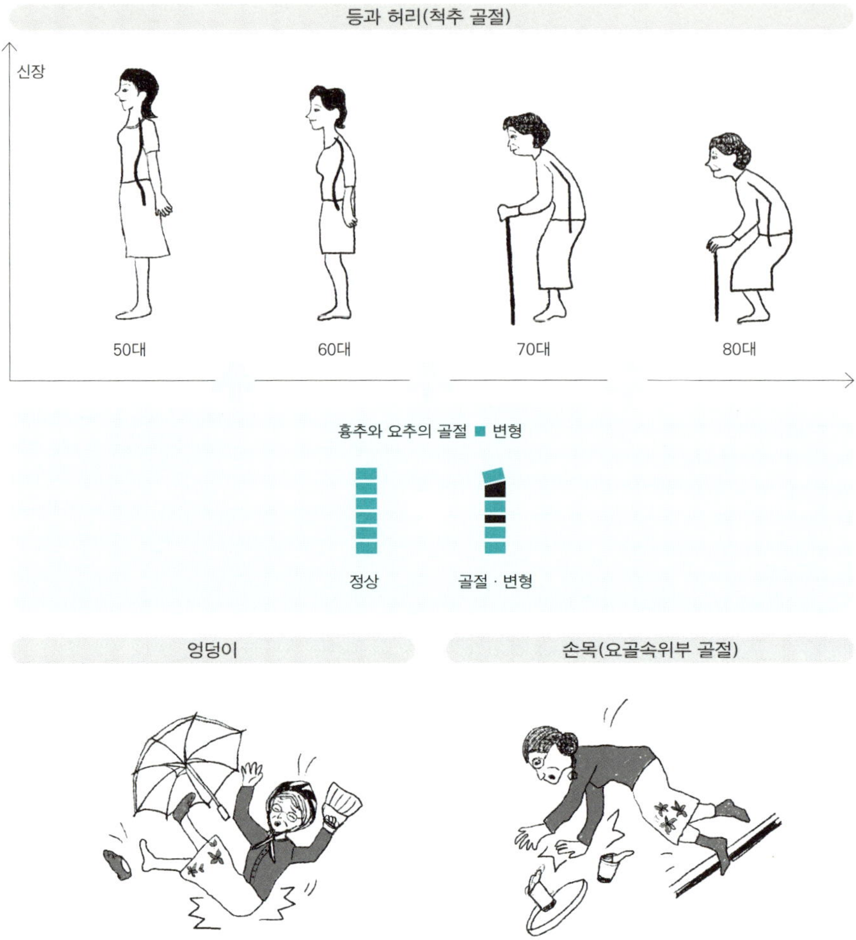

분 전신 마취를 견디기 어려운 고령이기 때문에 수술을 받지 못하게 되면 전혀 거동이 불가능하게 됩니다. 그리하여 폐렴이나 욕창 등으로 수개월 내에 사망에 이르기도 합니다. 워낙 골다공증으로 인한 고관절 골절이 많고 최근에는 특히 급증하는 추세이기 때문에 사망률로 비교한다고 하더라도 웬만한 암보다 더 무서울 수도 있습니다. 또한, 성공적으로 수술 받은 환자의 약 50%도 보행이나 화장실을 가는 등의 일상적인 생활을 하지 못함으로써 여생 동안 큰 불편을 겪을 수밖에 없습니다.

척추 골절은 골다공증 골절 중 가장 흔한 것으로 흔히 얘기하는 "꼬부랑 허리"입니다. 척추 골절의 가장 큰 문제점은 수술을 하더라도 회복시킬 수 있는 방법이 없다는 데에 있습니다. 따라서 척추 골절이 발생하게 되면 치료가 불가능한 것으로 생각하여야 합니다. 척추 골절의 후유증으로 만성 통증, 척추의 변형에 의한 자세 이상, 심장과 폐를 압박하여 발생하는 심폐 기능의 저하 등이 생겨나기도 합니다. 그나마 경미한 골절이 손목 골절인데, 이 또한 한번 발생하면 만성 통증, 손 활동의 부자유, 손목 변형 등을 일으킬 수 있습니다. 뼈가 자꾸 부러져서 정신은 말짱한데 남의 신세를 계속 지고 사는 노년을 생각한다면, 특히 수명이 길어져 혼자 살 기회가 많은 우리 노인들의 삶에 매우 치명적인 질환이라 할 수 있습니다.

골다공증의 유병률

골다공증의 유병률은 민족에 따라 다른데, 우리나라의 경우 50세 이상 남성은 8.1%, 여성은 38.7%로 여성이 남성에 비해 4배 이상 골다공증이 많다고 보고되고 있습니다. 즉 50세 이상의 중년여성 세 명 중에 한 명은 골다공증이 걸릴 수 있습니다. 또한 최근 평균 수명이 연장되면서 노인 인구가 급증함에 따라 골다공증의 발생은 점점 더 증가하는 추세입니다. 그러나 안타깝게도 다른 선진국들에 비해 아직까지 골다공증에 대한 사회적 관심이 매우 부족하여 골다공증에 대하여 관심을 가지고 예방에 힘을 쓰거나 골다공증 검사 등의 전문적 진료를 받는 환자들은 전체 골다공증 환자의 약 50% 정도에도 못 미치는 것이 현실입니다.

또한, 50세 여성이 죽을 때까지 골다공증 골절을 최소 한번 이상 경험할 확률도 29%로 남성의 11%에 비해 2.7배 가량 높게 나타나 50세 여성의 세 명 중 한 명은 골다공증 골절을 겪을 수 있습니다. 골다공증 골절은 매년 약 25만 건으로 연평균 3.8%씩 증가하고 있으며 골다공증에 대한 건강보험 진료비도 2008년 575억으로 나타나 골다공증은 국민보건 상의 문제로 여겨집니다.

골다공증과 완경

뼈는 변화가 없는 딱딱한 기관이라고 알고 있는 분들이 많습니다. 그러나 사실 우리 몸의 뼈는 일생 동안 파괴되고 다시 생산되는 과정을 반복하고 있습니다. 건물이 오래되면 철근이 녹슬고 시멘트가 떨어져 나가서 보수하지 않으면 금이 가고 무너지는 것과 같은 이치로, 뼈도 오래되고 낡은 부분은 금이 가고 잘 부러지게 됩니다. 이를 막기 위해 오래된 뼈를 부수고 그 부분에 새롭고 싱싱한 뼈를 교체하는 과정이 필요하게 되며, 그리하여 우리의 뼈 속에서는 파괴되고 만들어지는 과정, 리모델링이 꾸준히 일어나고 있는 것입니다. 그러나 부서지

그림 3. 여성호르몬과 뼈의 리모델링

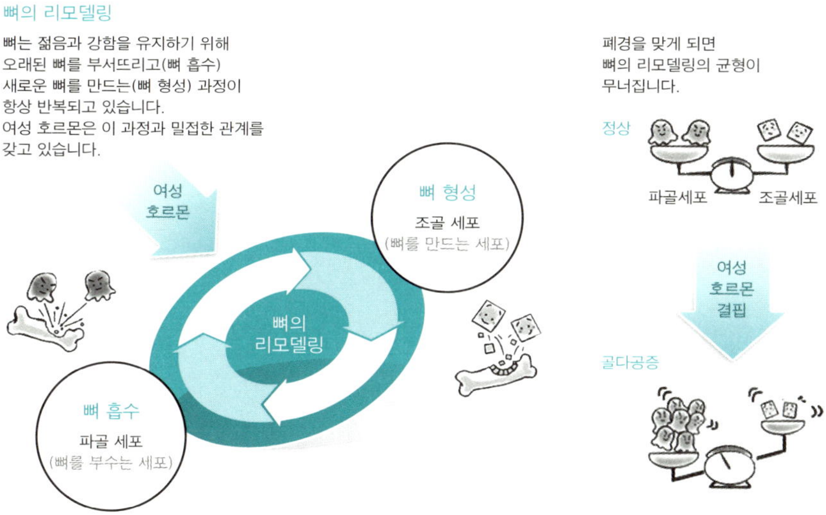

는 뼈의 양보다 만들어지는 양이 적으면 전체적으로 뼈의 양이 감소되고, 이 때문에 골다공증이 생겨납니다. 그 대표적인 원인이 완경인데, 완경이 되어 여성호르몬이 부족하게 되면 파괴되는 뼈가 급속하게 증가하고 이를 교체하는 새 뼈 형성 양은 파괴 양을 따라잡지 못하게 됩니다. 그리하여 완경 직후에는 매년 약 5%까지 뼈가 감소하게 됩니다. 결국 일생 동안 여성은 최대 뼈 양의 1/3가량, 완경기가 없는 남성은 약 1/4 가량의 뼈 손실이 일어납니다.

따라서 가장 뼈가 많은 시기인 30대 초반에 뼈 양을 충분히 축적하지 못한 사람들, 어떤 이유에 의해 남들보다 더 빨리 뼈가 파괴되었던 사람들이 골다공증을 겪게 됩니다.

골다공증의 원인

골다공증의 발생 과정은 매우 복잡하며, 영양상태, 유전, 만성질환, 복용하고 있는 약물 등의 여러 가지 원인들이 복합적으로 작용하여 일어납니다. 특히 뼈를 약하게 할 수 있는 다음의 경우들에서는 골다공증이 더욱 잘 발생한다고 알려져 있습니다. 그러니 아래의 경우에 해당한다면 검진을 하여 조기에 발견해 예방하려는 노력이 필요하겠습니다.

유전

매우 강력한 위험 인자입니다. 대체적으로 골다공증 발생의 약 50~80%는 유전이 관여하는 것으로 추산되고 있습니다. 따라서 부모가 골다공증 골절을 앓았던 경우에는 약 2배 이상 골절 위험이 증가하게 됩니다.

여성

여성은 남성보다 뼈 양이 적고 완경기가 있으며 운동량이 적기 때문에 남성보다 골다공증이 발생할 위험이 더 높습니다.

저체중

골다공증은 마른 사람에게서 흔히 발생합니다. 저체중인 경우 골다공증 골절이 약 2배 가까이 증가한다고 알려져 있습니다. 이것 때문에 뚱뚱해지도록 노력할 필요는 없겠지만, 본인이 너무 마른 체형이라면 한번쯤 골다공증에 걸려있지 않은지 의심해 볼 만합니다.

이미 골절이 있었던 경우

골다공증은 단지 뼈의 양이 줄어든 것만이 문제가 아니라, 질이 좋지 않은 뼈를 가지고 있는 경우에도 문제가 됩니다. 이미 골절을 경험한 사람은 이후 새로운 골절이 생길 위험이 2배 이상으로 증가합니다.

음주, 흡연

각각 1.5배 정도 골다공증 골절 위험을 증가시킵니다.

스테로이드 복용

스테로이드는 오랫동안 과다 복용했을 때 여러 가지 건강상의 문제를 일으키는 대표적인 약제입니다. 오랫동안 스테로이드제를 복용한 경우 골절 위험이 약 2.3배 증가한다고 조사되고 있습니다. 어쩔 수 없이 장기간 복용해야 하는 경우에는 꼭 골다공증에 대한 검사가 필요합니다.

청소년기에 충분한 양의 뼈가 형성되지 못한 경우

유전적 이유, 운동 부족, 칼슘 섭취 부족 등의 이유로 청소년기에 뼈 형성이 충분하지 못했던 경우에는 나이가 들어서 골다공증이 쉽게 발생합니다.

칼슘 부족

우유, 요구르트, 치즈, 멸치 등 칼슘이 풍부한 식품을 오랫동안 섭취하지 않았거나, 짠 음식, 육류 등 소변으로 칼슘 배설을 촉진하는 음식을 좋아하는 경우, 신체 내 칼슘량이 감소하면서 골다공증의 발생을 촉진할 수 있습니다.

비타민 D 부족

한국인을 대상으로 한 조사를 보면 비타민 D가 적절한 사람들은 약 30% 정도밖에 되지 않는다고 합니다. 햇빛을 많이 쪼이지 못하거나 비타민 D 섭취가 부족한 경우 장에서의 칼슘 흡수가 감소되고 소변으로 칼슘 배설이 증가됨으로써 골다공증을 일으키게 됩니다. 비타민 D의 부족은 만성 전신 통증, 기력 부족 등의 원인이 되기도 합니다.

갑상선기능항진증

과도한 갑상선 호르몬은 뼈의 파괴를 촉진하여 골다공증을 일으킵니다. 특히 최근 들어 갑상선 암의 발견이 많아지고 있는데, 갑상선 암 수술 후 재발 방지 목적으로 갑상선 호르몬제를 장기간 과다 투여하게 되면 골다공증이 발생할 위험이 높아집니다.

기타

성 기능 장애, 제산제, 항경련제, 운동 부족, 커피, 탄산음료, 만성 간 및 신장 질환, 류마티스 관절염, 부갑상선 기능항진증, 당뇨병(특히 인슐린-의존형 당뇨병), 요로 결석이 있었던 경우에 골다공증이 잘 생깁니다.

골다공증의 증상과 진단

골다공증은 증상이 없는 것이 특징이어서, "소리 없이 찾아오는 침묵의 질환"이라고도 불립니다. 대개 그 증상은 골절이 발생함으로써 나타나게 됩니다. 골다공증은 골다공증 측정 기계로 진단할 수 있습니다. 보통 젊은 성인에 비해 얼마나 뼈가 부족한가를 측정하게 되고, 이를 T-값이라고 합니다. 젊은 성인의 T-값은 0이 정상으로, -2.5 이하인 경우 골다공증이라는 진단을 내리게 됩니다. T-점수가 -2.5일 때 건강한 60세 여성은 10년 내에 골다공증 골절이 발생할 확률이 20%를 넘게 되고 70세 여성은 40% 가까이 됩니다. 골다공증 검사는 위험 인자와 상관없이 65세 이상 여성과 70세 이상 남성에서는 반드시 시행해야 합니다. 뿐만 아니라 골다공증 위험 인자를 가지고 있는 사람들과, 골다공증에 대한 예방적 약물 요법을 시행하려는 모든 환자들에게도 골다공증 검사가 필요합니다.

T-점수가 -2.5에서 -1.0 사이인 "골감소증"인 경우에도 골절이 발생할 수 있습니다. 예를 들어 70세 이상의 고령인 경우, 부모가 골절을 앓았던 경우, 다른 질환이 동반되어 있는 경우, 스테로이드 등을 복용하는 경우, 저체중인 경우, 과거에 골절이 이미 발생하였던 경우, 음주와 흡연을 하고 있는 경우에는 골감소증이어도 골절이 발생할 수 있습니다. 더불어 비타민 D가 부족한 경우, 혈액 검사 상 골 파괴 수치가 높은 경우 등도 이에 해당합니다. 따라서 골다공증에 대한 전문적 치료를 받을 것인지의 여부에 대하여는 전문의와 상의하여 신중히 결정하는 것이 좋습니다.

골밀도 검사 이외에도 골절 위험의 평가와 약제 치료 여부의 결정, 향후 치료 경과의 평가, 골다공증을 일으키는 질환이 동반되어 있는지 등을 알기 위해 혈액 및 소변 검사와 척추 X-선 촬영 등이 추가로 필요하게 됩니다.

그림 4. 골밀도 측정 기계

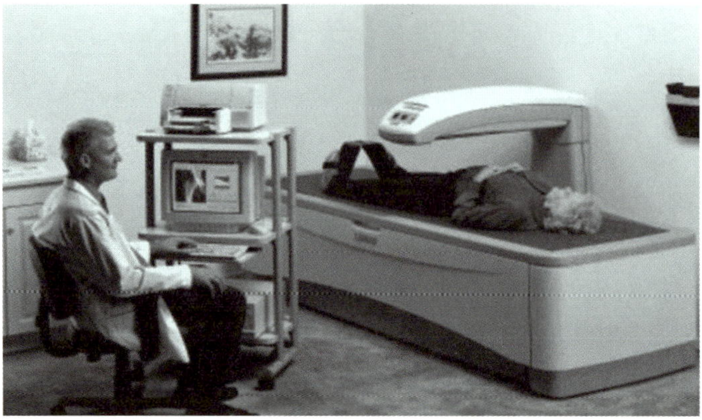

표 1. 골감소증 및 골다공증의 진단

진단	기준(T-값)
정상	-1.0 이상
골감소증	-2.5 ~ -1.0
골다공증	-2.5 이하
심한 골다공증	-2.5 이하 + 골절

골다공증의 예방

골다공증은 치료보다 예방이 더욱 중요한 질환입니다. 소아 및 청소년기에는 뼈가 충분히 만들어지도록 하고, 성년기에는 잘 유지시켜야 하며, 노년기에는 뼈의 파괴를 최대한 억제하는 것이 필요합니다.

식사

전체적인 영양 균형을 고려하면서 칼슘, 단백질, 비타민 D가 많은 음식물을 섭취하는 것이 바람직합니다. 칼슘의 경우 성인 1일 800~1200mg 정도를 권장하고 있습니다. 그러나 한국 식단 평균으로는 칼슘이 약 500mg 정도로 조사되고 있어 일상적인 식사만으로는 충분한 칼슘을 섭취할 수 없습니다. 따라서 우유 등의 유제품이 필요한데, 우유 한 잔(200ml)에는 칼슘이 약 200mg, 고칼슘 우유 한 잔(200ml)에는 칼슘이 약 300~400mg 정도 들어 있습니다. 설사 등으로 우유를 마시지 못하는 사람들은 칼슘제 섭취를 고려해야 하겠습니다. 이때 칼슘 흡수를 돕는 비타민 D가 함유된 칼슘제를 선택하는 것이 낫습니다.

운동

산보, 조깅, 등산 등의 운동이 좋습니다. 자전거 타기, 수영 등은 뼈 주위 근육을 늘려서 골절을 예방하는 효과는 있으나 체중이 실리지 않기 때문에 다른 운동보다는 효과가 적습니다. 무리하지 않은 스트레칭도 골절을 예방하는 데에 도움이 되는 것으로 알려져 있습니다. 일주일에 세 번 이상, 한 번에 30분 정도를 권장합니다.

일광욕

비타민 D는 피부가 받는 태양의 자외선에 의해 체내에서 만들어지므로, 특히 외출을 하지 않는 노인의 경우와 일조량이 적은 지방에 사는 경우에는 햇빛을 받는 야외 활동이나 일광욕을 해야 합니다. 자외선 차단제는 비타민 D의 생산을 상당 부분 막기 때문에 강력한 자외선 차단제를 바르면 일광욕의 효과가

표 2. 골다공증 예방에 필요한 칼슘함유 식품

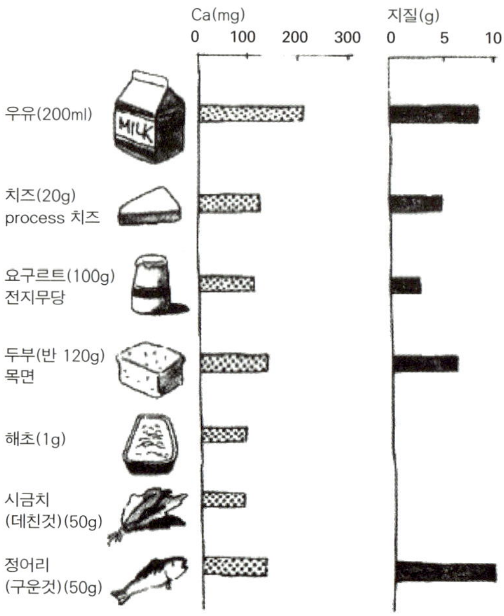

없어집니다. 비타민 D는 연어, 고등어 등에 들어있기는 하지만 양이 적어 도움이 되지는 않습니다. 그러므로 필요한 경우 약제로 보충해야 합니다. 현재 북미 등에서는 일부 음식에 비타민D를 첨가하도록 법제화되어 있습니다. 아직까지 한국에서는 법제화가 되어 있지 않은데, 한국 성인의 약70% 정도는 비타민D가 부족하다고 합니다. 따라서 향후 우리나라에서도 음식에 비타민D를 첨가하도록 법제화하는 것이 필요할 것으로 생각됩니다.

기타

골다공증을 일으키는 약물, 특히 스테로이드의 사용을 최대한 자제하고 골다공증을 일으킬 수 있는 질환들을 빨리 진단하여 치료해야 합니다. 가능한 한 음주와 흡연은 피하고 탄산음료와 커피 복용도 줄여야 합니다. 넘어지지 않도록 주변 환경을 개선하는 것도 중요합니다.

골다공증의 치료

필요하다고 판단되면 상기의 예방 요법과 함께 약물 치료를 시작하게 됩니다. 현재 개발되었거나 개발 중인 약제는 매우 많으며, 매년 새로운 신약이 개발되고 있습니다. 현재 한국에서 사용 가능한 약제는 비스포스포네이트, 랄록시펜, 여성호르몬제, 칼시토닌, 부갑상선 호르몬제 등이 있습니다.

가장 많이 사용하는 약제는 비스포스포네이트로서, 매일 복용하는 약, 일주일에 한 번 복용하는 약, 한 달에 한번 복용하는 약, 3개월에 한 번 맞는 주사, 일 년에 한번 맞는 주사 등 다양한 형태로 투약이 가능합니다. 가장 많은 부작용은 속 쓰림과 몸살인데, 속 쓰림이 심한 경우에는 주사제로 변경할 수 있습니다. 주사제의 가장 고통스러운 부작용은 몸살입니다. 일부 환자는 몸살을 심하게 겪을 수도 있는데, 이를 예방할 수 있는 방법이 다양하게 개발되어 있어 이 또한 전문의와 상의해 결정하는 것이 좋습니다. 주사제가 아닌 경구 투약을 하는 경우 약이 흡수가 안 된다는 단점이 있습니다. 따라서 흡수를 촉진하기 위해 아침 공복에 맹물로 한 컵 이상 복용을 하고 적어도 30분~1시간 동안은 다른 음료수, 음식, 약물 등의 사용을 피해야 합니다.

또한 약제가 식도에 오래 머물게 되면 식도염을 일으킬 수 있습니다. 이를 예방하기 위해 충분한 양의 물을 마시고 1시간 정도는 눕지 않는 것이 필요합니다. 약을 투여한 후 3~6개월 뒤에 다시 혈액 검사를 권하는데, 이는 약제의 효능이 환자마다 다르기 때문이며, 그 결과에 따라 약제 용량이나 약제의 종류, 그리고 투여 방법을 변경할 수 있기 때문입니다.

약물을 복용하는 경우 골절 위험을 최대 70%까지 억제할 수 있으며, 투여 기간은 최소한 3년 이상인 경우가 대부분이지만 경우에 따라 10년 이상의 투여가 필요한 경우도 있습니다. 약제 투여를 중단한 후에는 다시 뼈 손실이 발생할 수 있기 때문에 정기 검사가 반드시 필요합니다. 비스포스포네이트 이외의 약제, 즉 랄록시펜, 여성호르몬제, 칼시토닌, 부갑상선 호르몬제 등은 매우 제한된 환자에게만 투여하게 되며 이는 전문의와 환자가 상의하여 결정하게 됩니다.

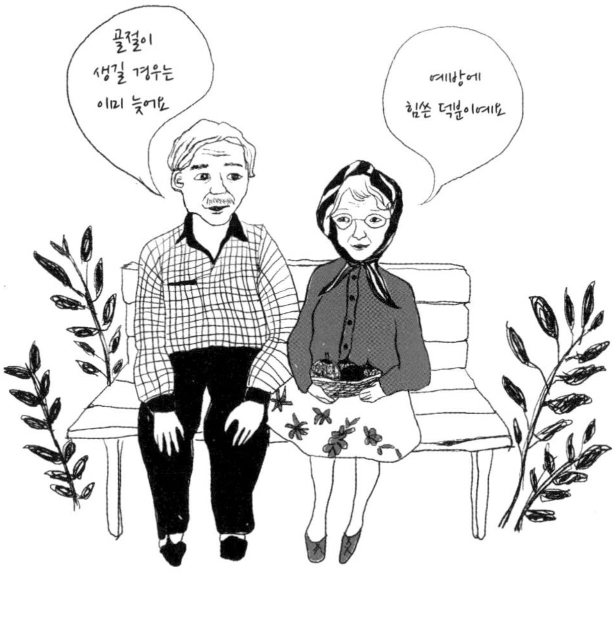
골절이 생길 경우는 이미 늦어요
예방에 힘쓴 덕분이예요

Chapter 5

비뇨생식기계의 변화

유은희 교수
경희의대 산부인과

완경이 되면 에스트로겐의 결핍으로 인해 비뇨 생식기에 위축성 변화가 생겨납니다. 즉 외음부는 콜라겐, 지방, 수분 등이 소실되어 얇아지고 움츠러들게 되며, 질의 점막은 얇아지고 팽창력이 감소되어 짧아지고 좁아지게 됩니다. 또 방광의 출구와 요도의 점막을 둘러싸고 있던 조직들이 얇아지고, 나이가 듦에 따라 비뇨생식기를 지지하는 구조물이 약해지게 됩니다. 그리하여 대부분의 완경 여성은 질 분비물이 감소되어 질 건조증이 오게 됩니다. 이로 인해 질 주위에 통증, 화끈거림, 눌린 듯한 통증과 성관계에 따른 통증을 호소하며 이는 성생활의 불화로 이어집니다. 또한 노인성 질염이 자주 생기므로 이차적인 세균감염에 잘 걸리게 됩니다. 약화된 골반 지지 조직이 나이가 듦에 따라 늘어나 더 이상 지탱을 못하는 경우에는 자궁 또는 질이 빠져나오는 골반장기탈출증이 발생하기도 합니다.

노화와 여성호르몬의 결핍에 의해 완경기 여성은 소변이 자주 마렵거나, 자는 도중에 소변을 자주 보거나, 소변을 참지 못하거나, 요실금, 재발성 비뇨기 감염증 등의 증상을 호소하게 됩니다.

완경 여성이 겪게 되는 이러한 비뇨생식기계의 증상은 대부분 완경 2~3년 후 발현되어, 나이가 들면서 증상이 더욱 심해집니다. 그러나 대부분의 완경 여성들은 이러한 비뇨생식기계의 증상을 노령화에 따른 자연적인 현상으로 잘못 이해하거나 또는 남에게 말하지 못하는 부끄러운 현상으로 수치스럽게 여겨 고통을 감수하며 생활하고 있습니다.

생식기계의 변화

질 건조증 및 노인성 질염

완경 여성의 질은 가장 바깥쪽에 있는 상피세포가 얇아지고 건조해짐에 따라 질 분비물도 감소되며, 부부생활과 같은 자극에 의해서도 쉽게 상피세포가 벗겨져서 출혈이 나타나거나 염증이 생기기 쉬운 상태가 됩니다. 젊은 여성의 질에는 정상적으로 존재하는 일종의 유산균이 유산과 과산화수소를 생성하여 질 내부를 약산성으로 유지합니다. 그리하여 다른 균의 침입 및 성장을 억제하게 되지요. 하지만 완경으로 인해 여성호르몬이 결핍되면 이러한 질 내 생태계의 평형 관계가 깨지면서 외부로부터 병균의 침입을 막지 못하거나 질 속에 정상적으로 존재하던 균이 병균으로 증식할 수 있는 조건이 되어 질염이 자주 발생하게 됩니다. 노인성 질염이 생기면 평소에 없던 악취 나는 질 분비물이 나오게 되고, 외음부 가려움증도 생기며, 질 벽에 붉은 반점도 나타나며, 심하면 질 출혈이 생기기도 합니다.

완경 여성은 이러한 질염 증상이 있는 경우 단순히 완경으로 인한 증상으로 자가 진단할 것이 아니라, 산부인과 의사에게 진찰을 받고 질염의 치료를 받아야 합니다. 그러므로 완경 여성은 질염 증상 유무에 상관없이, 성생활 여부에 상관없이 산부인과 진찰을 정기적으로 받을 것을 권합니다. 또, 질의 건강을 위해 다음과 같은 생활수칙을 지키는 것이 좋습니다.

- 청결한 면내의를 꼭 끼지 않게, 느슨하게 입으세요.
- 방향제가 들어있는 제품(향수, 세정제, 입욕제)을 질 회음부에는 사용하지 않도록 합니다.
- 화장지는 부드럽고 돌기가 없는 제품을 사용하세요.
- 정기적인 성생활은 질 벽을 촉촉하고 건강하게 유지할 수 있는 방법입니다.
- 질 건조증이 심하지 않은 경우에는 의사와 상의하여 수용성 질 윤활제를 구입하여 사용하는 것이 좋습니다.
- 질 건조증이 심한 경우에는 에스트로겐이 함유된 질 좌제나 질 크림을 사용하면 이차적인 질염을 예방할 수 있습니다.

골반장기 탈출증(자궁탈, 방광탈, 직장탈)

골반에 위치해있는 장기들, 즉 자궁, 방광, 직장 등은 골반저근, 인대, 근막들에 의해 지지되어 골반 밖으로 빠져 나오지 않게 고정되어 있습니다. 임신과 출산으로 골반저근이 과도하게 신장되어 파열되기도 하지만, 산후에는 대부분 원상태로 회복됩니다. 그러나 골반저근, 신경 및 결체 조직이 손상되어 원상태로 되돌아가지 못하게 되면 지지하는 힘이 약해지게 됩니다. 이러한 경우 나이가 듦에 따라, 또 완경 전후 여성호르몬의 결핍 등으로 골반저근 및 섬유근조직의 지지하는 힘이 약해지고 자궁, 방광, 장 등의 골반장기가 빠져나오게 됩니다. 이를 각각 자궁탈, 방광탈, 직장탈이라 칭하며, 이는 동시에 배뇨 장애, 성기능 장애등의 광범위한 장애를 초래하게 됩니다. 때로는 임신 및 출산의 경험이 없는 여성이 골반 장기 탈출증을 겪는 경우도 있는데, 이는 선천적으로 골반저근과 섬유근조직이 약하여 빠져나오는 경우입니다.

그림 1. 자궁이 질을 통해 빠진 정도에 의해 1도, 2도, 3도로 분류되는 자궁탈

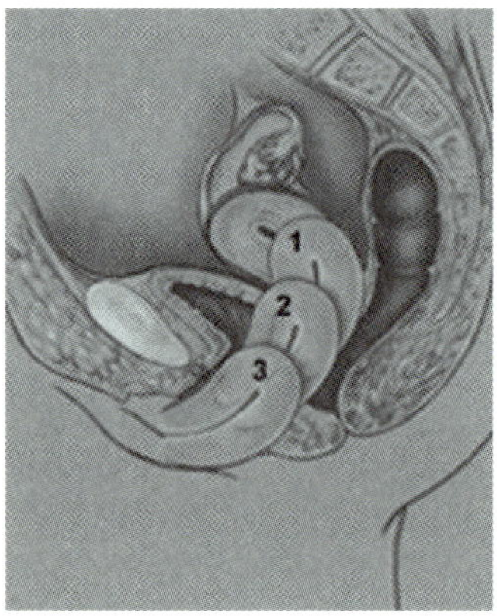

경도의 자궁탈은 증상이 거의 없으나, 정도가 심하면 아래로 빠지는 듯한 증상과 질 내에 이물이 있는 느낌이 오며, 탈출해서 자궁이 밖으로 나오면 보행이 곤란해지기도 합니다.(그림 1) 또 질의 전·후벽이 손상되어 질탈출이 발생하게 되면 빠져 나온 질벽으로 방광 또는 직장이 내려와 배뇨곤란, 배변장애, 방광염 또는 변실금 등을 일으키게 됩니다.(그림 2)

골반 장기 탈출증의 치료에는 외과적 치료

와 비외과적 치료가 있습니다. 외과적 치료는 질을 통하여 자궁을 떼어내고 손상된 골반구조물을 보강하고 지지시켜주며, 질의 입구를 좁혀 남은 질 부위가 밖으로 나오지 못하게 하는 수술입니다. 이 외에도 자궁을 지지하는 조직을 고정하여 자궁을 보존하는 수술, 질을 막아 더 이상 빠져나오지 못하게 하는 수술 등이 있습니다. 비외과적 치료에는 실리콘 또는 플라스틱제로 만든 페사리 등을 사용하는 방법이 있습니다.(그림 3) 질 페사리 사용은 수술을 할 수 없는 경우, 수술 예후가 불량한 고령자, 수술을 원치 않는 경우에 사용합니다.

그림 2. 방광과 직장이 질을 통해 빠져 나와 있는 방광탈과 직장탈

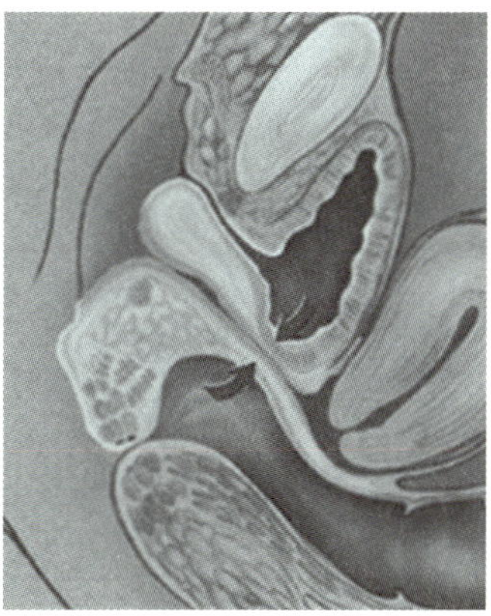

그림 3. 여러 종류의 페사리

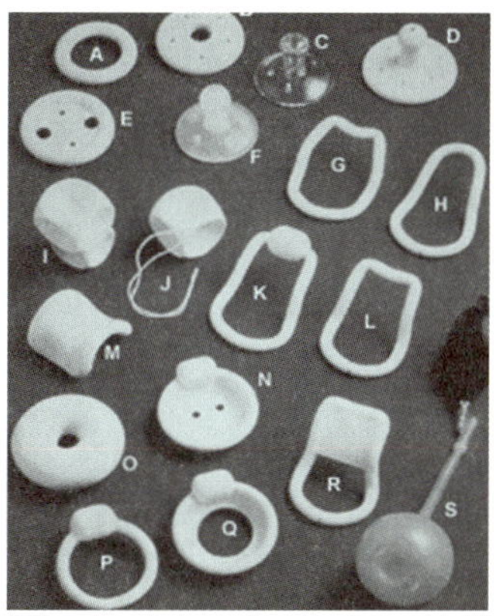

비뇨기계의 변화

과민성 방광

일반적으로 소변이 방광에 차게 되면 방광에 있는 신경이 뇌에 신호를 보냅니다. 이때 화장실에 가야겠다는 생각이 드는데, 여건이 허락하지 않는 경우 우리는 소변을 더 참았다가 가능한 때와 장소에서 소변을 보게 됩니다. 보통 일일 24시간 동안 8회의 배뇨를 정상으로 간주하며, 야간의 취침시간에는 1회의 배뇨를 정상으로 간주합니다.

과민성 방광이란 원인 불명으로 또는 뇌졸중, 파킨슨씨병, 척추손상과 같은 신경 손상이 있는 경우에, 방광이 불안정하여 소변이 조금만 차도 방광 근육이 비정상적으로 수축하여 요의를 느끼게 되고 그것을 참을 수가 없게 되는 현상입니다. 그리하여 소변을 자주 보고 급하게 보는 빈뇨, 야뇨, 절박뇨를 겪게 되는 질환입니다. 절박뇨가 심해지면 소변을 보러 가는 도중 소변을 참지 못해 흘리는 절박성 요실금을 경험하기도 합니다. 대부분의 과민성 방광환자(60% 내외)는 절박뇨와 빈뇨를 호소하며 일부(40% 내외)에서는 절박성 요실금 증상을 동반합니다.

완경 이후 에스트로겐의 결핍으로 인해 요도의 탄력성이 감소하고 방광의 조절 능력이 떨어짐에 따라 이러한 과민성 방광 증상은 자주 발생하게 됩니다. 미국의 경우 65세 이상 성인 10명당 1명이 과민성 방광을 경험한다고 합니다. 많은 여성이 이로 인해 일상생활에 불편을 느끼지만 나이가 들어 생기는 증상으로 여겨 참고 견디는 경우가 많은데, 이러한 증상은 치료를 받음으로써 호전될 수 있습니다.

진단

1일 배뇨 횟수가 8회 이상이고 밤에 자다가 일어나서 소변보는 횟수가 2회 이상이면서, 요의를 느끼면 금방 바로 소변을 봐야 하는 절박뇨가 있으면 과민성 방광으로 진단 내릴 수 있습니다. 절박성 요실금은 있을 수도 있고 없을 수도 있습니다. 먼저 병원을 내원하기 전에 3일 간 배뇨 일지를 기록하여 가져가면 진단에 도움이 될 수 있습니다. 이 때 기록해야 할 사항은 다음과 같습니다.

- 섭취한 음료수의 종류와 양 그리고 시간을 기록합니다.
- 소변보는 양과 시간을 기록합니다.
- 매번 소변 볼 때에 급하게 절박감을 느꼈는지를 기록합니다.
- 소변을 흘린 경우에는 무엇을 하고 있을 때 흘렸는지, 흘린 양과 시간을 함께 기록합니다.

배뇨 일지와 개인의 내과 병력, 수술력 등을 청취하고 진찰을 한 다음 뇨검사를 하여 요로 감염 여부를 확인하며, 필요한 경우 방사선학적 검사, 초음파 검사, 요역동학 검사 등 특수검사를 하여 감별 진단한 다음 치료 계획을 세웁니다.

치료

행동 치료

먼저 방광 훈련을 하도록 합니다. 이는 소변이 마려울 때 참는 연습으로, 평소 소변 간격보다 15분 정도를 더 참았다가 소변을 보러 가는 훈련입니다. 소변을 참고 있을 때 다음에서 설명할 골반근육강화운동을 하면 과도한 방광 수축을 억제하게 됩니다. 이렇게 1주일 간격으로 15분씩 배뇨 간격을 점차 늘려나가 2~3시간까지 참을 수 있도록 합니다. 이때 생활습관도 중요한데 알코올, 카페인이 함유된 음료(커피, 홍차, 콜라, 쵸콜릿 음료)나 산성 음료(오렌지 쥬스, 토마토 쥬스, 자몽 쥬스)처럼 방광을 자극하는 음료수의 섭취를 제한하고 비만인 경우에는 체중 감량을 하도록 합니다.

약물 치료

과민성 방광의 치료에 이용되는 약물에는 항콜린성 약물들이 있습니다. 항콜린성 약물을 복용하면 입이 마르거나 변비 등의 부작용이 있을 수 있으나, 최근에 그러한 부작용을 최소화한 약물이 많이 개발되고 있습니다. 행동 요법과 약물 요법을 병행하여 꾸준히 치료하면 치료 성공률이 매우 높습니다. 빈뇨와 절박뇨 증상은 호르몬 요법으로 상당한 치료 효과를 볼 수 있습니다.

수술적 치료

행동 치료와 약물 치료로 호전이 되지 않을 때, 방광을 지배하는 천수 신경을 지속적으로 자극하는 전기 자극기를 체내에 삽입하여 비정상적인 방광의 수축을 정상적으로 돌리고자 하는 시술을 시행하기도 합니다. 드물지만 이러한 방법에도 치료효과가 없는 경우, 방광의 용적을 늘리기 위해 장을 이용해 방광을 늘리는 수술을 시행하기도 합니다.

요실금

요실금은 소변을 볼 의사가 없는데도 본인의 뜻과는 관계없이 저절로 소변이 나와 속옷을 적시는 경우입니다. 이로 인하여 사회생활에 지장을 받게 되고 위생적 문제가 야기됩니다. 출산을 경험한 여성에게 발병 빈도가 높아 성인 여성의 35~40%는 요실금을 경험한 것으로 알려져 있습니다. 완경 후 에스트로겐의 결핍으로 요도의 탄력성이 감소하고 요도 및 방광을 지지하는 조직이 이완되어 방광류(방광 벽이 늘어나 인접한 질 벽이 처지는 경우) 가 생기고, 방광의 조절 능력이 떨어짐에 따라 요실금의 증상이 더 심해져 더 큰 불편을 겪게 됩니다. 요실금을 경험하는 여성은 당황감과 수치심을 느끼게 되어 요실금을 피하기 위해 소변을 자주 비우게 됩니다. 때문에 화장실을 자주 들락거리게 되고 요실금을 유발하는 육체적 활동을 기피하게 되며, 심한 경우에는 패드를 차게 됩니다. 요실금은 일상생활을 방해하고 사회활동에 제약을 주게 되고, 심한 경우 우울증을 일으킬 수 있다는 점에서 반드시 치료되어야 하는 질환입니다.

요실금은 크게 복압성 요실금, 절박성 요실금, 혼합성 요실금으로 나누게 됩니다. 복압성 요실금이란 웃거나 재채기, 줄넘기를 할 때 배에 힘이 들어가면 소변을 흘리게 되는 현상입니다. 절박성 요실금이란 갑작스럽게 참을 수 없는 요의를 느끼게 되어 화장실에 가기도 전에 또는 속옷을 내리기도 전에 소변을 찔끔 흘리게 됩니다. 대개의 경우 복압성과 절박성 요실금이 같이 있는 혼합성 요실금을 호소합니다.

그림 4. 전문 간호사의 지도하에 골반 전기 자극 치료와 바이오피드백 치료를 받고 있는 모습

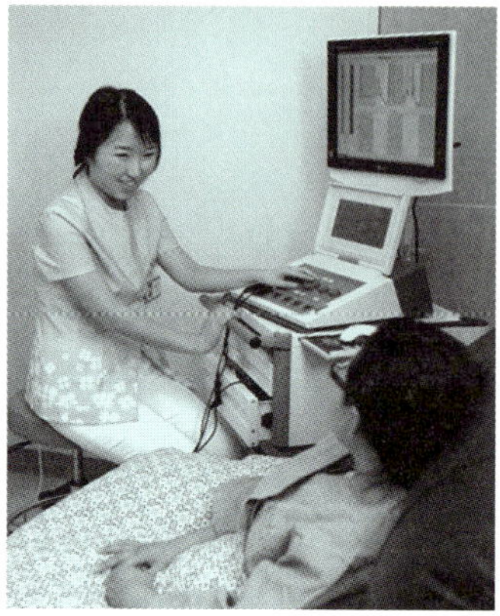

진단

요실금은 종류와 원인에 따라 치료 방법이 다르며 여러 종류의 치료 방법이 있으므로 진단이 매우 중요합니다. 앞서 설명한 배뇨 일지와 개인의 내과 병력, 수술력 등을 청취하고 진찰을 한 다음 뇨검사를 하여 요로 감염 여부를 확인한 다음, 필요한 경우 방사선학적 검사, 초음파검사, 요역동학검사 등 특수검사를 하여 감별진단을 할 수 있습니다.

치료

대부분의 요실금은 수술하지 않고도 골반 근육 운동과 행동 치료로 치료가 가능합니다. 즉 골반 근육 운동과 약물 치료를 병행했을 때 80% 내외의 치료 효과가 있습니다. 그러나 이러한 비수술적 치료에도 호전이 없거나 요도의 괄약근 기능에 결함이 있는 경우에는 수술적 치료가 필요합니다.

골반 근육 운동, 바이오피드백 및 전기 자극 치료

요실금 환자에게 일차적으로 적용하는 치료법입니다. 집에서 하는 골반 근육 운동, 골반 근육의 수축정도를 감지하는 기구를 질에 넣어 컴퓨터와 연결하여 제대로 하고 있는지를 보면서 운동을 할 수 있는 바이오피드백 치료, 그리고

그림 5. 요도, 질, 직장의 괄약근을 지지하는 골반 근육

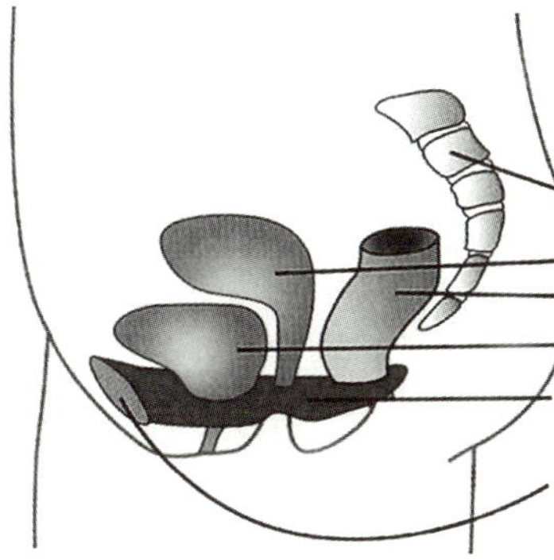

이때 전기 자극을 골반 근육으로 보내 강제적으로 수축시켜 골반 근육 운동과 같은 효과를 얻는 전기 자극 치료로 이루어집니다.(그림 4)

골반 근육 운동을 하기 위해서는 골반 근육을 인지하는 것이 가장 중요한데, 잘 모르는 경우에는 하루에 한 번 소변을 볼 때 중간에 소변을 끊어 보는 연습을 합니다.(그림 5) 소변을 끊기 위해서는 힘을 주어 사용해야 하는 근육이 있습니다. 그 근육을 인지한 다음, 배에 힘을 주지 않고 그 근육만 5~10초간 강하게 수축을 시킨 후 5~10초간 근육을 이완시키는 운동을 20회씩 하루 3번, 총 60회씩 하도록 교육합니다. 바이오피드백 및 전기 자극 치료는 처음에 골반 근육 운동을 시작하면서 1주에 2회씩 6~8주 간 시행한 다음, 그 후에는 집에서 골반 근육 운동을 계속하여 골반 근육을 강화시키고 또 기침이나 재채기를 할 때 골반 근육을 수축시켜 더 이상 소변이 새지 않도록 조절할 수 있게 합니다.

그림 6. 요도 중위부 테이프 술식을 이용한 요실금 수술

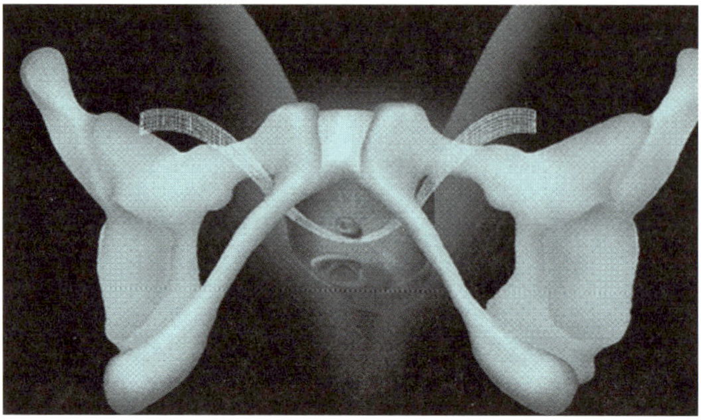

수술적 치료

수술의 기본 원리는 복압이 증가할 때 방광 경부 또는 요도 중위부를 지지하여 소변이 새는 것을 막아주는 것입니다. 여러 가지 수술 방법이 소개되었지만 현재 가장 널리 쓰이고 있는 수술 방법은 질을 통해 절개를 하여 요도 중위부 아래에 인조테이프를 넣어 지지하는 수술입니다.(그림 6) 이러한 수술 방법은 간단하고 질을 통해 이루어지므로 흉터가 남지 않는다는 장점이 있으며, 그 치료 효과 또한 높아서 75~85%의 성공률을 보입니다.

재발성 요로 감염

완경 여성은 여성호르몬의 결핍으로 위축성 요도염이 생기게 되는데, 이 경우 증상이 없을 수도 있지만 대개 빈뇨, 절박뇨 등을 호소하게 되며 방광염이 생기기도 합니다. 반복적으로 방광염이 생기는 완경 여성의 경우에는 질내 에

스트로겐 제재의 투여가 도움이 됩니다. 평소 완경 여성이 방광염을 예방할 수 있는 생활 습관을 소개하면 다음과 같습니다.

- 요의를 느끼면 참지 말고 바로 소변을 보도록 합니다.
- 배변 후에는 휴지를 앞에서 뒤로 닦아 세균이 요도나 질로 침입하는 것을 예방하며, 비데를 이용하는 것도 좋습니다.
- 가능한 면내의를 매일 갈아입도록 하여 위생에 주의합니다.
- 꽉 끼는 하의를 피하여 하체가 늘 서늘하고 통풍이 잘 되도록 합니다.
- 뜨거운 욕조나 염소 소독을 한 수영장 풀을 가능한 한 적게 사용하도록 합니다.
- 방향제가 함유된 휴지, 파우더, 거품 비누 사용을 피하도록 합니다.
- 여성 청결용품은 요도를 자극할 수 있으므로 사용하지 않도록 합니다.
- 방광을 자극하는 음료수 섭취를 제한하도록 합니다.
- 크랜베리 쥬스를 마시는 것도 방광염을 예방하는 하나의 방법이 될 수 있습니다.

Chapter 6

중년여성의 정신 건강

양창순 박사
양창순 신경정신과 원장

사례

사례 1 : 부유한 중년여성의 고통

50대 중반의 여성. 그녀의 남편은 성공한 사업가에 가정사에도 자상하다고 합니다. 아이들도 잘 성장했으며 경제적으로도 넉넉해 살던 아파트를 팔고 더 넓은 주상복합으로 이사도 갔습니다. 그녀의 우울증은 이사한 다음부터 생겨나기 시작했습니다. 그동안 살던 곳에서는 동네 주민들과 교류도 많고 이 집 저 집 놀러 다니며 지낼 수 있었습니다. 그런데 주상복합은 이웃과 단절되어 마치 자기 혼자만 사는 느낌이 들었답니다. 점차 우울하고 잠을 못 자는 증상이 나타나면서 죽고 싶다는 생각에도 시달렸습니다. 아이들이 결혼에 별 뜻이 없다는 것을 알고는 아무래도 자기가 잘 못 키워 그렇게 된 것 같아 미안하고 불쌍한 마음이 들기 시작했습니다. 그녀가 그 점을 사과하자 더 놀란 것은 아이들이었습니다. 그럴수록 그녀는 아이들에게 집착해 더 잘 해주려고 했습니다. 아이들이 아무리 늦게 들어와도 끝까지 기다렸다가 뭐든 해 먹이려고 애썼습니다. 그런 어머니를 아이들이 부담스러워하면서 그녀의 우울증은 더욱 심해졌습니다. 자기가 쓸모없는 인간이란 생각에 죽고 싶다는 생각이 더 들었답니다.

기억력이 감퇴하면서 치매에 대한 두려움도 들기 시작했습니다. 아침에 일어나면 더욱 기분이 안 좋았죠. 혼자 있는 것이 싫어 누군가를 만나러 나가지만 만나고 나도 공허하고 힘든 건 마찬가지였습니다. 남편은 일 때문에 바쁘면서도 틈틈이 아내를 챙겨주려고 애썼습니다. 그런데도 어느 때는 혼자 있는 것이 싫어 남편에게 출근하지 말라고 투정을 부렸습니다. 그러면 이번에는 그런 자신의 모습에 죄책감이 들어 힘들었습니다. 그녀는 날이 갈수록 우울감, 무력감, 불면증이 심해져 병원을 찾게 된 것입니다.

사례 2 : 퇴직남편과의 갈등

50대 후반의 여성. 그녀의 남편은 공직에 있다가 퇴직한 상태입니다. 아이들은 결혼해 분가를 해서 부부만 살고 있었습니다. 그녀는 남편의 퇴직에 은근히 기대를 걸고 있었습니다. 그동안엔 남편이 바쁜 탓에 함께 뭔가를 해볼 기회가 거의 없었기 때문입니다. 그런데 이제부터는 함께 취미생활도 하면서 재미있게 지낼 수 있을 것 같았습니다. 하지만 아니었습니다. 남편은 하루 종일 바둑만 두고 아내한테는 말 한 마디 변변히 건네는 법이 없었습니다. 자신의 기대가 무참히 깨진 것도 분했지만 하루 종일 입을 닫고 있는 남편과 한 공간에 있으려니 답답해서 미칠 것 같았습니다. 결국 그녀는 남편에 대한 분노가 심해져 부부싸움을 하곤 했습니다. 그녀는 자기가 먼저 언어적 폭력과 신체적 폭력을 구사하게 되었다는 문제로 병원을 찾아왔습니다.

사례 3 : 이혼남편과 자녀문제

60대 초반의 여성. 그녀는 남편과 젊은 날 이혼을 했습니다. 경제적으로 무능력한데다 가정에 대해서도 아예 무관심한 남편을 견딜 수 없었기 때문입니다. 그녀는 이혼한 후 주변의 도움으로 사업을 시작하면서 경제적으로 자립했고 아이들도 부족한 것 없이 잘 키울 수 있었습니다. 그녀가 아이들에게 거는 기대는 클 수밖에 없었습니다. 자신이 혼자 힘으로 그토록 고생해서 뒷바라지 한 것을 다 알아줄 거라 믿었죠. 그런데 어찌된 셈인지 성장한 아이들은 반대로 말하는 것이었습니다. 엄마가 일에 바쁘다면서 자기들을 따뜻하게 챙겨 준 적이 없어서 성장 과정이 힘들었다고, 오히려 원망을 했던 것입니다.

이혼한 남편이 사업에 실패하고 병원에 입원한 후 아이들에게 연락을 했다는 것을 알았을 때는 더 기가 막혔다고 합니다. 더욱이 아이들은 기왕 이렇게 된 것, 아버지가 불쌍하니 엄마가 돌봐드려야 하지 않겠느냐고 했다는 것입니다. 그녀는 결국 전 남편과 아이들에 대한 분노와 피해 의식을 견디기 어려워 병원을 찾게 되었습니다.

사례 4 : 아들의 결혼문제

60대 초반의 여성. 그녀는 지금껏 가정적으로나 사회적으로 부러울 것이 없는 생활을 누려왔습니다. 하지만 아들의 결혼 문제가 불거지면서 몹시 힘든 시간을 보내게 되었습니다. 온 가족이 반대하는 결혼을 아들이 강행하려고 했기 때문이었습니다. 가족들 간에 분란이 생겼고 그녀는 중간에서 이러지도 저러지도 못한 채로 마음 고생만 심해지기 시작했습니다. 결국 그녀가 먼저 나서서 아들을 이해해 주자고 했다가 남편과의 사이만 더 벌어지고 말았습니다. 그러는 와중에 건강에도 이상이 생겼죠. 몸과 마음이 다 쇠잔해지는 느낌이 들면서 우울증이 찾아왔습니다. 그러자 자식이나 가족들에게도 제대로 존중받지 못한다는 생각만 들고 왜 사는지 의미를 찾을 수 없었습니다. 가족을 위해 희생만 하고 살다가 허무하게 삶을 마감하게 되었다는 생각만 들었다는 것입니다. 더 이상 견디기 힘들자 그녀는 병원을 찾게 되었습니다.

중년기에 나타나는 정신적 특성

인간은 시간의 흐름과 더불어 생물학적, 심리적, 사회문화적 요소의 상호작용 속에서 일생을 보냅니다. 그 과정에서 생물학적 요소와 사회문화적 요소는 한 개인의 심리적 상태에 영향을 주며, 반대로 심리적 요소 역시 생물학적 요소와 사회문화적 요소에 영향을 줍니다. 즉, 인간의 성장과 발달로 인한 변화는 태어나서 죽는 날까지 지속적으로 이루어지는 작업이라고 할 수 있습니다.

정신의학적으로 누가 건강한 사람인가에 대해서는 여러 가지 학설이 있습니다. 가장 보편적으로는 삶의 주기에 따라 주어지는 정신적 과제를 잘 이해하고 환경에 적응하는 사람을 정신의학적으로 건강하다고 합니다. 정신의학적으로 사람의 발달과 변화는 단계에 따라 이루어지며, 각 단계마다 이루어야 할 과제가 있습니다. 따라서 전 단계에 머무르거나 퇴행하지 않고 그 과제를 잘 달성하는 사람이 건강한 사람이라는 것입니다.

그렇다면 중년기에 주어진 발달 과제는 무엇일까요? 중년기는 생물학적 나이로는 대개 40~65세 사이를 말합니다. 사회적 위치와 경제적 여건에 따라 중년기가 조금 늦게 올 수도, 조금 일찍 올 수도 있다고 합니다. 상류층이나 전문가 집단에서는 40대 후반에 중년기가 시작하지만 육체노동을 주로 하는 사람들의 집단에서는 40대면 이미 중년기 말 정도로 여길 수 있다는 것입니다.

정신적으로는 중년기는 자기 인생의 반을 살았다고 느끼는 그 시점에서 시작한다고 주장하는 학자도 있습니다. '아, 이제 인생의 반을 살았네. 그런데 나는 그 동안 잘 살아왔나? 내가 원하는 삶이었나? 도대체 내가 그 동안 삶에서 추구했던 것이 무엇이지? 그리고 그 결과는 어떤가?' 등등 자기 인생에 대해 중간 점검을 하는 시기가 중년기라는 것입니다. 그래서 중년기를 사추기라고 부르는 것도 일리가 있습니다. 사춘기가 자신의 존재 의미에 대해 고민하면서 정체성을 찾아가는 시기라면, 사추기는 그 동안 살아온 날들에 대해 반성하고 앞으로 나아갈 길을 다시 한 번 모색해보는 시기라고 할 수 있습니다.

이 시기에는 특유의 적응 문제가 있는데, 바로 정신적 가치에 대한 혼란이 그것입니다. 이것은 어느 순간 느닷없이 찾아오는 것처럼 느껴져서 혼란을 더욱 부추기지요. 정신의학자 융도 이 끔찍한 중년의 위기를 직접 경험한 사람입니다. 그는 자신의 삶에서 의미와 열정이 빠져나간 것 같은 공허한 느낌에 사로잡혔습니다. 그리고 자신과 같은 고통을 겪는 사람들이 많다는 사실을 알았습니다. 당시 그의 환자들은 대부분 자기 분야에서 최고의 업적을 달성한, 고도로 창조적이고 지적인 사람들이었습니다(예를 들어, 헤르만 헤세도 그에게 상담을 받았다고 합니다). 그런데도 그들은 한결같이 인생의 무의미함을 호소했습니다. 외형적으로는 커다란 성공을 거두었음에도 불구하고, 삶의 가치는 무너졌으며 미래는 불안하고 우울하고 두려울 뿐이었습니다. 융의 표현을 빌자면 "영혼의 바람 속에서 소용돌이치는 텅 빈 페이지"와 같았다고 합니다. 그래서 융은 자신은 그런 사람이 아니라는 인식을 스스로에게 계속해서 심어주지 않을 수 없었다고 고백합니다.

동양의 공자는 40세에는 불혹을, 50세에는 지천명을 깨달아야 한다고 주장했습니다. 그 역시 중년의 정신적 특성을 잘 이해한 것이라고 할 수 있습니다. 공자가 주장하듯이 실제로 불혹과 지천명을 깨닫는다면 그것은 성공한 중년기라고 할 수 있을 테니까요.

인격 발달의 단계 이론을 주장한 에릭슨(Erick Ericson)은 중년기의 과제로 사회적 생산성을 보여주어야 한다고 주장했습니다. 사실 중년기는 사회적으로 가장 정점에 올라 역량을 극대화할 수 있는 시기이죠. 에릭슨은 그런 생산성을 보일 수 없는 사람은 중년기에 자기 침체에 빠질 수 있다고 말했습니다. 그런 의미에서 성공한 중년기는 과거에 이룬 것을 정리하고 미래를 대비하며 가족과 직장, 사회 안에서 자신이 무엇을 할 수 있는지를 재평가하는 시기라고 할 수 있습니다. 또한 지금까지 길러온 자신의 능력을 책임 있고 윤리적으로 올바르게 사용하도록 자기를 재정비하는 시기이기도 하지요. 그러나 한편으로는 다음과 같은 중년의 특성으로 인해 지천명이 무엇인지 깨달을 때까지 더 방황할 수도 있습니다.

젊음의 상실에 따른 불안과 우울

더 이상 육체적으로 젊지 않다는 사실을 깨달아야 하는 것은 중년기에 겪는 가장 큰 아픔 중 하나입니다. 건강에 서서히 이상이 나타나다 보면 누구나 불안하고 우울해질 수밖에 없지요. 이 시기는 사회적으로 많은 것을 이루긴 했지만 아직 완전하지는 않다고 봐야 합니다. 가정적으로도 아이들의 결혼이나 분가 등의 일로 아직 갈 길이 멉니다. 그런데도 서서히 현장에서 물러나야 함을 느끼면서 여러 가지 감정적인 혼란을 경험할 수도 있습니다.

인간관계에 대한 재정립

중년기는 퇴직과 같은 사회적 위치의 변동으로 지금까지의 인간관계가 재편성되는 경우가 많습니다. 따라서 그동안 자신이 만나고 속한 인간관계에 대해 다시금 정립하는 계기를 갖게 됩니다. 그 과정에서 소외감을 느낄 경우 대개 두 가지 상반된 반응이 나타납니다. 더욱 인간관계를 활발히 하는 경우와 반대로 사회적 인간관계에 실망해 가족이나 친구 등 가까운 사람들과만 지내려는 경우가 있지요. 아예 인간관계에 대한 실망으로 모든 접촉을 끊는 사람들도 있습니다.

젊은 친구들과 거리감을 느끼는 것도 소외감을 부추깁니다. 자신은 정신적으로 아직 젊은데 현실에서는 젊은 친구들과 감정적으로나 사회적, 문화적 면에서나 큰 거리가 있다는 것을 느끼고 더욱 서글퍼진다는 사람들도 많습니다.

신체적 건강에 대한 집착

중년기에는 혹시 병이 들어 가족들을 괴롭히게 되지 않을까 걱정해서 자기 몸의 변화에 민감해집니다. 불안감 때문에 운동이나 몸에 좋은 음식들을 챙기는데 더 집착하기도 합니다. 그런 상태가 심화되면 건강염려증에 빠지기도 합니다. 그 정도는 아니더라도 건강에 대한 정보를 모으려고 애쓰게 됩니다. 여자들의 경우에는 가끔 자기 건강보다 남편 건강을 더 챙기는 경우도 있습니다.

완경으로 인한 여러 가지 증상

여성들은 중년기가 완경기와 겹치는 경우가 많아 더욱 큰 신체적 정신적 고통을 겪습니다. 중년여성의 3/4이 완경으로 인한 여러 증상을 경험한다는 보고가 있습니다. 신체적으로는 심계항진, 피로감, 가벼운 두통 등의 증상이 흔하며 정신적으로는 허무감, 우울증, 자살생각, 불면증, 초조 불안, 텅 빈 집에 혼자 남은 것 같은 빈 새 둥우리 증후군을 경험하기도 합니다.

자유로움의 추구

한편으로 중년여성들은 지금까지 자기를 억압했던 전통적 여성상이나 임신 출산 등에서 벗어남으로써 자신의 자유를 적극적으로 추구하기도 합니다. 이혼이나 사별 등으로 사회경제적, 문화적 변화를 겪어 새롭게 삶에 적응하는 연습을 하기도 합니다.

중년의 위기와 정신적 문제들

인간의 발달 단계에서 위기는 어느 때나 찾아옵니다. 그런데 중년의 경우 심한 신체적 질병, 배우자와의 이혼이나 사별, 자녀의 결혼 및 독립, 경제적 위기, 직장을 잃는 것 같은 사회적 위치의 상실 등으로 더 큰 위기를 겪을 수 있습니다. 이 시기에 그런 문제들이 더 크게 다가오는 이유는 자신은 더 이상 그런 문제들을 해결할 수 없으며 새로운 기회 역시 더 이상 주어지지 않을 것 같다는 불안감 때문입니다. 여기에 미래에 대한 불안, 경제적 문제, 소외감, 외로움 등이 겹칠 때 다음과 같은 우울 장애, 불안 장애, 신체화 장애, 편집증 등의 정신적 문제들이 생겨날 수 있습니다.

우울 장애

중년여성의 우울증을 흔히 주부 우울증, 중년기 우울증, 갱년기 우울증이라고도 하지만 다 올바른 명칭은 아닙니다. 어떤 나이, 어떤 직업에서도 우울증은 다 올 수 있는 것이기 때문입니다. 여성의 우울증 유병률은 10~25퍼센트로 남성의 경우인 5~12퍼센트보다 높다는 보고가 있기는 합니다. 하지만 이는 여성이 남성보다 더 활발하게 자신의 문제를 극복하기 위해 병원을 찾거나 자기 문제를 드러내기 때문인 것으로 보입니다. 남성들의 경우에는 자신의 감정을 드러내는 것을 두려워하기 때문에 우울증이 아주 심화되기 전에는 병원을 찾지 않으며, 우울증이 신체화 장애나 알코올중독, 도박 등의 다른 증상으로 나타나는 경우가 적지 않습니다. 한편 여성들은 임신과 출산 등으로 인한 신체적 호르몬의 변화, 여성으로 살아가기 힘든 사회문화적 요소, 학습된 무력감 등이 우울증에 영향을 미칠 수 있습니다.

임상적으로는 2주 이상 우울한 기분이나 흥미와 즐거움의 상실 등이 이어지고 체중의 변화, 불면이나 과수면 등 수면의 변화, 피로감이나 에너지 상실감, 무가치함이나 죄책감, 사고와 집중력의 감퇴, 결정곤란, 반복적 죽음에 대한 생각 등이 지속될 때 우울증으로 진단합니다.

불안 장애

지나친 불안이나 걱정이 6개월 이상 이어지며 안절부절 못하고 벼랑에 선 느낌이나 긴장감, 쉽게 피로하며 집중이 어렵고 마음이 빈 것 같음, 쉽게 짜증남, 근육긴장감, 불면증 등의 증상이 지속될 때 불안장애라고 진단할 수 있습니다. 갑자기 불안감이 엄습해 마치 죽을 것 같은 공포심을 느끼면서 심계항진, 땀을 흘림, 몸이 떨리거나 흔들림, 숨이 막히는 느낌, 질식감, 흉통, 오심 또는 복부불쾌감, 현기증, 비현실감, 통제력을 잃거나 미칠 것 같은 두려움 등을 느낄 때는 공황 장애라고 진단합니다.

신체화 장애

정신적 갈등이 주로 신체적 문제로 나타나는 경우로, 여성이 남성보다

5~20배 더 많습니다. 의학적으로는 아무 이상이 없는데도 본인은 신체적으로 적어도 4가지의 다른 부위나 기능에 연관된 통증을 느끼고 오심, 구토, 설사 같은 위장관계의 증상, 성적 증상, 신경계통의 이상 통증을 느낄 때 신체화장애로 진단합니다.

망상 장애

중년에도 성생활이 중요하다는 보고가 지속적으로 나오고 있습니다. 성 학자들은 노년기까지 성생활을 즐길 수 있다고 보고하고 있습니다. 더욱 여성의 경우는 청년기보다 중년기에 극치감을 느낄 능력이 증가하고 젊었을 때보다 더 성생활을 즐기고 싶어 한다고 합니다. 그러나 부부간의 불화, 외모의 변화나 신체적 변화로 인한 자존심 손상 등으로 성생활이 불만스러울 때는 일시적으로 의부증과 같은 망상장애를 보이는 경우가 있습니다.

화병

화병은 문화 관련 증후군으로 세계정신의학회에 등록된 우리나라 고유의 정신적 질환입니다. 지나치게 억압된 환경에서 자신의 억울함을 제대로 표현하지 못하면서 마음에 맺힌 울분이 흔히 열과 관련된 증상을 일으키기 때문에 화병이라고 진단하게 되었습니다. 정신의학적으로는 우울증, 불안장애, 신체화장애 등이 혼합된 형태로 나타난다고 할 수 있습니다. 흔히 목과 가슴에 뜨거운 덩어리가 뭉쳐있고 가슴이 답답하고 정신이 없고 밖으로 뛰쳐나가고 싶고, 더워서 못 견뎌 겨울에도 창문을 활짝 열고 지내야 한다는 등의 증상을 호소합니다.

흔히 시부모와의 갈등, 억압된 부부 문제, 경제적 문제 등으로 참고 살아올 수밖에 없었던 속상함, 억울함, 분함, 증오, 절망 등의 감정이 합쳐져서 나타납니다. 흥미로운 것은 이 화병을 호소하는 여성들이 과거보다 줄어들고 있다는 점입니다. 아마도 과거보다는 힘든 상황을 더 표현할 수 있게 된 사회적 변화 때문인 것 같습니다.

건강한 중년기를 보내기 위한 제언

우리나라의 자살률은 세계 1위라고 합니다. 흥미로운 것은 미국에서는 자살을 시도하는 비율이 여자가 남자의 세 배 정도 높지만 우리나라에서는 여자와 남자가 비슷하다는 것입니다. 또한 미국에서는 여성의 경우 자살률이 가장 20대에 가장 높고 그 다음이 55~65세 사이인데 반해, 한국에서는 20대에 높은 것은 마찬가지지만 60대부터는 오히려 하강한다고 합니다. 이 통계만을 놓고 보면 한국의 여성들이 오히려 더 중년의 위기를 잘 극복하고 있는 것으로 보입니다.

실제로도 중년의 위기를 잘 극복하는 여성들은 많습니다. 자녀를 돌보는 부담감에서 벗어나서 자유롭게 자신의 취미생활을 하거나, 과감히 어린 시절의 꿈을 좇아 뒤늦게 공부를 시작하거나, 유학을 가거나 새로운 일을 시작하는 여성들을 주위에서 많이 볼 수 있습니다. 또는 집안에서 결혼한 자녀들을 대신해 손자 손녀를 돌봐주는 여성들도 있습니다.

중년기 이전의 삶이 물질적인 것에 치중해 사회적으로나 경제적으로 자리를 잡아가야 하고 가정에서도 아이들 뒷바라지를 해야 했던 세월이라면, 중년기 이후는 좀 더 자신의 마음을 돌보아야 하는 시기라고 할 수 있습니다. 사실 중년의 위기라는 것은 정신의학적으로 보면 지금까지 물질적·신체적으로 살아온 생활에서 한 단계 더 나아가 정신적으로 도약하라는 신호일 수도 있습니다. 사람들은 생존하기 바쁠 때는 마음에 신경을 쓰지 못합니다. 이민을 가서 처음 정착할 때는 향수병에 걸리지 않는다고 합니다. 일단 적응해서 살아남아야 하기 때문입니다. 그런데 정착하고 살만 하면 그때부터 고향이 그리워진다고 합니다. 그동안 사느라고 억압했던 감정들이 서서히 그 존재를 드러내기 때문입니다.

우리 뇌에는 우리가 태어나서 경험한 모든 것들이 자리 잡습니다. 그것이 무의식으로 있다가 서서히 전의식, 의식의 세계로 올라오는데 중년의 시기가 바로 그런 자신의 억압된 무의식이 의식의 세계로 올라오는 시기라고 할 수 있습니다. 폴 고갱이 40대에 자기의 꿈을 좇아 타히티로 떠난 것도 그러한 이유 때문일 것입니다. 상담하면서도 중년의 위기를 오히려 더 높은 정신적 발전을 위해 노력해야 하는 신호로 받아들이는 여성들을 많이 보아왔습니다. 그렇게 위기를 기회로 삼는다면 에릭슨이 말한 중년기에 요구되는 생산성의 과제를 성공적으로 잘 달성할 수 있습니다. 그러기 위해서는 다음과 같은 노력이 필요합니다.

진정한 자기애를 찾는다

이 세상에서 나라는 사람은 유일무이한 존재입니다. 그 사람을 귀하게 여기고 성장, 발전시킬 수 있는 사람도 나뿐입니다. 따라서 나의 가장 좋은 파트너로서 죽는 날까지 함께 하는 유일한 존재인 나 자신을 그 무엇보다 소중히 여겨야 합니다. 그동안 다른 사람을 위해 희생하고 노력해 왔다면, 그 결과를 토대로 이제부터는 자신을 위해 할 수 있는 것들이 무엇인지 찾아보아야 합니다. 또한 지금까지 발휘하지 못하고 묻어두었던 잠재력이 무엇인지도 찾아보고 그것을 꽃피우려는 노력이 필요합니다.

창의적인 생활을 찾아 성취감을 고취한다

인간이 자긍심을 느끼는 가장 좋은 방법은 목표를 세우고 그것을 달성하는 가운데서 성취감을 느끼는 것입니다. 성취 욕구가 큰 사람은 자기를 새롭게 변화시키려고 노력하는 사람입니다. 중년기에는 그런 변화를 통해 성취감을 이루는 것이 특히 중요한 과제입니다. 그러므로 중년기에는 생산적이고 창의적인 일을 찾아 그것을 달성해 나가면서 성취감을 느껴야 합니다. 인간은 죽는 날까지 변화하고 성장하는 존재입니다. 그 과정에서 창의성을 발휘하며 살아갈 수 있다면 그보다 멋진 일도 없을 것입니다. 인간이 정신적 문제를 해결할 수 있는 가장 고귀한 방법이 승화(sublimation)라는 것도 창조력의 중요성을 잘 말해 줍니다. 그러니 창조적으로 자신의 능력을 표현할 수 있는 방법을 찾아보는 것이 좋습니다.

현재 이 시점에 충실한다

과거에 대한 회한이나 집착, 미래에 대한 불안은 자신의 잠재 능력과 성취감을 방해하는 가장 큰 요인들입니다. 그러므로 현재 이 시점에서 자신이 할 수 있는 것을 찾아서 하도록 노력해야 합니다. 지금까지 자신이 경험한 모든 것들이 자기를 이루고 있음을 받아들이면 좀 더 수월하게 과거에 대한 미련이나 미래에 대한 불안에서 벗어날 수 있습니다. 무엇보다도 '나는 과거의 내가 아니다. 오늘의 나는 어제의 내가 아니며 내일의 나는 오늘의 내가 아니다'라는 마음으로 노력해야겠지요.

인간관계에서 수용의 능력을 향상시킨다

인간관계에서 수용의 능력보다 중요한 것은 없습니다. 우리가 남을 배척하면서 인간관계를 악화시키는 것도 이 수용의 능력이 모자라기 때문입니다. 젊은 시절에는 아직 인간과 삶에 대한 이해가 부족하므로 누군가를 수용하는 것이 쉽지 않습니다. 하지만 중년에 이르면 어느 정도 인간에 대한 이해의 폭이 넓어지기 마련입니다. 따라서 인간관계에서도 다른 사람을 이해하고 받아들이는 포용력을 가질 수 있습니다. 이해와 포용하는 마음이 커지면 자녀나 주위 사람들에 대해서도 지나친 기대치를 갖지 않게 됩니다. 그런 경우, 자칫 중년기에 겪을 수 있는 의존성 과잉에서도 벗어나 독립된 삶을 살아갈 수 있습니다.

스트레스를 이기는 힘을 기른다

스트레스가 만병의 근원이라는 것을 모르는 사람은 없습니다. 따라서 중년기에는 스트레스를 이겨내는 힘을 키워야 합니다. 그렇지 않으면 신체적으로나 정신적으로 많은 면에서 취약해질 수 있기 때문이지요. 사실 스트레스를 이겨내기 위해서는 이것만 지키면 됩니다. 잘 먹고 잘 자고 잘 쉬고 열심히 운동할 것! 그게 쉬운 일이냐고 할 수도 있겠지만, 스트레스에 지지 않으려면 이 네

가지만은 꼭 지키려고 노력해야 합니다.

그밖에 정신적인 위기로 힘들 때는 억지로 혼자서 삭이기보다 전문가의 도움을 받아 치료를 받는 것이 좋습니다.

맺는 글

영국 작가 마크 해먼은 "세상 그 어떤 일도 당연하게 받아들이지 않고 끊임없이 자문하는 태도, 그것이 사라지는 순간 사람들은 늙기 시작한다"고 말했습니다. 실제로 호기심과 열정을 잃지 않고 중년기를 잘 보내기 위해서는 인생 2막에 대한 설계가 꼭 필요합니다. 그렇지 않고 일이나 성공에만 몰두해 있다가 갑자기 정신적 위기가 찾아오면 견뎌내기가 쉽지 않기 때문이죠. '나이 들어가는 과정에도 혁신이 필요하다', '디자인이 필요하다'는 말을 듣게 됩니다. 전적으로 옳은 말입니다. 인생에서 새로운 2막을 설계하는데 디자인과 혁신의 필요성은 아무리 강조해도 지나치지 않습니다.

그렇다면 중년의 고비에서 요구되는 혁신은 무엇일까요? 제 생각엔, 나이에 대한 고정관념에 자신을 가두지 않는 것입니다. 마음에 활력을 유지하기만 한다면 어떤 일을 하든 나이가 문제가 되진 않는다고 생각할 필요가 있습니다. 심리학자들은 더 나아가 내 마음속 어린아이에게 비로소 자리를 내주라고 조언하기도 합니다. 정신의학자 융도 "모든 어른들의 인생에는 영원한 어린아이가 숨어 있다. 성장이 늘 현재 진행형이며 그러면서도 결코 완성되지 않는, 끝

없이 보살펴 주고 관심을 가져주고 교육시켜 줄 것을 원하는 어린아이가 있다"고 주장했습니다.

그 어린 아이에게 자리를 내줄 때 비로소 중년의 억압에서 해방될 수 있다는 게 융의 생각이었습니다. 나아가 어린아이의 특성인 상상력과 호기심, 장난기와 창의력을 발휘하도록 스스로를 독려할 때 훨씬 풍성한 중년기를 보낼 수도 있다는 것입니다. 적어도 중년 이후의 삶에서 내 안의 어린아이를 홀대하지는 말아야 할 것입니다. 그러면 나이 들어가는 것에 대한 허무와 고독에서 벗어날 수 있을 뿐 아니라 오히려 더 생기발랄한 인생을 살아갈 수도 있지 않을까요.

그 다음에는 내게 주어지는 '지금 이 순간'이 내게는 최고의 시간임을 믿어 의심치 않아야 합니다. 지나간 내 청춘이 아무리 화려한들 그건 이미 과거의 시간들일 뿐입니다. 앞으로 다가올 나의 노년기 역시 아직 오지 않은 시간이니 지금의 나와는 상관이 없습니다. 그러므로 지금 이 순간이야말로 내게 주어진 최고의 순간이지요. 그 시간을 어떻게 풍성하고 다채롭게 보낼 것인지에 집중한다면, 지금이 나한테는 바로 최고의 전성기가 되는 것입니다. 이점을 인식한다면 바로 것이 진정한 중년기의 혁신으로 가는 길에 들어선 것입니다.

Part 2

여성중년기의 질환

Chapter 7

중년여성을 위협하는 암

박희숙, 김경하 교수
순천향의대 내과

암이란

인간의 몸을 구성하고 있는 가장 작은 단위를 세포(cell)라고 부릅니다. 정상적인 세포는 세포 내 조절기능에 의해 분열하고 성장하며, 죽어 없어지기도 하며 세포 수의 균형을 유지합니다.

어떤 원인으로 세포가 손상을 받는 경우, 치료를 받아 회복하여 정상적인 세포로 역할을 하게 되기도 하지만, 회복이 안 되면 스스로 죽게 됩니다. 그러나 여러 가지 이유로 인해 세포의 유전자에 변화가 일어나면 비정상적으로 세포가 변하여 불완전하게 성숙하고, 과다하게 증식하게 되는데 이를 암(cancer)이라 정의할 수 있습니다.

암은 주위 조직 및 장기에 침입하고 이들을 파괴할 뿐 아니라 다른 장기로 퍼져 갈 수 있습니다. 암은 억제가 안 되는 세포의 증식으로 정상적인 세포와 장기의 구조와 기능을 파괴하기에 그 진단과 치료의 중요성이 더 강조됩니다. 암의 크기가 약 1cm, 무게가 1gm 정도가 되면 임상적으로 암을 발견할 수 있게 됩니다. 그러나 이때는 이미 약 30회 정도의 암세포 증식이 이루어진 상태이고 그 수도 약 10억 개에 이르게 됩니다. 여기에서 암세포가 약 10회 더 증식하게 되면 암의 크기가 1kg 정도의 크기가 되며 환자는 죽음에 이르게 됩니다. 암의 크기가 1gm정도 되는 데 걸리는 시간은 암의 종류에 따라 차이가 있습니다. 빠르면 1~2년이 걸리기도 하고 늦게 성장하는 경우는 10~20년이 걸리기도 합니다.

암 통계

2009년 중앙암등록 사업에 의하면 우리나라의 암 발생자 수는 192,561명에 달하며 이는 10년 전인 1999년에 비하여 남자는 72.3%, 여자는 114.9%나 증가한 수치입니다. 우리나라의 주요 암 유병률을 보면 위암, 갑상선암, 대장암, 유방암, 간암, 폐암, 자궁경부암, 전립선암 순으로 많이 발생하는 것으로 나타났습니다. 한편 암 사망 순위는 발생 순위와는 약간 다른 양상을 보이고 있는데 췌장암, 폐암, 간암, 위암, 대장암, 순으로 나타났고 남자, 여자 모두에서 췌장암이 사망률 1위를 보였습니다. 그러나 암은 비단 국내 의료 문제만이 아니며 전 세계적으로 중요한 사망 원인입니다. 미국 또한 최근 들어 심혈관계 질환은 급속히 감소하는 추세이나 암은 계속 증가하는 추세입니다. (www.cancer.go.kr)

표 1. 평균수명까지 생존 시 암발생 확률, 2009

	전체	남자	여자
평균수명(2009년)	91세	77세	84세
평균수명까지 생존 시 암발생 확률	36.%(3명 중 1명)	37.9%(5명 중 2명)	32.7%(3명 중 1명)

자료원 : 통계청

표 2. 평균수명까지 생존 시 주요 암발생 확률, 2009

	남자(평균수명 : 77세)		여자(평균수명 : 84세)	
	암송	누적발생확률(%)	암종	누적발생확률(%)
1	위	9.1	갑상선	7.9
2	대장	7.0	유방	4.2
3	폐	7.3	대장	5.0
4	간	5.1	위	4.8
5	전립선	4.2	폐	3.2
6	갑상선	1.6	간	2.2
7	방광	1.3	지궁경부	1.4
8	췌장	1.2	담낭 및 기타담도	1.5
9	담낭 및 기타담도	1.2	췌장	1.2
10	신장	1.0	난소	0.7

암의 원인

아직도 암의 원인은 밝혀지지 않았지만, 여러 역학 연구를 통해 발암 요인과 암 발생 간의 인과관계를 파악하여 위험 요인들을 밝혀내고 있습니다.

세계보건기구의 산하 기구인 국제암연구소(IARC) 및 미국 국립암협회지에서 밝힌 암의 원인은 다음과 같습니다.

그림 1. 주요 암종 유병분율, 2009

(단위 %)

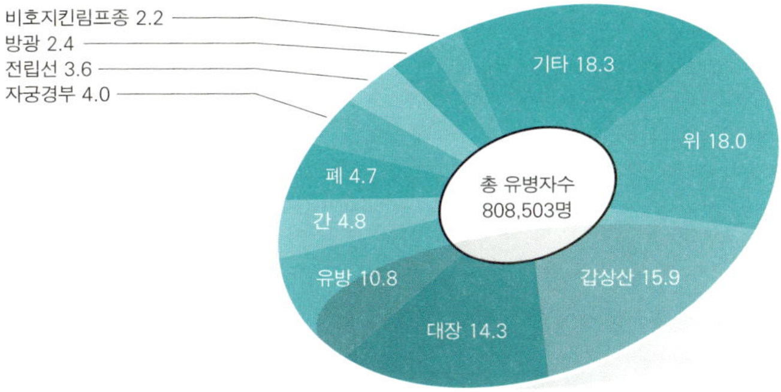

그림 2. 성별 주요 암종 유병분율, 2009

(단위 %)

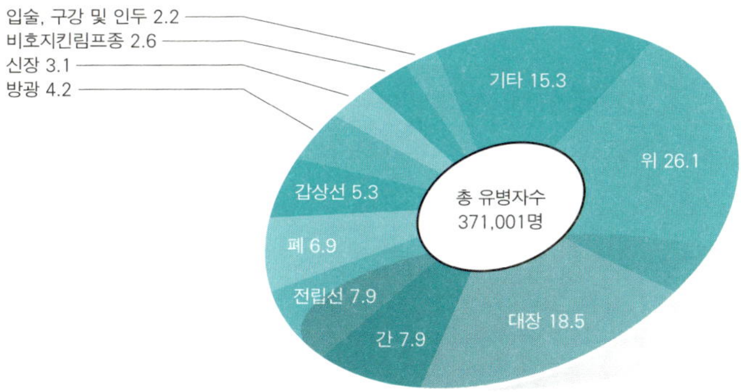

남자

총 유병자수
808,503명

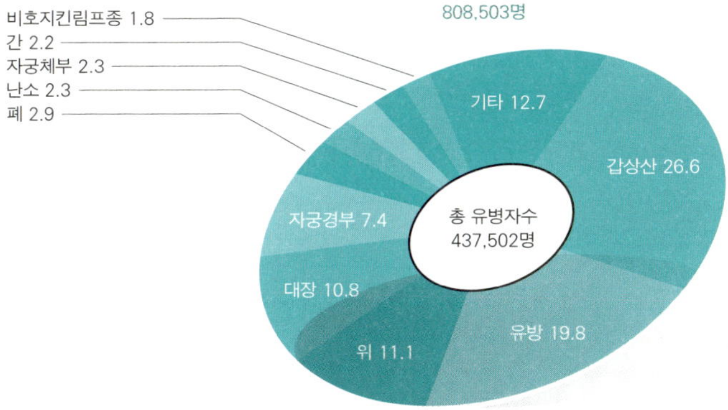

여자

표 3. 국제암연구소(IARC)와 미국 국립암협회지에서 밝힌 암의 원인

원 인	국제암연구소 *	미국 국립암협회지 **
흡연	15~30%	30%
만성 감염	10~25%	10%
음식	30%	35%
직업	5%	4%
유전	5%	-
생식요인 및 호르몬	5%	7%
음수	3%	3%
환경오염	3%	2%
방사선	3%	3%

*세계보건기구 산하 국제암연구소 발행 World Cancer Report 2003

**세계보건기구의 National Cancer Control Programes 책자에 소개된 내용임(Doll R, Peto R, The Cause of Cancer: Quantitative estimates of avoidable risk of cancer in the United Status today. Journal of the National Cancer Institute, 1981, 66:1191-1308)

위의 표에서 볼 수 있듯 암 원인의 70% 정도는 흡연, 만성 감염(바이러스, 세균, 기생충), 음식, 음주, 방사선 및 화학 물질 노출 등의 환경 요인이 주이며 유전적인 원인은 5%에 불과합니다. 따라서 위험 요인을 피하고 생활 양식의 변화를 통해서 암의 예방이 가능하다는 것을 알 수 있습니다. 한 사람에게 생긴 암의 원인에 대해 "무엇 무엇 때문이다"라고 단정적으로 말하기는 어렵습니다. 암은 무엇을 잘못했기 때문에 걸리는 질병은 아닙니다.

우리나라에서 암 발생의 2/3를 차지하는 주요 호발암의 일반적인 원인(Contributing Factors)을 요약하면 다음과 같습니다.

표 4. 국내 주요 호발암의 일반적인 원인

위암	식생활(염장식품-짠 음식, 탄 음식, 질산염 등), 헬리코박터 파이로리균
폐암	흡연, 직업력(비소, 석면 등), 대기오염
간암	간염 바이러스(B형, C형), 간경변증, 아플라톡신
대장암	유전적 요인, 고지방식, 저식이섬유 섭취
유방암	유전적 요인, 고지방식, 여성호르몬, 비만
자궁경부암	인유두종 바이러스, 성관계

암의 일반적인 증상

암은 초기에는 특이 증상이 없다가 어느 정도 진행하면 증상이 나타나게 됩니다. 암으로 인해 나타나는 징후와 증상은 암의 종류, 크기와 위치에 따라 다양합니다. 그러나 암에 의한 불편한 증상이 나타나면 효과적으로 치료할 수 있는 시기를 놓치는 경우가 많습니다.

다음은 미국 암학회와 대한 암협회에서 제정한, 암을 의심케 하는 위험 신호들 입니다.

미국 암학회가 제정한 암의 7가지 경고 징조

1. 배변 또는 배뇨 습관의 변화
2. 잘 치유되지 않는 상처
3. 비정상적인 출혈이나 분비물
4. 유방이나 다른 부위의 덩어리
5. 소화 불량이나 연하 곤란

6. 사마귀나 점의 변화

7. 지속되는 마른기침이나 쉰 소리

암의 초기 단계에는 특별한 증상이 없는 경우가 많습니다. 그렇기 때문에 다른 질환과의 구분도 어렵습니다. 그러나 암이 자라면서 주위의 기관, 구조물, 혈관, 신경을 압박하게 되면 여러 징후와 증상이 나타나게 됩니다. 예를 들어 좁은 공간에 있으며 주위에 복잡한 기관이 많은 뇌하수체에 생긴 암 같은 경우는 작은 경우라도 그 증세와 징후가 빨리 나타나지만, 췌장처럼 넓은 복강에 있으며 주위에 복잡한 장기나 기관이 없는 곳에 생긴 암은 상당히 큰 크기로 자랄 때까지 특별한 증세와 징후가 나타나지 않습니다. 암이 피부 가까이에서 커진다면 덩어리로 만져질 수도 있습니다.

암이 커지면서 나타나는 증상으로는 변비처럼 장기 내강을 막아서 생기는 증세가 있고, 췌장암과 담도암처럼 담관을 막아 황달 등의 징후를 보이는 경우도 있습니다. 폐암 등은 기관지를 자극하여 기침을 유발합니다. 또 암이 신경이나 혈관을 누르거나, 뼈 등으로 전이된 경우는 통증을 일으킬 수도 있습니다. 위암과 대장암처럼 암의 성장으로 조직에서 출혈을 일으키는 경우 혈변과 빈혈, 폐암은 객혈, 방광암에서는 혈뇨 등이 생기게 됩니다.

암은 또한 체중 감소, 발열, 피로, 전신 쇠약, 식욕 저하 등의 전신적인 증세를 나타냅니다. 이는 암세포에서 만들어진 물질들이 혈관을 통해 전신으로 퍼지며 대사에 영향을 주기 때문입니다. 또한 암은 여러 면역 기능에도 영향을 주게 됩니다.

진단 및 병기 결정

환자나 의사가 암을 의심하면 그것을 확인하는 과정 즉, 진단이 필요합니다. 암의 진단은 침습적인 조직 검사를 통해 이뤄지며, 이를 통해 진단과 함께 조직학적 특성을 파악하여 치료할 수 있습니다. 또한 전이성 암에서는 원발 부위를 예측할 수도 있습니다.

일단 암이 진단되면 그 진행 정도를 파악해야 하는데, 이는 치료의 계획을 세우는데 도움을 주고, 예후에 대한 지침을 제시하며, 치료의 결과들을 평가하는데도 도움을 주기 때문입니다. 일반적으로 사용하는 병기의 종류는 임상적 병기와 병리학적 병기가 있습니다. 임상적 병기는 의사의 진찰, 영상 진단 검사(단순 방사선 영상, 투시 검사, 전산화 단층 촬영(CT) 검사, 초음파 검사, 자기 공명 영상(MRI) 등), 핵의학 검사(양전자 방출 단층 촬영술(PET), 골 스캔, 갑상선 스캔) 등으로 결정되고, 병리학적 병기는 수술적 소견(수술시 촉진 소견, 림프절 소견, 주변 조직 침범 여부, 다른 장기로의 원격 전이)과 병리학적 확인으로 결정됩니다. 병기는 보통 1기에서 4기까지 나누고, 병기가 높을수록 많이 진행된 것을 뜻하고 예후도 나빠집니다.

여성의 암은 다음 장에서 다루게 되므로 여기서는 위암과 대장암에 대하여 알아보기로 합니다.

위암

20세기 후반에 접어들면서 위암은 전 세계적으로 감소하고 있음에도 불구하고, 우리나라에서는 여전히 암 발생률 1위를 차지하고 있으며, 남자의 경우 전체 암 발생 중 약 20.1%(1위), 여자에서는 약 10.5%(4위)를 차지하고 있습니다. 남녀를 합쳐서 본 연령대별로는 60대가 28.9%로 가장 많고, 70대가 24.2%, 50대가 21.8%의 순입니다.

종류 및 개요

위암의 대부분을 차지하는 위선암은 위벽의 점막 층에서 발생하며, 조기 위암과 진행성 위암으로 나뉩니다.

조기 위암이란 암이 점막 층과 점막 하층에 국한된, 초기 단계에 해당하는 위암을 뜻합니다. 조기 위암과 진행성 위암을 구분하는 이유는 위의 점막 층에는 암이 다른 부위로 전이를 일으킬 수 있는 혈관이나 림프관 등 파이프 모양의 관상 구조물이 없으므로 이 단계에 수술하게 되면 완치가 가능하기 때문입니다. 조기 위암의 수술 후 5년 생존율은 80~90%로, 예후가 매우 좋습니다.

진행성 위암은 암이 점막 하층을 지나 근육 층 및 그 이상의 단계로 진행한 위암을 뜻합니다. 위 점막의 융기와 계양 같은 점막 고저의 변화와 침윤의 변화를 따져서 Bormann 분류법 4형으로 구분합니다.

또한 위암은 침윤 정도와 림프절 전이, 원격 전이에 따라 병기를 구분합니다. 병기1에서 병기 4기까지 나누며, 병기에 따라 치료법과 예후 예측에 차이가 있기 때문에 위암 진단 시 병기 평가를 함께 해야 합니다. 이렇게 진단 및 병기 평가를 하기 위해 위 내시경 검사, 내시경적 초음파 검사, 전산화 단층 촬영(CT)을 시행하며 경우에 따라 자기 공명 촬영(MRI), 양전자 방출 단층 촬영(PET)이 필요하기도 합니다.

위암의 치료

내시경을 이용한 종양 절제(내시경 점막 하 절개 박리법)

위암으로 진단되는 환자의 약 50%는 다른 추가 치료 없이 내시경을 이용한 위암 절제로 치료하게 됩니다. 주변 림프절 전이의 가능성이 없는 조기 위암이 이에 해당됩니다. 내시경 점막 하 절개 박리법은 전신 마취를 하지 않고 약 30~60분 정도 수면내시경을 하면서 치료하는데, 위암 바로 아래에 생리식염수를 주사하여 위 점막을 부풀리고, 내시경을 통해 특수기구들을 이용하여 병변을 잘라냅니다. 암을 도려내어서 생긴 위궤양은 한 달 정도 위궤양 약을 복용하면 아물게 되고, 치료 후에는 2~3일 만에 퇴원할 수 있습니다. 이 치료법은 계속 정상적인 위를 갖고 생활을 할 수 있어서 삶의 질이 향상된다는 장점이 있습니다.

수술(하부 위 절제, 위 전 절제)

내시경 절제가 가능한 시기를 조금 넘겼거나, 혹은 조금 진행이 되었더라도 수술 전 검사 상 다른 곳에 전이가 없다면 수술을 통해 완치를 기대할 수 있습니다. 또한 초기인 경우 복강경(배에 작은 구멍을 뚫어 비디오를 보면서 하는 수술)을 이용하여 수술이 가능합니다. 암의 위치에 따라 위 절제 범위가 결정되며, 복강경을 이용하는 경우는 수술 후 약 5일, 개복을 이용한 경우는 수술 후 약 7일 뒤 퇴원과 일상생활이 가능합니다.

항암 치료(고식적 항암 요법, 보조 항암 요법, 수술 전 항암 요법)

위암은 항암 치료에 비교적 좋은 반응을 보이는 종양입니다. 진단을 위한 검사에서 다른 곳으로의 전이가 발견된 경우 우선적으로 항암 요법(고식적 항암 요법)을 시행하게 되며, 수술 후 병이 조금 진행된 경우에는 재발을 방지할 목적으로 항암치료(보조 항암 요법)를 시행하게 됩니다.

방사선 치료

수술을 했지만 암의 완전 절제가 어려운 경우나 국소적으로 많이 진행된 경우에 국소 재발을 방지하기 위해 방사선 치료가 시행될 수 있습니다. 진행된 종양으로 인해 출혈이나 골절 또는 통증이 나타날 때 증상 완화를 위해 방사선 치료를 하기도 합니다.

위암의 예방법

1차 예방은 암이 생기지 않도록 하는 것입니다.

1차 예방을 위해서는 암의 원인으로 알려진 것을 피하는 것이 중요합니다. 음식은 헬리코박터 파일로리균과 함께 위암의 원인 가운데 약 80%를 차지하고 있습니다. 어릴 때부터 짠 음식, 자극성이 강한 음식, 불에 탄 음식, 부패된 음식, 질산염이 많이 포함된 음식은 삼가고 신선한 채소와 과일 등을 포함한 균형적인 식사를 하는 것이 좋습니다. 위암 환자의 직계 가족이나 위축성 위염, 소화성 궤양, 기능성 소화불량증이 있는 분이 헬리코박터 파일로리균에 감염되었다면 치료하는 것이 위암 예방에 도움이 됩니다. 담배의 경우 위암 발생과 뚜렷한 인과 관계가 있는 것으로 알려져 있으며, 일반적으로 흡연자가 위암에 걸릴 확률이 비흡연자에 비해 3배 내지 4배 정도 높은 것으로 알려져 있습니다. 따라서 금연은 위암 예방에 필수적입니다.

2차 예방은 암을 조기에 발견하는 것입니다.

특히 위암은 조기에 발견하면 완치의 가능성이 매우 높습니다. 만성 위축성 위염 및 장상피화생(염증이 오래 지속되어 정상 구조물들이 파괴된 상태에서 그 자리가 소장이나 대장의 점막과 유사한 세포로 바뀌는 현상)은 위암 발생의 위험도가 높지만 암으로 발전하기까지 상당한 기간이 걸립니다. 그러므로 만성 위축성 위염과 장상피화생이 있는 사람은 정기적인 내시경 검사를 받는 것이 필요합니다. 위 이형성(위 선종)이 있는 사람은 내시경적 치료를 통해 적극적으로 관리를 받는 것이 위암 예방에 도움이 됩니다.

위암 예방과 음식

암을 예방할 수 있는 영양소 중 대표적인 것으로는 항산화제가 있습니다. 위암 예방을 위해서는 신선한 야채와 채소를 충분히 섭취하고, 짜지 않게 먹는 것이 중요합니다. 세계 암 연구재단(WCRF)에서는 전 세계 다양한 연구 결과를 종합한 결과, 곡물이 아닌 채소, 백합과 채소(파, 마늘, 양파 등), 신선한 과일이 위암 발생 위험을 낮추는 것으로 나타났습니다. 또한 비타민 C, 비타민 E, 셀레늄, 베타카로틴의 항산화 영양소 역시 위암 발생 위험을 낮추는 것으로 알려져 있습니다.

이러한 항산화 영양소는 신선한 과일과 채소에 풍부하게 함유되어 있으며, 식품으로 섭취할 경우 암 예방 효과가 증명되어 있습니다. 그러나 이러한 항산화 영양소를 영양보충제로 섭취하는 경우에는 암 예방 효과가 뚜렷하지 않은 것으로 알려져 있습니다.

대장암

대장암은 현재 한국인에게 발생하는 암 중 3위를 차지하고 있지만, 다른 암들에 비해서 발병 빈도가 빠르게 증가하고 있습니다. 남녀의 성비는 1.52:1로, 남자에게서 더 많이 발생합니다. 대장암은 남자에게는 연 15,068건 발생하여 남성의 암 중에서 2위를 차지하였고, 여자에게는 연 9,918건 발생하여 여성의 암 중에서 3위를 차지하였습니다.

남녀를 합쳐서 본 연령대별로는 60대가 29.7%로 가장 많고, 70대가 24.9%, 50대가 22.7%의 순으로 나타났습니다.

종류 및 개요

대장암은 대개 대장의 점막에서 발생하는 선암입니다. 대부분의 대장암은 양성 종양인 선종성 용종에서 유래한다고 알려져 있습니다. 전체 대장암의 약 5~15%는 유전적인 요인으로 인해 발생합니다.

선암 이외에도 림프종, 악성 유암종, 평활근육종 등이 원발성으로 생길 수 있습니다. 대장의 림프종은 전체 소화관 악성 종양 중 1%미만이며, 소화관 림프종 중 10~20%를 차지합니다. 회맹부에 잘 생기며 증상은 선암과 동일하고 때때로 우 하복부에 종괴로 발견됩니다.

대장에 생기는 용종

대장에 혹이 생겼다고 해서 모두 대장암인 것은 아닙니다. 대장의 혹은 '용종'이라 부르며, 악성 세포를 가지고 있는 경우에만 대장암이라 부릅니다.
하지만 양성 용종이 일정 시간이 지나면 악성으로 변한다고 알려져 있기 때문에, 주기적으로 대장을 검사하고 조기에 양성 용종을 제거하는 것은 대장암의 예방에 있어 가장 중요한 일입니다.

증상

대장암 초기에는 대부분 아무런 증상이 없으며 증상이 나타난 경우에는 이미 상당히 진행된 경우가 많습니다. 대장암의 주된 증상으로는

- 갑자기 변을 보기 힘들어지거나 변을 보는 횟수가 변하는 등, 배변 습관의 변화
- 설사, 변비 또는 배변 후 후중기(변이 남은 느낌)
- 혈변(선홍색 또는 검붉은색) 또는 점액변
- 예전보다 가늘어진 변
- 복부 불편감(복통, 복부팽만)
- 체중이나 근력의 감소
- 피로감
- 식욕 부진, 소화 불량, 오심과 구토
- 복부 종물

등이 있습니다.

암의 증상은 종양이 생긴 위치와 종양의 종류에 따라서 다르게 나타납니다. 우측 결장(맹장, 상행 결장)에 생기는 종양은 장이 굵고, 대변이 묽은 상태이기 때문에 장 폐색을 일으키는 일이 별로 없습니다. 대신 이곳에 생기는 병변은 대개 만성적인 출혈을 유발하고 그 결과 빈혈을 일으킵니다. 반면 좌측 결장(하행 결장, 에스 결장)에 생기는 병변은 흔히 장 폐색을 일으키고 대부분의 환자들은 배변 습관에 변화가 생겼다고 호소합니다.

진단 및 병기판정을 위한 검사

직장 수지 검사

의사가 손가락을 이용하여 항문에서 6~7cm 위치 내에 암이 있는지 등을 검사합니다.

암표지자tumor marker 검사

암의 종류에 따라 증가하는 물질들이 있는데, 이를 암표지자라 합니다. 하지만 암이 아닌데도 암표지자가 증가하는 경우가 있으므로 암을 확진할 수 있는 방법은 아닙니다. 대장암의 경우는 세 가지 암표지자를 주로 사용합니다.

분변 잠혈 검사stool occult blood test

대장암에 나오는 소량의 피가 대변에 섞여 있는지를 검사하는 방법입니다.

전 대장 내시경

내시경을 이용하여 장을 검사하는 방법입니다.

현재까지 할 수 있는 대장암 및 대장 용종의 검진 방법 중 가장 정확하며 조직검사를 동시에 할 수 있습니다.

하지만 전날 많은 양의 장 처치액을 먹고 설사를 해야 하는 불편이 있으며 다른 검사와 비교하여 통증이 있을 수 있고 드물지만 검사 중 장이 다치는 천공 등의 위험이 있을 수 있습니다.

보통은 진정제를 혈관으로 투여 후에 검사하는 '수면 내시경'을 실시하는데, 이 경우 완전히 잠을 자는 것이 아니라 얕게 진정된 상태이므로 어느 정도의 통증은 느낄 수 있습니다.

복부/흉부 전산화 단층 촬영CT

CT는 대장암의 진행 정도, 대장암이 가까이 있는 주위 장기로 파고들어 갔는지, 대장암 주변에 커져 있는 림프절이 있는지, 대장암으로 장이 막히거나 장이 터지지는 않았는지, 멀리 떨어진 간이나 폐로 전이되지는 않았는지, 수술이 불가능할 정도로 암이 심하게 진행되었는지 여부를 판별하는 데 이용합니다.

대장암이 발견된 후에는 가장 중요하고 필수적인 검사입니다.

자기 공명 영상MRI

대장암을 진단하는 데 MRI는 CT에 비해 큰 도움이 되지 못합니다.

직장암에서 주변으로 얼마나 암이 파고들어 갔는지를 감별하거나 CT 등에서 간으로 대장암이 전이되었다고 의심될 경우, 간에 특화된 MRI를 찍어 전이

인지 아닌지 판별합니다.

양전자 단층 촬영PET-CT 검사

암세포가 일반 세포에 비해 활동이 왕성하다는 데 착안하여 활동에 필요한 에너지원인 포도당에 특정 물질을 붙인 후 몸에서 포도당 소모가 많은 기관을 기존CT 영상과 겹쳐서 판정합니다.

보통 전신을 대상으로 검사하므로, 대장암에서는 복부CT 등에서 보이지 않았던 다른 곳으로의 전이가 있는지를 찾아내기 위한 방법으로 사용합니다.

대장암의 치료

내시경적 절제

대장 내시경 상에서 암이 아주 초기라고 판단되는 경우, 내시경만으로 암을 절제할 수 있습니다. 배를 여는 수술을 하지 않고도 암을 절제할 수 있는 방법이기는 하지만 대장은 다른 기관에 비해 얇고 잘 터지므로 아주 어려운 시술이라 할 수 있습니다. 또한, 내시경 절제 후에 조직 검사 결과를 보고 다시 수술을 해야 하는 경우도 많습니다.

국소적 절제

항문에서 가까운 초기 암의 경우, 수술 방에서 마취 후에 항문을 통해서 암을 제거하는 수술을 하기도 합니다.

수술적 절제

암이 아주 초기이거나 수술이 힘들 정도로 많이 진행되지 않은 경우, 보통 일차적으로 눈에 보이는 암을 제거하는 수술을 받습니다. 수술은 암이 생긴 장뿐만 아니라 장에 영양을 공급하는 혈관, 혈관 주위에 암이 전이될 가능성이 높은 림프절, 그리고 이들을 둘러 싼 지방 조직을 한 번에 떼어 내고 난 후 남은 장을 이어주는 과정으로 진행됩니다.

요즘은 배를 크게 여는 개복 수술뿐만 아니라 배에 몇 개의 작은 구멍만을 뚫고 수술을 하는 '복강경' 수술을 더 많이 시행하는 추세입니다. 복강경은 암의 재발 등이 개복 수술과 별 차이가 없고 수술 후에 통증이 적다는 장점이 있어서 시행 범위가 점점 더 넓어지고 있습니다.

방사선 치료

방사선 치료는 방사선을 이용한 국소 치료법으로, 진행성 직장암에서 재발 가능성이 높은 경우, 즉 2기에서 3기 암의 수술 전 또는 후에 보조적 치료로 이용됩니다. 또한 병기 4기라 할지라도 절제 가능한 원격 전이인 경우에는 방사선 치료가 시행될 수 있고, 병기 1기인 경우라도 국소 절제술을 시행하고 난 후 재발을 방지하기 위해서 시행되는 경우가 있습니다. 아울러 수술이 불가능하거나 시행하기 어려운 경우 일차 치료로 이용될 수 있습니다.

한편 직장암의 위치나 크기로 인해 항문 기능을 보존하는 수술이 어려운 경우, 수술 전 방사선 치료를 통해 종양의 범위를 줄여줌으로써 항문을 살리게 될 때도 있습니다.

방사선 치료는 단독으로 시행되는 경우는 드물고, 대부분 항암 화학 요법과 함께 시행됩니다. 이렇게 항암 화학 요법과 방사선 치료를 병용하면 화학 약물이 방사선 효과를 증강시켜 국소 재발률을 감소시키고 생존율을 향상시키는 효과가 있습니다.

항암 화학 요법

항암 화학 요법이란 주사 또는 경구용 항암제(약제)를 사용하여 암을 치료하는 방법입니다. 여러 약제를 동시에 병합하여 사용하거나 단독 약제만을 사용하기도 합니다. 약물은 전신으로 전달되므로 대장에 있는 암뿐만 아니라 간이나 폐 등으로 전이된 암에도 효과를 보이는 전신 치료법입니다.

대장암에 있어서 항암제 치료는 수술 후 재발의 위험을 낮추기 위한 치료인 보조 항암 화학 요법과 전이가 되거나 재발이 된 경우에 생명 연장을 하기 위한 고식적 항암화학 요법으로 나뉩니다. 그리고 진행성 직장암에서 방사선 치료의 효과를 높이기 위해 방사선 치료와 함께 사용되기도 합니다.

폐쇄 암, 천공 암

대장암은 특이하게도 암이 어느 정도 진행되면 장이 막히게 됩니다. 그렇게 장이 막혀서 대변이 전혀 통과하지 못하는 상태를 '폐쇄'라 하고 이 상태에서 위쪽 장이 붓다가 터지는 경우를 '천공'이라고 합니다. 이런 경우는 보통 응급 상황이며 암을 완치하는 것보다 환자의 생명을 구하는 쪽에 더 무게를 두고 치료하게 됩니다.

응급 수술로 터진 장을 제거하고 배 안에 퍼진 변을 씻어낸 후에 몸으로 균이 퍼진 '패혈증' 치료를 해야 하는 경우가 있는가 하면, 내시경 등으로 막힌 장을 약간 넓혀주는 기구를 장 안에 넣은 후, 일단 막힌 것을 해결하고 다른 치료에 들어가는 등 여러 가지 방법의 치료를 시도합니다.

대장암의 위험 요인

나이

주로 40대 이상에서 많이 발병하며 40대가 지나면 10년마다 발생률이 두 배로 늘어납니다.

유전

전체 대장암의 5~15%는 유전과 관계가 있습니다. 하지만 확실하게 대장암에 걸릴 위험이 높다고 알려진 몇몇 질환 외 대부분의 경우에서 대장암이 발생하는 데는 유전 이외에도 여러 가지 복합적 요인들이 작용하게 됩니다.

가족성 용종증, 유전성 비용종증 등의 질환에 해당하는 환자는 일반인에 비해서 대장암 발생률이 높습니다.

직계 가족 중에 여러 명이 대장암을 경험한 적 있다면 40대 이전부터 대장암 전문의와 상담 하여 자주 대장암 검진을 할 필요가 있습니다.

식이요인

일반적으로 동물성 지방, 붉은 고기를 장기간 대량 섭취하면 대장암 발병률이 높은 것으로 알려져 있습니다. 기타 섬유질이 적은 식사, 탄 음식 등도 연관이 있다고 보고되고 있습니다.

염증성 장 질환

'염증성 장 질환'에 속하는 궤양성 대장염, 크론씨 병의 경우 대장암 발병 위험이 높고 발병 시기도 일반인에 비해 빠른 것으로 알려져 있습니다.

비만

최근에 활발히 연구되고 있는 바에 의하면 비만한 경우 대장암의 발생 위험이 올라가는 것으로 보고되고 있습니다.

음주

아직 완전히 밝혀진 것은 아니지만 일정 수준 이상의 음주는 대장암과 관련이 있는 것으로 의심되고 있습니다.

운동

하루 종일 앉아서 일하는 직업, 육체적 활동이 적은 직업의 경우 대장암 위험도가 올라간다고 미국의 연구를 통해서 알려져 있습니다

대장암의 예방법

대장암 검진 권고안(대한대장항문학회, 국립암센터)

- 검진 연령 : 50세 이상 남녀
- 검진 주기 : 5~10년
- 검진 방법 : 대장 내시경 검사

  (단, 대장 내시경 검사를 시행하지 못하는 경우에는 이중 조영 바륨관장 검사와 에스상결장 검사로 대신할 수 있습니다)

고위험군은 전문가와 상의하여 검진 연령과 주기를 조절합니다.

표 5. 대장암 발생 고위험군의 검진권고안

고위험군		검진연령	검진주기	검진방법
가족력	부모나 형제가 대장암이 있는 경우 발생 연령이 55세 이하이거나, 연령 불문하고 2명 이상이 대장암 진단을 받은 경우	40세*	5년	대장내시경
	부모나 형제가 대장암이 있는 경우 발생 연령이 55세 이상일 때	50세**	5년	
용종(폴립)	(1) 증식성 용종	평균위험군에 준함		
	(2) 선종성 용종 : 1cm 미만	절제후 3년		대장내시경
	1cm 이상 혹은 다발성	절제후 1년		
염증성 장질환	(1) 좌측 대장에 국한	발병 후 15년 부터	1~2년	대장내시경
	(2) 대장 전체에 병변	발병 후 3년 부터	1~2년	
유전성 암	(1) 가족성 용종증의 가족력	12세	1~2년	에스결장경
	(2) 유전성 비용종증의 가족력	21~40세	2년	대장내시경

*유전성암인 경우에는 검진시작시 유전자검사를 고려하도록 함

**유전성비용종증의 가족력이 있는 경우는 최연소 가족 내 암환자의 발병연령보다 10년 일찍부터 검진을 시작함

(출처 : 보건복지부-국립암센터 국가암정보센터)

대장암 예방과 음식의 관련성

섭취 총 칼로리가 높으면 대장암의 위험도가 높아집니다.

음식의 종류와 상관없이 섭취 총 칼로리가 높을수록 대장암의 위험도가 높아진다는 것이 많은 연구를 통해 밝혀졌습니다. 이와 함께 비만도 대장암의 위험도를 높입니다.

붉은 고기, 고단백질, 고지방 식이는 칼로리가 높아서 위험합니다.

고기 섭취량과 대장암 위험도와의 관계에 대해서도 많은 연구가 있습니다. 고기 중에서도 붉은 고기의 섭취가 대장암의 위험도를 증가시킨다는 사실이 전향적 코호트 연구에서 밝혀졌습니다. 붉은색 고기란 쇠고기, 돼지고기, 양고

기와 같이 붉고 어두운 색의 고기로 생선이나 닭 가슴살과 같은 흰색 고기와는 구별됩니다. 붉은 색 고기가 대장암의 위험을 높이는 이유에 대해서는 아직까지 확실히 정립된 근거는 없습니다. 그러나 붉은색 고기는 대부분 지방 함유량이 높아서 칼로리가 높을 뿐만 아니라, 튀기고, 직접 불에 굽고, 훈제하는 경우가 많은데 이런 요리 과정에서 발암 물질이 생성됩니다.

고단백 식이도 그 자체로 대장암 발생을 높인다는 명확한 근거는 부족하며, 과다한 고단백 식이로 섭취 총 칼로리가 올라가는 것이 대장암의 위험도를 높이는 것으로 보입니다.

지방은 담즙산의 분비를 증가시켜 대장 점막을 자극할 뿐만 아니라 장 내 세균에 의해 발암 물질로 바뀌어 대장 상피를 비정상적으로 성장하게 합니다. 섭취하는 지방의 종류와 대장암의 위험도에 대한 연구 중 2004년에 발표된 대규모의 코호트 연구는 총 지방 섭취량과 대장암의 발병 위험도는 관련이 없으나 트랜스 지방산이 많이 함유된 음식의 섭취가 대장암의 위험을 유의하게 증가시킴을 보고했습니다. 트랜스 지방산은 식물성 지방을 고형화하고 산패를 막기 위해 수소를 첨가하는 처리 과정에서 생성되며 고온의 기름으로 조리하는 과정에서도 생성됩니다. 트랜스 지방산이 많은 음식으로는 팝콘, 감자튀김, 라면, 냉동 피자, 도넛 등 각종 튀긴 음식들이 있습니다.

섬유소 섭취는 대장암의 위험도를 낮춥니다.

많은 연구들에서 섬유소가 풍부한 음식을 먹었을 때 대장암 발병률이 낮아지는 것으로 나타나고 있습니다. 그 정확한 기전은 모르지만 섬유소는 대장 내용물을 희석시키고, 장 통과 시간(transit time)을 단축시키며 대변 부피를 증가시키는 작용을 합니다.

칼슘 섭취는 대장암의 위험도를 낮춥니다.

칼슘은 담즙산, 지방산과 결합하여 대장 상피세포에 담즙산이나 지방산이 유해하게 작용하는 것을 막는다고 알려져 있습니다. 최근의 일부 임상 실험과 전향적 코호트 연구들도 칼슘의 섭취가 대장암의 전구 병변인 대장 선종과 대장암의 발생을 유의하게 감소시킨다고 보고하였습니다. 그러나 효과적인 칼슘 섭취량에 대해서는 아직 많은 연구가 필요합니다.

나쁜 생활 습관이 대장암 위험을 높입니다.

거의 하루 종일 앉아서 일하는 경우처럼 육체적인 활동이 적은 직업에 종사할수록 대장암의 위험도가 올라가는데, 특히 이는 결장암과의 상관관계가 큽니다. 즉 육체적 활동량이 적을수록 결장암의 위험도가 높아진다고 알려져 있습니다. 과도한 음주는 특히 남자의 경우에 직장암의 위험을 높이며 흡연은 대장 선종과 대장암의 위험을 모두 높입니다.

국민 암 예방 수칙

암은 개인의 건강 생활 실천과 국가의 지원을 통해 예방 가능한 질환입니다. 암 예방의 첫걸음, 국민 암 예방 수칙으로 시작합시다.

Chapter 8

여성의 암, 유방암

김은경 교수
연세의대 영상의학과

유방암은 전 세계적으로 가장 흔한 여성암입니다. 발생률은 인종에 따라 다르며 서양 여성이 동양 여성에 비해 발생률이 높습니다. 한국의 경우 2000년 이후 유방암이 여성암 중 발생빈도 1위를 보이며 또한 매년 증가하고 있습니다. 한국 여성의 유방암은 40대 후반에 가장 많이 발생하며 50대 초, 30대 후반이 그 다음을 차지합니다. 이는 서구의 유방암이 나이가 들수록 많이 생기는 것과는 매우 대조적입니다. 또한 인종이 같더라도 거주하는 지역에 따라 유방암 발생 수준이 다른데, 이러한 현상은 유방암의 발생 원인이 생활환경, 문화 또는 생활 습관 요인과 관련되어 있음을 시사합니다. 한 예로 같은 한국인이더라 하더라도 로스앤젤레스에 거주하는 한국인의 유방암 발생 수준은 같은 지역의 다른 인종에 비해서는 낮지만 서울 거주 여성보다는 약 1.4배 높습니다.

인종 이외에 유방암이 생기는 위험 인자로 가족력 및 유전적 인자(어머니나 이모, 여자자매가 유방암인 경우 그렇지 않은 경우에 비해 1.7~2배 위험이 증가)가 있으며 본인이 유방암을 수술을 했거나 비정형상피세포증식증 등의 고위험 병변으로 수술한 경우 그 위험도가 증가한다고 알려져 있습니다. 이외 빠른 초경, 늦은 완경, 출산 여부, 모유 수유 여부, 여성호르몬 복용 등이 위험 인자로 알려져 있으나 명확한 인과 관계는 아직 밝혀지지 않았으며 대부분의 경우 원인 없이 생깁니다. 그러므로 유방암을 생기지 않게 예방하는 것은 불가능하며 조기에 발견하여 적절한 치료를 하는 것이 최상의 방법입니다.

유방암은 조기에 발견되면 완치될 가능성이 매우 높습니다. 유방의 유관 안에만 국한된 0기암의 경우 5년 살 수 있는 확률이 99~100%, 유방 내에 국한된 1기 유방암은 94%, 주위 림프절로 전이된 경우(2,3기)는 73%, 다른 장기에 전이 된 경우(4기)에는 30% 정도입니다. 최근에는 항암치료의 발달로 3,4기 유방암 환자의 생존율도 점차 올라가고 있습니다. 이처럼 유방암은 조기에 발견하면(0기나 1기) 높은 생존율을 기대할 수 있습니다. 증상 없이 정기적인 검진에서 유방암이 발견된 경우 70~80% 정도의 유방암이 0기나 1기에 해당합니다. 그러므로 증상이 없을 때 정기적인 검진이 중요합니다.

증상이 없는 여성을 위한 정기 검진 방법에는 3가지가 있으며 여기에는 자가 진단, 의사의 진찰, 유방 촬영술이 있습니다.

자가 진단은 본인이 직접 자신의 유방을 만져보는 검사로, 간단하고 자주 시행할 수 있으며 비용이 들지 않는다는 장점이 있지만 정확도가 다소 떨어집니다. 생리 전에는 호르몬의 영향으로 유방이 단단해 질 수 있으므로 매월 월경이 끝난 후에 시행하도록 권합니다. 자가 진단으로 자신의 유방의 모양과 촉감에 익숙해지면 젖멍울과는 구별되는 종괴를 찾을 수 있습니다. 이상이 발견되면 전문의에게 문의 해야 합니다. 자가 검진 방법은 다음과 같습니다.

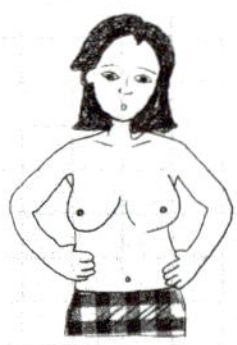

1. 먼저 거울 앞에서 서서 자신의 유방을 보며 유방의 형태를 관찰합니다. 유방의 전체적인 윤곽, 좌우 대칭 여부, 유두와 피부의 함몰, 피부 이상 소견 등을 관찰합니다.

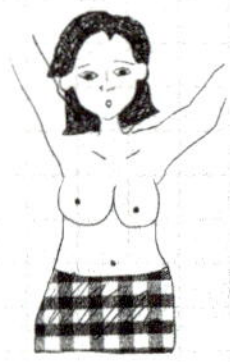

2. 양손을 위로 올려 유방을 완전히 노출시킨 후 피부의 함몰 여부를 관찰합니다.

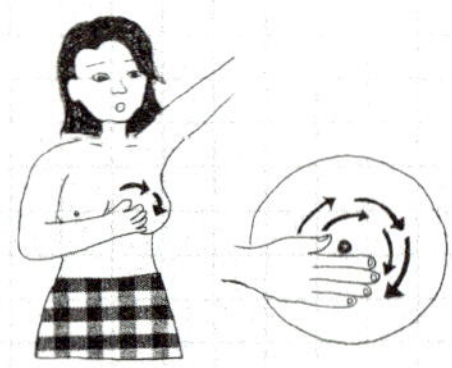

3. 왼손을 어깨 위로 올린 후 오른쪽 가운데 세 손가락의 끝을 모아 유방의 바깥쪽에서부터 시계 방향으로 원형을 그리며, 유두를 향하여 천천히 들어오면서 유방을 촉진합니다. 촉진은 유방을 약간 눌러서 비비는 느낌으로 실시합니다(세 손가락 검진법). 유방을 움켜쥐며 촉진하는 것은 잘못된 방법이며, 마치 멍울이 있는 것처럼 느껴질 수 있습니다.

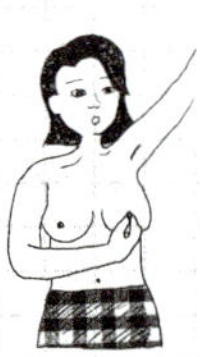

4. 유두를 짜서 분비물이 있는지 검사합니다. 혹은 속옷에 피가 묻었는지 살펴봅니다.

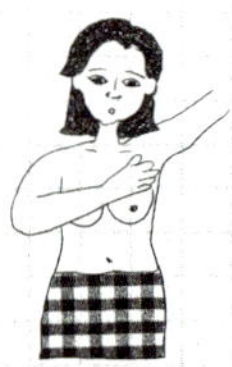

5. 겨드랑이에 멍울이 있는지 만져봅니다. 반대편 유방도 같은 방법으로 검사합니다.

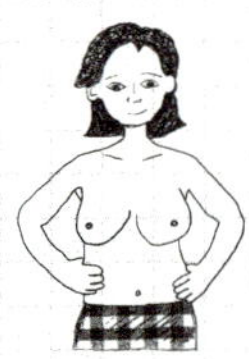

6. 반대편 유방도 같은 방법으로 검사합니다.

의사의 진찰은 전문의가 직접 유방을 만져보는 검사입니다. 이는 자가 검진에 비해 정확한 반면 자주 검사하기 어렵습니다. 진찰에서는 만져지지만 영상 진단에서 나타나지 않는 유방암도 약 10% 정도 있으므로 유방 촬영술 검사와 함께 진찰을 병행해야 합니다.

유방촬영술(맘모그램) 검사는 만져지지 않는 유방암을 발견하는데 가장 예민한 검사이므로 무증상 여성의 유방암 검진에 필수적입니다. 외국의 경우, 무증상 환자에게 유방 촬영술을 시행하여 유방암으로 인한 사망률을 30% 감소시켰습니다. 유방 촬영술은 양쪽 유방을 다른 방향으로 각각 2장씩 촬영하는 것을 기본으로 하며 특별히 고안된 플라스틱판으로 유방을 꼭 눌러서 찍는데, 많이 눌러서 유방이 납작해질수록 방사선 노출이 적고 유방 내부가 잘 보여 작은 암도 진단할 수 있습니다. 유방 촬영술은 방사선을 이용한 검사로 최근의 유방 촬영술 기기는 방사선 조사량이 적어 방사선으로 인한 피해는 무시할 정도이나 허가받지 않은 기계로 촬영하는 것은 해로울 수 있습니다. 또한 유방이 성장, 분화하고 있는 10~20대 젊은 여성의 기본 검진법으로는 권장되지 않습니다. 유방 촬영술에서 발견되는 혹의 70% 이상은 1cm 미만의 종괴나 유방암으로 이행하기 전 단계인 비침윤성암(관상피내암 등)이므로, 유방 촬영술은 사망률을 감소시키는데 매우 도움이 됩니다.

현재 유방암 진단을 위한 기본 검사는 유방 촬영술입니다. 그러나 고해상 초음파기의 발달로 과거 종괴의 낭성 및 고형의 감별진단에 주로 적용되었던 초음파 진단의 역할이 확대되어 매우 유용하게 활용되고 있습니다. 특히 서구

여성의 지방성 유방형태와는 달리 한국의 치밀한 유방실질의 여성들의 경우 유방 촬영술은 보조적으로 또는 일차적으로 유용하며, 유방 종괴의 생검을 위한 지침 수단으로써 중요합니다. 그러나 무증상 여성을 대상으로 하는 다수 선별 검사에는 부적합합니다. 그 이유는 조기 유방암의 중요한 진단 요소인 미세 석회화의 검출률이 단순 촬영술보다 낮으며 진단의 정확도가 기기 및 검사자에 의해 많이 좌우되기 때문입니다.

증상이 있는 경우 반드시 의사의 진찰과 검사가 필요합니다. 유방암의 증상 중 가장 흔한 것은 혹이 만져지는 것입니다. 흔히 유방암은 통증이 없다고 하나 반드시 그런 것은 아니므로 통증이 동반되어 있다고 해서 유방암의 가능성이 없다고 생각하면 안 됩니다. 여성의 가슴은 생리주기와 연관된 호르몬 변화에 따라 진짜 혹이 아니더라도 가짜 혹(젖멍울)이 만져질 수 있으며 이 경우 생리주기에 따라 통증이 변하면서 크기 또한 변할 수 있습니다. 그 외 유방암의 증상으로 붉은 색의 유두 분비물, 겨드랑이 림프절의 붓기, 유두 함몰 등이 있습니다.

증상이 있는 경우 유방 촬영술 검사가 가장 기본적인 검사이지만, 젊거나 임신 혹은 수유 중인 경우 초음파 검사를 먼저 할 수 있습니다. 유방 촬영술 검사를 먼저 하는 이유는 증상이 있는 부위의 자세한 검사 외에 나머지 양측 유방에 만져지지 않는 조기 유방암의 징후가 있는지를 검사하기 위해서 입니다. 약 10%의 경우에 혹이 만져지는데도 유방 촬영술 결과로는 정상인 경우가 있으므로 유방 촬영술 결과가 정상이더라도 유방에 증상이 있는 경우 반드시 초음파 혹은 조직 검사 등의 정밀 검사가 필요합니다.

초음파 검사는 유방 촬영술과 달리 방사선을 이용하지 않으므로 안전하게 이용할 수 있습니다. 하지만 초음파 검사는 검사의 특성상 병소가 있을 때 어떤 것인지 알기 위해서는 매우 도움이 되지만 유방 전체를 면밀히 볼 수 없다는 단점이 있으므로 유방 촬영술에 덧붙여 부가적인 역할을 합니다. 예외적인 경우를 제외하고는 초음파 검사만으로 유방 검사를 하는 것은 권하지 않습니다.

조직 검사는 병변을 완전히 혹은 일부만 검출하여 현미경으로 성상을 알아보는 검사로 진찰이나 검사에서 암이 의심되는 경우 시행합니다. 최근 영상기기의 발달로 모니터를 보면서 가장 의심스러운 부분을 굵은 바늘로 검사하는 핵심 조직 검사가 매우 유용하게 쓰이고 있습니다. 이 검사는 유방에 국소마취를 하고 시행하므로 시술 후 바로 귀가할 수 있으며 95%이상의 정확한 결과를 얻을 수 있습니다. 핵심 조직 검사에서 암으로 나올 경우 암에 대한 근본적인 치료(수술 혹은 항암치료)를 시행하며, 암이 아니라 양성 혹으로 판명되면 단기 추적검사 혹은 혹을 제거하는 수술을 할 수 있습니다.

유방암의 근본적인 치료는 수술입니다. 수술 후 최종적으로 병기를 알 수 있으며 병기에 따라 항암 치료, 방사선 치료 등이 추가됩니다. 수술 전 영상 검사로 병이 진행되었다고 판단될 경우 먼저 항암 치료를 시행하고 난 후 수술을 시행할 수도 있습니다. 이러한 치료는 진행된 유방암에서 수술을 먼저 한 경우보다 생존율을 더 높이는 것으로 알려져 있습니다.

유방암의 수술 방법 중에는 유방전절제술과 부분절제술이 있습니다. 유방전절제술은 유방암이 있는 유방을 모두 제거하는 시술로 유방암이 여러 군데 있을 경우, 넓게 퍼져있는 경우, 유두를 침범한 경우 등에 시행됩니다. 이에 비해 부분절제술은 암이 있는 조직을 포함하여 유방의 일부를 제거하는 시술로 암이

한 구역에만 있을 경우에 가능합니다. 부분절제술을 시행했을 경우 수술 후 방사선치료가 추가되는데, 이는 남아있는 유방의 암 재발률을 낮추기 위함입니다. 유방전절제술과 부분절제술을 시행했을 때의 결과는 차이가 없는 것으로 알려져 있으며 병기에 관계없이 암의 성격이나 위치, 분포에 따라 좌우됩니다. 그러므로 치료 전에 수술 방법에 대해 의료진과의 충분한 상의가 필요합니다.

유방암 검진은 35~40세에 시작하는 것을 원칙으로 하며 매월 자가 진단, 1년에 한 번씩 의사의 진찰과 유방 촬영술을 권하며 필요에 따라 초음파 검사를 추가합니다. 35세 이하라면 의사의 진찰 후 필요한 경우 초음파 검사나 유방 촬영술을 시행합니다. 이러한 방침은 무증상 여성의 경우이며 증상이 있는 경우(만져지는 혹이 있는 경우, 유즙분비, 통증 등)에는 즉시 유방 전문의와 상담이 필요합니다.

결론적으로 증상이 없는 여성의 정기적인 유방 검진은 유방암을 초기에 발견할 수 있는 가장 좋은 방법이며 이렇게 해서 조기 유방암이 발견된다면 완치에 가까운 생존율을 기대할 수 있으므로 여성 자신들의 적극적인 참여가 필요합니다.

Chapter 9

자궁경부암, 자궁 내막암, 난소암

김찬주 교수
가톨릭의대 산부인과

우리나라 여성들의 평균 수명은 2006년에 처음으로 OECD평균 수명을 앞지르기 시작하였으며, 통계청 자료에 의하면 2010년에 여성의 평균 수명은 84세에 이르고 있습니다. 때문에 중년 이후의 삶, 특히 여성의 상징처럼 여겨지는 자궁이나 난소 유방암 등에 대해 좀 더 적극적인 관리가 필요합니다. 최근 국내 여성의 결혼 연령은 계속 상승하여 2000년에는 26.5세였으나 2010년에는 28.9세에 이르고 있으며, 미혼의 상태로 중년에 도달하는 경우도 과거보다 많아지고 있습니다. 그러나 오히려 산부인과 방문을 미루다가 시기를 놓치는 안타까운 경우도 많습니다. 여성암에 대하여 좀 더 적극적인 태도로 나아갈 때 암의 완치를 기대할 수 있으며 재발률을 현저히 줄일 수 있을 것입니다.

자궁경부암

자궁경부암은 전 세계적으로 여성의 사망 원인이 되는 암 중 2위로 매년 50만 명 이상이 진단을 받고 있습니다. 그러나 침윤성 자궁경부암의 발생률은 지역 간에 차이가 매우 큽니다. 1998년 미국에서는 자궁경부암 환자가 10만 명 당 6.9명의 발생률을 보이고 있으나, 브라질 콜롬비아 등의 개발도상국에서는 10만 명 당 70명에 이르는 높은 발생률을 보이고 있습니다. 이러한 지역 간 차이는 자궁경부암의 빈도가 높은 지역에서의 보건적, 환경적 요인에 기인한 것입니다. 즉 효과적인 자궁경부암 선별 검사 프로그램의 유무, 자궁경부 전암 병변에 대한 관리 및 치료 체계가 다르기 때문입니다.

국내 자궁경부암은 2002년 통계에서도 제 5위의 여성암이며, 침윤성 암과 상피내암(Carcinomainsitu;CIS)를 합친 경우에는 3위의 암입니다. 체계적인 국내 자궁경부암 검진은 1988년부터 매년 시행하는 건강검진의 한 부분으로서 NHIC(National Health Insurance Corporation)에서 시행되었으며, 2004년부터는 국가 암 건진 사업(NCS Program)이 대상 여성을 늘려나가면서, 국내 자궁경부암의 발생 빈도(incidence)는 1993~1995년에는 10만 명 당 19명 정도에서, 1999~2002년에는 10만 명 당 15명 정도로 감소했습니다. 2009년에 발표된 한국중앙암등록본부 자료에 의하면 2007년에 자궁경부암은 3,616건 발생하여 전체 암 발생의 2.2%로 10위를 차지했고, 여성암 중에서는 7위를 차지했습니다.

자궁경부암의 호발 연령은 45세에서 55세 사이로 40대가 전체 발생의 27.9%, 50대가 20.3%를 차지하고 있지만 발생 연령은 20세에서 70세 사이로

그림 1. 국내 자궁경부암 여성과 자궁경부 상피내암의 연령대별 발생률 비교(1993 - 2002)

Korean Central Cancer Registry에 등록된 국가 암 발생률 Database에서 발췌.

A) INVASIVE CANCER OF UTERINE CERVIX

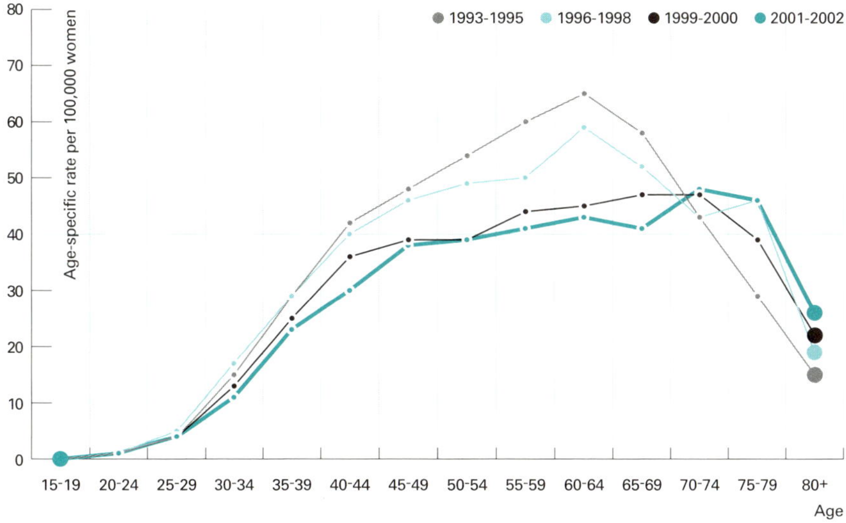

B) CARCINOMA IN SITU OF UTERINE CERVIX

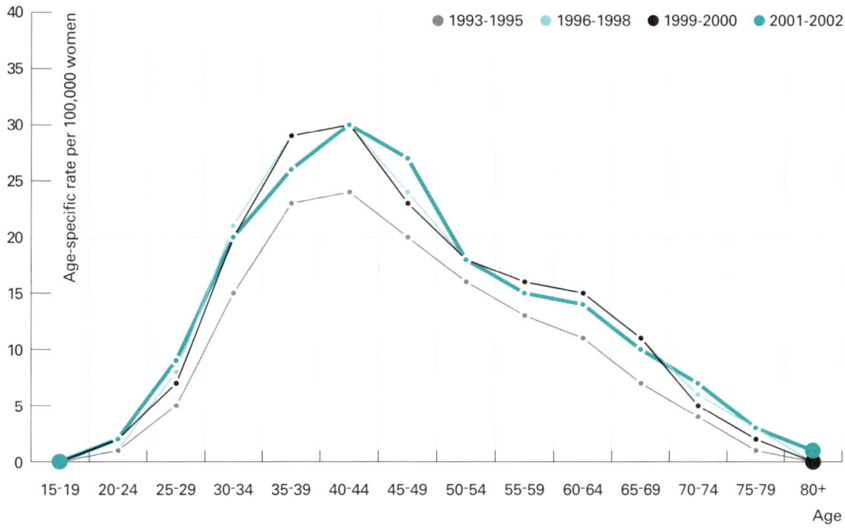

범위가 넓습니다. 최근 자궁경부암의 발생은 매년 약 5%정도씩 감소하고 있는데, 이는 조기 검진 체계가 구축되면서 비교적 조기 진단 및 치료가 가능했기 때문으로 추측됩니다. 최근 자궁경부암 백신의 개발이 이루어지고 상용화됨에 따라, 향후 자궁경부암은 더욱 감소할 것으로 예상됩니다.

국내의 암 등록 사업 결과를 분석해 보면, 노인 인구 즉 70세 이상의 연령에서의 자궁경부암 발생빈도는 1993년에서 2002년까지 증가한 것을 알 수 있습니다.(그림1. A) 자궁경부암은 암이 되기 이전인 전암 단계를 상당 기간 거치는 것으로 알려져 있으며, 우리나라의 경우 최근 "암 조기 검진 사업"의 시행으로 전암 단계의 발견이 늘어나면서 과거보다는 모든 연령(20~80세)에서 자궁경부 상피내암(CIS, carcinomainsitu)의 발생이 늘어났습니다.(그림1. B) 이러한 국내 현실에서는 자궁경부암 전암 단계 질환의 효과적인 발견을 위한 체계의 확립 외에도 원인이 되는 HPV 감염에 대한 예방이 매우 절실하게 필요한 실정입니다.

자궁경부암의 원인

일반적으로 자궁경부암의 발생과 연관되는 것은 인유두종 바이러스(Human Papillomavirus) 감염이며, 그 외의 보조 인자로는 여성호르몬, 면역 기능 저하 등의 내적 요인 등이 있습니다. 인유두종 바이러스(Human papilloma virus, HPV)는 자궁경부암 환자 대부분에게서 발견되며, HPV 감염은 자궁경부암 발생에 가장 핵심적인 역할을 합니다. HPV는 주로 성 접촉을 통하여 전파되며, 80여종의 인유두종 바이러스 중 고위험군 바이러스(16, 18, 32, 33, 35, 45형)는 자궁경부에 지속 감염을 일으켜, 자궁경부 이형증이라는 암 전구병변의 단계를 거쳐서 이 중 일부가 자궁경부암으로 진행됩니다. 이 중 16, 18형은 자궁경부암의 70%에서 발견되며, 이에 대하여는 예방 백신이 도입되어 임상에 사용되고 있습니다. 영국, 호주 등의 국가에서는 '국가 예방 필수 접종(National Immunization Program; NIP)'의 일부로 포함되어 있습니다.

국내 여성의 경우 HPV발견 빈도는 약 21.0% 정도이며, HPV-16, 18 이 전체 자궁경부암의 약 70.8%에 해당이 됩니다. HPV 16형은 침윤성 자궁경부암에서 가장 흔히 발견되는 형이며, 그 다음으로 HPV 18형이 자주 발견되고 있습니다.(그림 2) 전 세계적으로 HPV DNA 유병률(prevalence)은 자궁경부 세포 검사 상 정상인 여성에서 약 10% 정도이며, HPV 감염은 매우 흔한 감염으로 일생 동안 감염의 위험도는 50~80% 정도입니다. HPV 감염은 양성을 보이는 경우는 약 10.2%입니다. 젊은 여성(25세 미만)에서 가장 많은 양상을 보이며, 30~40대에 걸쳐 급격하게 떨어지나 완경 연령에서 약간 상승하는 양상을 보입니다. 이러한 노인 연령대에서의 감염 증가에 대해서는 여러 가지 이유가 제시되고 있습니다. 성관계 양상의 변화 등에 의하여 HPV 재감염이 될 수도 있고, 잠재적인 HPV 감염의 재활성화와 연령에 따른 면역체계의 변화 등 역시 이유가 될 수 있습니다.

자궁경부는 해부학적으로 상이한 편평 상피세포와 원추 상피세포의 2종류가 만나서 생기는 편평 원추 접합부(Squamo-columar Junction)입니다. 바로 이곳에서 자궁경부암이나 자궁경부 이형증 등이 발생합니다. 자궁경부 상피층 내에서 비정상 세포들이 변한 정도에 따라 초기 자궁경부 이형증, 중등도, 말기 이형증으로 나눌 수 있습니다. 자궁경부 이형증 말기(CIN-3) 에서 침윤성 자궁경부암으로의 진행은 약 12% 정도이지만, 경증의 자궁경부 이형증에서 암으로의 진행은 1% 미만으로 알려져 있습니다. 자궁경부 이형증 중 초기 자궁경부 이형증 등의 저등급 상피내 병변(LSIL: Low grade Squamous Intraepithelial Lesion)에서 HPV DNA는 75~80%가량 발견되고 있으며, 중등도, 말기 이형증 등의 고등급 상피내 병변(HSIL: High grade Squamous Intraepithelial Lesion)과 자궁경부암인 경우에는 85~100%에서 발견이 되고 있습니다(표 1). 세 종류 HPV-16,18,45형은 자궁경부 편평상피암(squamous cell carcinomas)의 약 75%, 자궁경부 선암의 약 90%에서 발견이 되고 있습니다. HPV-16, 18형 외에도 HPV 33, 45, 31형도 다음으로 많이 발견되는 형입니다.

자궁경부 세포 검사 상 정상 소견이면서 HPV 감염이 있는 경우에 자궁경부에 병변이 생길 누적 위험 확률은 1~3년 동안에 약 25~40%이며, 저등급 자궁경부 상피내 병변(Low-grade squamous intraepithelial lesion; LSIL)은 약 4년에 걸쳐 퇴행될 수도 있습니다. HPV 지속 감염은 주어진 일정 기간 동안에 두 번 이상 같은 종류의 HPV가 발견이 되는 경우를 의미하며, 관찰되는 HPV 감염의 소멸 기간은 4~6개월에서 1~2년까지 다양하게 나타나고 있습니다. 특정 HPV 감염은 대개 90%이상 2년 이내에 소멸되지만, HPV-16형은 감염 지속 기간이 다른 형보다 평균적으로 긴 것으로 알려져 있습니다.

자궁경부 상피내암(Carcinoma in situ; CIS)은 자궁경부 이형증보다 진행된 단계로 침윤성 암 직전단계이기도 합니다. 자궁경부암의 호발 연령보다 10~15년 정도 평균 호발 연령이 낮기 때문에 환자가 가임 연령인 경우도 많습니다. 자궁경부 상피내암 환자의 경우에 자궁경부 원추절제술을 해서 치료가 종결되

그림 2. 국내 여성 중 자궁경부 병변(자궁경부암, 자궁경부 상피내 이형증)이 있는 경우와 병변이 없는 여성에게 가장 흔한 HPV 감염의 종류

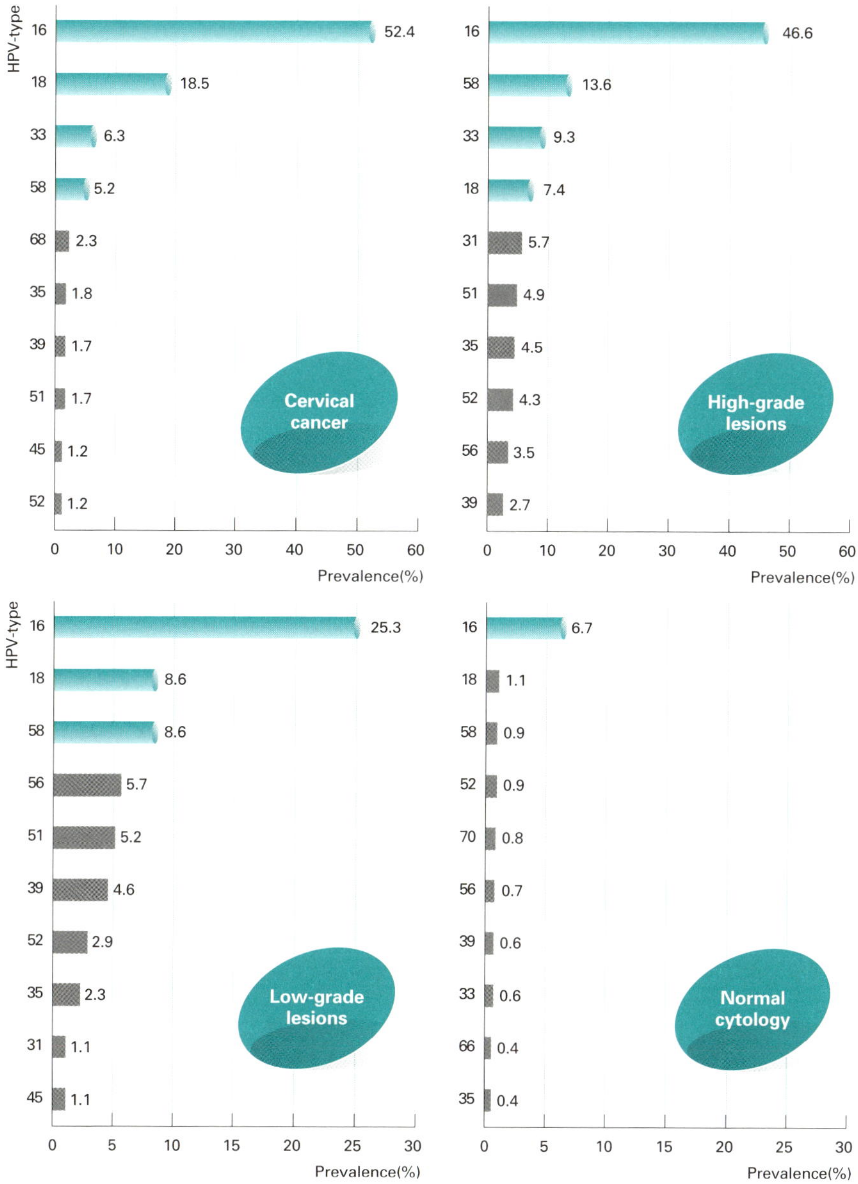

는 경우가 많지만, 일부에서는 침윤성 자궁경부암이 상당히 발견되기 때문에 원추절제술을 정확하게 시행하고, 조직검사로 꼼꼼히 하여야 합니다.

표 1. 한국 여성의 HPV 유병률

	검사한 숫자	HPV 유병률 %(95% CI)
자궁경부 세포 검사상 정상	3124	21.0(19.6~22.5)
저등급 자궁경부 상피내 병변	174	73(65.7~79.4)
고등급 자궁경부 상피내 병변	378	88.4(84.7~91.4)
자궁경부암 : HPV any type	336	88.7*(84.8~91.9)
자궁경부암 : HPV-16/18	336	70.8(65.7~75.6)

*HPV causes virtually 100% of cases of cervical cancer.
Underestimation of HPV prevalence in cervical cancer is due to the limitations of study methodologies

자궁경부암의 증상 및 검사

자궁경부암은 초기에는 특이한 증상이 없는 경우가 많습니다. 대부분 부부관계 후나 배변 후 질 출혈 등이 있는 경우가 많으며, 젊은 환자의 경우에는 월경 간 출혈의 형태로 나타나기도 합니다. 자궁경부암이 많이 진행된 상태일수록 혈성 분비물의 횟수와 양이 증가합니다. 자궁경부암의 진행 상태에 따라 요관 폐색 증상이나 배뇨 곤란, 혈뇨 등이 있을 수도 있고, 골반벽 침범 정도에 따라 직장 출혈, 변비 등의 증상, 하지부종 등이 나타날 수도 있으며, 좌골 신경 등을 침범한 경우 허리나 하지로 뻗치는 통증이 있을 수도 있습니다. 그러나 자궁경부암에서 이러한 증상들은 모두 말기 증상이기 때문에 평소 아무 증상이 없더라도 정기적인 검진을 받는 것이 꼭 필요합니다.

자궁경부 세포검사

자궁경부 세포 검사(Pap smear)는 자궁경부암 검사의 가장 표준적이고도 중요한 검사입니다. 자궁 경관 입구와 질의 분비물을 채취하여 염색하여 보는 것으로, 간편하게 시행할 수 있다는 장점이 있으나 약 5~20% 정도로 위음성의 가능성이 있습니다. 위음성, 즉 자궁경부암이 있는데 암이라는 판정을 못하는 경우를 줄이기 위해서는 자궁경부 세포 검사에 대해 정확히 알고 세포를 채취하는 태도가 필요하며, 또한 정확한 판독을 위해 책임 있는 해부 병리 의사와 정규적인 교육을 받은 병리사가 있으며 질관리(QC:Quality Control)가 되는 양질의 검사 기관으로 보내지는지가 매우 중요합니다. 그 외에 고위험 여성의 경우 자궁경부암의 원인이 되는 인유두종 고위험 바이러스 검사를 같이 하는 방법도 사용할 수 있습니다. 질 확대경 검사 또는 자궁경부 촬영술 등으로 자궁경부 세포검사의 위음성률을 많이 줄일 수 있습니다.

자궁경부 세포 검사(Pap smear)는 성생활을 시작한 여성이라면 1년에 한 번은 시행하는 것이 바람직하며, 처음 연속된 세 번의 세포 검사 결과가 정상으로 판정된 경우에는 2년에 한 번 하는 것으로 미국에서 권유되고는 있으나, 국내는 여러 현실을 감안할 때 매년 시행하는 것이 바람직합니다. WHO에서는 35~64세 여성에 대한 자궁경부암 조기 발견 사업을 매년 또는 2년 한 번에 시행한 경우에 자궁경부암의 발생을 93% 감소시킬 수 있다고 보고되고 있습니다. 자궁경부암 조기 검진 권고안은(대한산부인과학회, 국립암센터, 2001)은 다음과 같습니다.

- 검진 연령 : 성경험이 있는 여성이나 만 20세 이상의 모든 여성. 단, 성경험이 없을 경우에는 자궁경부암 조기 검진 대상자에 포함되지 않습니다.
- 검진 주기 : 1년 간격. 단, 진단, 치료, 추적검사의 필요성에 따라 산부인과

전문의의 판단에 의해 조절될 수 있습니다.

• 검진 방법 : 자궁경부 세포 검사(Pap smear)

질 확대경 검사colposcopy

질 확대경 검사는 자궁경부 세포 검사 결과가 비정상일 때 어느 부위에 암이 있는지 질 확대경이라는 기계를 사용하여 직접 확인하는 방법으로, 가장 의심스러운 부위에 대해 선택적으로 조직 검사를 할 수 있는 방법입니다.

인유두종 바이러스 검사

인유두종 바이러스 검사(HPV test)는 자궁경부암의 원인이 되는 고위험 인유두종 바이러스의 유무를 검사하는 방법으로 자궁경부 세포 검사보다 예민한 방법이지만, 위양성 즉 바이러스는 발견이 되지만 자궁경부에는 심각한 병변이 없는 상황도 많습니다. HPV DNA 검사법은 최근 미국에서 고위험군 여성의 검진(screnning), 즉 30세 이후 여성에 대한 자궁경부세포 검사에 부가적인 검진법으로 권유되고 있습니다. 또한 20세 이후 여성에서 자궁경부 세포 검사 결과가 ASCUS(atypical squamous cells of undetermined significance)로 나온 경우에 고위험군을 알아내는 "분류 방법(triage)"으로 권유되고 있으며, 자궁경부 원추절제술 이후의 추적 관찰 시에 사용할 수도 있습니다.

현재는 여러 가지 HPV 검사법이 허가된 상태입니다. 그러나 임상적 무증상인 "HPV 감염(Subclinical HPV infection)"이나, 이들의 파트너에 대한 치료법은 현재 권고되는 것이 없습니다.

이러한 기본적인 검사 외에도 자궁경부암으로 확진된 경우 골반진찰, 원추절제술, 자기 공명영상 촬영(MRI), 방광경 및 에스결장경 검사, 경정맥 신우조영술, 전산화 단층 촬영(복부 CT) 및 골반 MRI 촬영, 양전자 방출 단층 촬영(PET-CT)등을 통해 자궁경부암의 치료를 위한 평가에 도움을 받을 수 있습니다.

자궁경부암의 치료와 예방

자궁경부암 전단계인 자궁경부 이형증의 치료는 환자의 나이와 출산력 보존의 필요성 등 여러 가지 인자에 의해 결정되는데, 치료법에는 전기 소작법, 레이저 요법과 자궁경부 원추절제술 등이 있습니다. 자궁경부 원추 절제술 중 LEEP(Loop Electro Excision Procedure)이라는 방법은 간단한 마취법과 정확한 해당 부위의 절제가 가능하며, 수술 후 출혈이 많지 않다는 장점이 있어 널리 사용되고 있다.

자궁경부암은 일반적으로 자궁경부에 국한되는 질환(locoregional disease)으로 자궁경부암의 전파 양상은 질 점막으로 자라서 육안으로 보이는 병변을 형성하거나, 자궁경부의 간질 조직이나 상부인자궁 체부로 자라거나 자궁 주변의 임파선과 임파절로 전이되거나 자궁에 연한 자궁 방 결합 조직으로 퍼져서 뇨관, 방광, 직장 등으로 퍼지게 됩니다. 이렇게 암 조직이 퍼지는 양상을 고려하여 임상적으로 환자의 치료와 예후 평가에 유용한 1기암, 2기암 등의 별기 설정을 한 후에 이에 따라 치료가 이루어집니다.

자궁경부암의 주요 치료법은 광범위 자궁 적출술과 같은 수술법과 방사선 치료가 주된 방법이며, 다른 종류의 암에 비하여 치료 성적은 우수한 편에 속합니다. 방사선 치료는 모든 암의 단계에 사용될 수 있지만, 수술적 치료법은 자궁경부암 1기와 2기 초까지만 가능합니다. 2009년 보건복지부 중앙암등록본부 보고에 의하면 2003~2007년 자궁경부암의 5년 상대생존율은 80.5%입니다. 자궁경부 이형성증 및 상피내 종양과 같은 전암성 병변과 1기 초기의 자궁경부암의 경우 100%에 가까운 5년 생존율을 보이지만, 자궁경부암 1기 말의 경우 80~90%, 2기에는 60~80%, 3기에는 35~45%, 4기에는 15~20% 정도로 떨어집니다. 1기 초 자궁경부암 중에서도 미세 침윤암은 자궁경부 상피 층에서 기저막 하방 5mm이내의 침윤이 있는 상태로, 이러한 미세 침윤암은 임파절 전이의 빈도가 0.3%에 불과하기 때문에 수술 후 조직학적 검사 상 최종적으로 임파선 침범이 없다면 환자의 나이와 출산력을 고려하여 자궁경부 원추 절제술이나 Trachelectomy등의 자궁 보존도 가능하여 복식 또는 질식 단순 자궁경부 절제술만으로도 치료가 가능합니다. 그러나 만약 1기 초라도 임파선 침윤이 있다면 임파절 절제술 및 광범위 자궁 적출술이 필요합니다.

방사선 치료에는 골반 임파절과 원발 종양 조직의 크기를 줄이기 위하여 사용되는 외부 방사선 조사와 원발 종양 중심부에 대한 근접조사의 두 가지 방법이 있습니다. 방사선 치료는 자궁경부암 1기 말부터 2기, 3기 등의 진행된 암에 대한 표준 치료법입니다. 일반적으로 종양 조직의 크기를 줄이고 종양에 의한 주변 골반 장기의 위치 변동을 감소시키기 위하여 외부 조사를 먼저 시행합니다. 방사선 치료 후의 부작용으로는 젊은 여성에서의 난소 기능 소실과 골수 조혈 장기의 파괴, 질과의 누공 등이 있습니다.

자궁경부암의 수술적 치료와 방사선 치료 전후에 항암 화학 요법을 같이 사용하여 치료 효과를 높이는 것을 기대해 볼 수 있습니다. 수술 전이나 방사선 치료 전에 항암 화학 요법을 한다면 전신적인 효과를 기대할 수 있습니다. 자궁경부암이 3기 이상으로 진행 된 경우에는 방사선 요법만이 아니라 항암 화학 요법을 동시에 시행하는 방법, 즉 concurrent chemoradiation 이 치료 효과를 높이는 것으로 알려져 있습니다. 여기에는 cisplatin등의 백금제(Platinum)가 널리 쓰이고 있습니다. 그러나 이러한 항암제는 암세포에 대한 항암 효과 외에 정상 세포 특히 면역 세포와 조혈 세포에 영향을 미쳐 백혈구 감소, 빈혈 등이 발생하는 단점이 있습니다.

자궁경부암을 치료할 때 수술 또는 방사선으로 가능한 한 넓은 부위를 포함해 치료한다고 해도, 골반 주위 조직에 전이될 수 있는 가능성을 가진 암의 퇴치에는 부족한 경우가 있으며, 치료의 후유증 또한 나타날 수 있습니다.

최근 자궁경부암의 발생 원인으로 고위험 HPV 감염이라는 병태 생리 기전이 밝혀지면서, 또한 HPV-16, 18에 대한 예방 백신이 나오면서 자궁경부암 예방에 더욱 더 많은 관심이 모아지고 있습니다. 자궁경부암은 난소암이나 자궁 내막암 등과 달리 원인 인자가 HPV로 명확하며, 자궁경부 상피내 이형증 등 수술로 100% 치료가 가능한 자궁경부 전구 병소가 존재하고, 자궁경부 세포 검사 등 선별검사(screening)법이 있기 때문에 예방이 가능한 암입니다. 자궁경부 전구 병소에서 침윤성 자궁경부암으로의 진행에는 오랜 시간이 걸리기 때문에 질 관리가 되는 적절한 자궁경부 세포 검사와 추적 검사 체계만 있다면 암 전단계에서 진단과 치료가 가능합니다. 자궁경부암은 이러한 체계적 검진으로 자궁 적출술 등을 피할 수 있기 때문에 중년여성의 적극적인 태도가 요구되는 암이라 할 수 있습니다.

자궁경부암 예방 백신Human Papilloma Virus Vaccines

예방적 HPV 백신은 HPV와 관련된 질환의 전파를 막는 가장 성공적인 방법입니다. 현재 상용화되어 있는 HPV 예방 백신은 암과 관련 된 E6, E7등이 없는 HPV 외곽 단백인 L1이 스스로 모여서 만들어진 바이러스양 입자입니다. 즉 형태학적 구조상으로는 외곽 단백만으로 만들어진 껍데기(capsid)이지만, 형태학적, 항원적인 면에서는 바이러스 입자와 거의 비슷하며, 내부엔 암과 관련된 DNA가 들어 있지 않기 때문에 감염성이 없는 상태의 백신입니다.

현재 국내 및 전 세계적으로 시판되고 있는 예방 백신은 Gardasil® (quadrivalent HPV 16/18/6/11 L1 VLP vaccine, Merck & Co. Inc. 동유럽 지역등 일부에서는 Silgard로 명명)과 CervarixTM®(bivalent HPV 16, 18 L1 VLP vaccine, GlaxoSmithKline Biologicals) 두 종류이며, 모두 외곽 단백, 특히 L1단백으로만 이루어진 백신입니다. (표 2)

표 2. HPV VLP 예방 백신의 특징

	Gardasil®	CervarixTM®
제조회사	Merck & Co. Inc	GlaxoSmith Klein
HPV-VLP type	HPV-6/11,16/18	HPV-16/18
L1 펩타이드의 양	20/40/40/20 microgram	20/20 microgrma
면역 증강제(Adjuvant)	225_g aluminum hydroxyphosphate sulfate	500_g aluminum hydroxide, 50_g 3-O-deacylated-4_-monophosphoryl lipid
주사 schedule	0, 2, 6 개월 3회	0, 1, 6 개월

VLP: virus-like particle.
Gardasil® (Merck & Co., Inc., WhitehouseStation,NJUSA);CervarixTM
(GlaxoSmithKline Biologicals, Rixensart,Belgium).134

Cervarix는 자궁경부암의 70%의 원인으로 지목되는 HPV-16, 18에 대한 예방 백신이며, Gardasil은 이 두 가지 형 이외에도, 외부 성기 사마귀의 75~90%의 원인이 되는 HPV-6, 11에 대한 VLP도 추가되어 있습니다. 이들은 모두 냉장 상태(2~8°C) 로 이송이 되어야 하며, 어깨의 삼각근에 근육 주사를 하게 되어있습니다. 접종 스케줄은 약간씩 다릅니다.

Gardasil®백신은 항원 증강제로 aluminum hydroxyphosphate sulfate만을 사용하고 있으며, Cervarix의 항원 증강제는 LPS(lipopolysachharide)의 독성을 제거한 monophosphosphoryl lipid A (MPL)와 aluminum hydroxide로 구성이 되어 AS04로 불리는 복합 항원 증강제를 사용하고 있습니다.

Cervarix는 유럽(EU) 27개국에서 HPV-16/18 관련성 자궁경부암과 자궁경부 전암 병변의 예방에 대해 허가를 얻었으며, 2008년 6월 영국의 Department of Health's immunization program에 의해 12~13세 여성에게 접종되는 국가 백신으로 선정이 되었습니다. 또한 HPV-16, 18형이라는 가장 흔한 고위험형 외에 Cervarix가 HPV-31, 33, 45형에 대해 가지는 교차 면역 효과는 유럽(European Commission)에서 최근 허가 적응증에 개정이 일어나도록 했습니다. 2009년 10월 미국 FDA에서 10~25세 여성에게 자궁경부암, CIN 1/2/3, 자궁경부선암 전구 병변(Adenocarcinoma in Situ)의 예방 목적이라는 적응증으로 허가가 이루어졌습니다. Cervarix는 0, 1개월, 6개월째에 예방 접종이 이루어지는데, 만약 스케줄에 변화가 필요하다면 두 번째 주사를 첫 주사로부터 1~2.5개월 사이에 놓을 수도 있습니다. 또한 최근 15~55세 여성에 대한 대규모 임상 연구에서 Cervarix는 26~45세, 46~55세군에 접종한 후 혈청 항체 양성이 되는 반응이 HPV-16/18 모두 15~25세 군에 비해 적지 않았으며, 4년 이상 높은 상태로 유지된다고 보고되고 있습니다.

자궁경부암 예방 접종 즉 HPV Vaccine은 두 가지 모두 예방 접종이기 때문에 여성의 첫 성적 접촉(sexual activity)보다 먼저 이루어지는 것이 좋습니다. 때문에 대부분의 백신 허가국에서 10~14세를 적정 접종 연령으로 권유하고 있으며, 국가에서 예방 접종이 도입되는 초기에는 권장 연령보다 나이가 많은 여성에 대해서도 "일시적인 따라잡기 백신 접종(Temporary catch-up vaccination)"을 시행하고 있습니다.

국내 6개 대도시 12~29세 여성 2,400명에 대한 연구에서 평균 첫 성관계 시작 연령은 21세였으며(그림 3), 이에 근거하여 한국 여성의 최적 접종 연령은 15~17세로, 9세 이상의 여아부터 접종이 가능하며 "따라잡기 백신 접종"은 18~26세까지 권고 되고 있습니다.

그림 3. 한국 여성들의 첫 성교 연령 분포도(전체 2,400명중 응답한 여성)
참고 문헌 : 김찬주 등. 한국 젊은 여성의 성생활 양상; HPV 예방 백신 도입을 위한 예비 연구. 부인종양 콜포스코피 학회지 2007; 18(3); 209-18

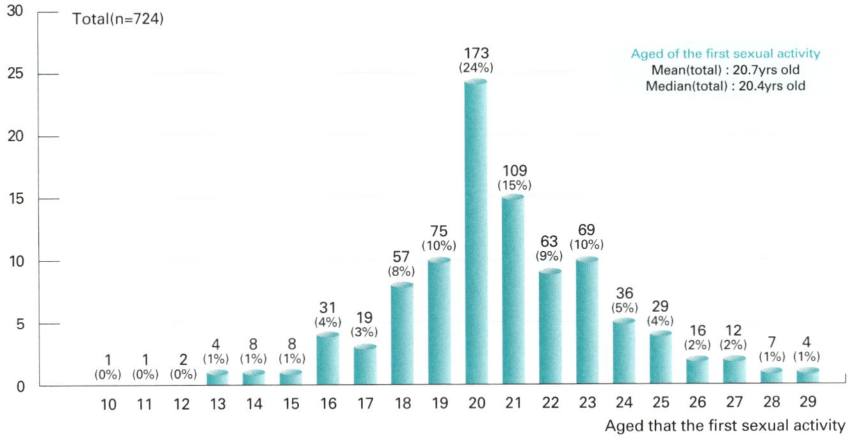

Gardasil은 0, 2개월, 6개월째에 예방 접종을 하게 되어 있습니다. 미국 FDA(Food and Drug Administration)에서 2006년 6월에 허가가 난 Gardasil(HPV-6, 11, 16, 18 4가 백신)은 ACIP(Advisory Committee on Immunization Practices of the Center of Disease Control)에 의하면 9~26세의 소녀와 여성에 대해 허가가 나와 있으며, 2008년 9월에 9~26세 여성의 외음부와 질암에 대한 예방 효과를 인정받았고, 2009년 10월에 9~26세 남성의 HPV-6,11에 의한 성기 사마귀에 대해 예방 효과를 인정받았습니다. 또한 중년여성에게도 그 효과가 인정되어 2011년 4월에 27~45세 여성에 대해 허가를 받은 상태입니다. 또한 현재 전 세계 108개국 이상에서 허가가 난 상태로, 미국 외에도 Canada, Australia, Denmark, France등의 국가에서 11세 연령부터 권유되고 있습니다.

난소암

난소암은 자궁경부암에 비해 발생률이 비교적으로 낮아 전체 여성암의 2.7%를 차지하고 있으며, 과거에 비해 약간씩 증가하는 추세로 2003년도 유병자 수는 4,876명이었으나 2007년에는 5,846명으로 집계되었습니다. 앞으로도 국내 노령 인구의 증가에 따라 해마다 증가할 것으로 예상됩니다. 난소암은 미국이나 서유럽과 같이 고도로 산업화된 나라들에서 특히 그 빈도가 높은 악성 종양입니다 2009년 발표된 한국중앙암등록본부 자료에 의한 난소암 발생률을 보면 2007년 총 암 발생률의 17위를 차지했으며 여성 암 중에서는 9위를 차지하고 있습니다. 난소암은 암이 발생하는 조직에 따라 상피세포암, 생식세포종양, 성삭기질 종양으로 구분하는데, 대부분의 난소암이 상피세포암으로 2007년 통계자료에 따르면 상피성 난소암이 전체 난소암의 76.9%를 차지하고 있습니다.

난소암의 호발 연령은 40~60대로 전체 암 환자 중 40대가 24%, 50대가 22.5%, 60대가 17.5%를 차지하고 있습니다. 난소암은 수술 기법 및 여러 항암약제의 개발에도 불구하고 환자 생존율은 크게 향상되지 못하였는데, 이러한 이유는 난소암에 대한 적절한 선별 검사가 없고, 대부분의 환자에서 증상이 비특이적으로 나타나 60% 이상의 많은 환자가 3기 이상의 진행된 상태로 진단되기 때문입니다. 또한 진행된 난소암은 초기에 항암제에 반응을 보이다가도 재발이 높아, 생존율이 자궁경부암 등과 달리 매우 낮습니다.

난소암은 자궁경부암과 달리 난소의 위치가 복강 내에 있기 때문에 상당히 진행될 때까지 복부 팽만감 외에는 전혀 증상이 없을 경우가 많습니다. 난소에서 시작되는 종양에는 양성 종양과 악성 종양이 있으며, 악성을 난소암으로 부릅니다. 그 중 가장 흔한 것은 난소의 표면에 있는 세포에서 발생하는 "상피성 난소암"입니다. 난소암은 난소를 뚫고 나가 주변 복강 내 다른 조직으로 퍼지면서 자라기 때문에 진행되면서 복수 등이 배 안에 고이게 되면 배가 더부룩해지는 느낌이나 배가 불러오는 것을 느낄 수 있습니다. 난소에 발생하는 종양은 대개 양성 종양입니다. 이러한 양성 종양은 몸의 다른 곳으로 퍼지지 않기 때문에 수술만으로도 치료가 될 수 있습니다. 난소 종양을 양성과 악성으로 구분하는 것은 수술 전에 가능한 경우도 있지만, 수술 후 조직학적 검사로 암으로 확진이 되는 경우도 있습니다.

난소암은 많은 항암제의 개발과 여러 치료법의 시도에도 불구하고 재발률이 높아 상대적으로 사망률이 높은 암입니다. 최근의 항암제 및 수술법 등의 발전에도 이렇게 사망률이 높은 이유는 자궁경부암과 달리 발견 시 이미 많이 진행되어 있는 경우가 많기 때문입니다. 난소암은 모든 연령에서 생길 수 있지만, 주로 40세 이후에 발생하며, 50~59세가 호발 연령이기 때문에 중년여성의 건강관리에서 특히 각별한 주의가 요구됩니다.

난소암 발생의 위험 인자

최근까지 난소암의 원인은 뚜렷하게 밝혀지지 않았지만 다음과 같은 경우에 암이 발생할 확률이 높아집니다.

• 가족력 : 난소암의 약 5~10%정도가 유전적입니다. BRCA1, BRCA2 유전자의 이상이 있는 경우, 엄마나 딸이나 자매들이 난소암에 걸렸다면 자신이 암에 걸릴 확률이 높아지며, 특히 1대 친척들에게 병이 있다면 확실

히 확률이 올라갑니다.

- 나이 : 난소암은 나이가 들수록 걸릴 확률이 올라가고, 대부분 50대 이상에서 생기며 60대가 넘으면 고위험군에 해당이 됩니다.
- 임신의 과거력 : 임신한 경험이 없는 경우에 있는 경우보다 확률이 더 높습니다.
- 개인 병력 : 과거에 유방암이나 대장암등을 앓은 여성에서 난소암의 발생 확률이 올라갑니다.
- 배란 촉진제 : 불임 치료제로 쓰이는 배란 촉진제는 난소암의 위험을 약간 증가시키는 것으로 알려져 있습니다.

난소암의 증상

난소암은 많은 경우에 아무 증상이 없거나 많이 진행될 때까지 가벼운 증상만이 있습니다. 나타날 수 있는 증상으로 전반적인 복부 팽만감이나 통증, 불편감(소화장애, 압박감 등), 오심, 설사, 변비, 빈뇨, 식욕 저하, 조기 만복감, 이상 질 출혈, 특별한 이유가 없는 체중 증가나 감소 등이 있습니다.

난소암의 진단

조기에 발견된 난소암은 완치율이 높아서 난소에 국한된(다른 곳에 퍼지지 않은) 상태에서 적절한 치료를 받으면 5년 생존율이 85~95%나 됩니다. 그러나 난소암의 초기 증상은 경미하고 모호하기 때문에 조기 발견이 어렵습니다.

그러므로 모든 여성들은 1년에 한 번 정도는 정기적인 부인 암 검진을 받는 것이 좋습니다. 증상이 나타나기 전에 난소암을 발견하는 방법들로는 CA-125

항원(난소 암 종양 항원으로 난소암이 있는 경우에 혈액에서 높게 나타남)을 측정하는 방법과 질식 초음파가 있습니다. CA125 종양 표지 인자는 비교적 난소암에 특이도가 높아 상피성 난소암의 80%정도에서 증가된 수치를 보이지만 난소암이 아닌 자궁근종, 자궁선근증, 자궁 내막증, 골반염, 임신 초기, 생리 중에도 상승할 수 있습니다. 초기 난소암의 경우 50%정도에서만 증가를 보여 난소암의 조기 진단에 단독으로 활용하기는 제약이 따릅니다. 따라서 난소암의 조기 발견에 대한 대규모 연구에서는 CA-125 측정과 질식 초음파가 유용한 것으로 알려져 있으며, 그 외 유용한 방법으로는 다음과 같은 것들이 있습니다.

- 골반 내진 : 자궁, 질, 난소, 난관, 방광, 직장의 모양과 크기를 확인합니다.
- 초음파 검사 : 정상적인 난소 모양과 다른 낭종, 종양의 특징적 모양을 볼 수 있습니다.
- 하부 장관 촬영도 때로는 도움이 됩니다.
- 컴퓨터 촬영(CT) : 난소암이 진행되면 처음에는 주변 장기를 파고들다가 더 진행 되면 혈관이나 임파선을 타고 몸의 다른 곳으로도 퍼지게 됩니다. 이때 종양의 진행 정도를 보는데 유용합니다.
- 위의 이러한 검사들을 통해 양성 종양인지 악성 종양인지를 어느 정도 추정할 수는 있으나, 최종적으로는 개복 수술 또는 복강경 수술을 통하여 난소 종괴를 적출한 후 조직 검사를 시행해야만 확진할 수 있기 때문에 대개 확진은 "개복 생검"의 방법으로 이루어집니다.

난소암의 치료

다른 암과 마찬가지로 난소암도 진단 당시의 병기, 환자의 전반적인 건강 상태 등 여러 인자에 의해 치료와 예후가 결정됩니다. 난소암은 일차적으로 수술로 종양을 최대한 떼어내고 이후 조직검사 결과 및 병기에 따라 항암제를 6~9차례 가량 투여하게 되기 때문에, 부인 종양 전문의, 내과적 종양 전문의, 치료 방사선 전문의 등으로 이루어진 의료진이 참여할 때 가장 효과적으로 치료될 수 있습니다.

수술적 요법

난소암의 치료에서 수술은 종양의 제거 및 난소암 확진, 암의 진행 상태를 알기 위해서 반드시 시행되어야 합니다. 또한 난소암 치료에서 제일 중요한 첫 단계는 종양 부위를 최대한 수술로 제거하는 것입니다. 일반적으로 난소암이 의심되는 환자의 수술은 개복 후 종양의 침범 부위 및 정도에 따라 수술 범위가 정해지므로 '시험적 개복술'이란 용어를 사용하게 되며, 수술 시에는 자궁, 양측 난소 및 난관, 대망 및 골반 림프절 절제술, 골반 및 복부 세척 검사, 조직 검사를 시행하게 됩니다. 수술 소견 상 보이는 종양의 크기와 조직학적 검사 결과에 따라서 추가 치료가 이루어지게 됩니다.

가임 연령기의 여성으로 향후 임신을 원할 때, 병소가 한쪽 난소에 국한되며 난소 피막이 파열되지 않고 주위 조직에 유착되지 않은 경우에 한하여 한쪽 난소 난관 절제술을 시행하면서 자궁과 반대 측 난소를 남겨두는 수술도 고려 가능합니다. 그러나 가능한 많은 암 조직을 제거해야 생존율을 향상시킬 수 있기 때문에 초기가 아닌 경우에는 암의 전파를 막기 위하여 양측 난소와 나팔관,

자궁, 임파절, 대망, 대장이나 소장의 일부분, 방광, 비장 등을 적출해야 하는 경우도 있습니다. 첫 수술을 통해 가능하면 잔류 종양의 크기를 적게 하여 두는 것이 추후의 항암제 치료나 5년 생존율등에 영향을 끼칩니다. 이런 이유로 난소암의 수술은 부인 종양 전문의 외에 외과와 다른 과들이 합쳐서 수술을 할 수 있는 병원을 선택하는 것이 중요합니다.

항암제 치료

난소암 수술을 통해 복강 내에 퍼진 암세포들을 제거했다고 하더라도, 육안으로 확인되지 않는 미세 잔류 악성 난소암 세포들의 성장을 억제하고 줄이기 위해서는 항암제 치료가 필요합니다. 1기 말 이상의 난소암에서 수술 후 대개 3~6차례의 항암 화학 요법을 시행하게 됩니다. 항암제는 때때로 말기 난소암 환자에 있어서 난소암의 증상을 완화시키기 위해 사용되기도 하며, 최근에는 신약 임상 시험 등도 지속적으로 시도되고 있습니다.

난소암 요약

난소암은 자궁경부암에 비해 발생 빈도가 그리 높지는 않으나, 높은 사망률을 보이는 질환입니다. 2009년 보건복지부 중앙암등록본부 자료에 의하면 난소암 전체의 5년 상대생존율은 60%로 보고되고 있습니다. 이를 병기별로 나누면 다음과 같습니다.

병기		5년 생존율 (%)
1기		76~93
2기		60~74
3기	3기A	41
	3기B	25
	3기C	23
4기		11

진행된 말기 난소암에 있어서 치료 성적은 여러 치료 약제의 개발에도 불구하고 뚜렷한 향상을 보이고 있지는 않습니다. 단지 초기 난소암 단계에서 발견될 때에만 사망률을 낮출 수 있습니다. 난소암의 위험 인자로 확실하게 밝혀진 것은 없습니다. 초기 난소암에 대한 선별검사가 확립되지 않았기 때문에 현재 난소암 조기 진단은 의사의 진찰, 혈청 CA125 치의 측정 그리고 초음파 검사를 조합하여 시행되고 있습니다. 또한 난소암의 조기 진단을 위해 한국 고위험군 여성에 대한 기준 설정 등이 이루어져야 하며, 난소암 가족력이 있는 고위험군에 대한 유전자 검사 또한 필요합니다. 또한 정기적인 부인과 검진에 반드시 난소암에 대한 항목도 추가되어야 합니다.

자궁 내막암

자궁 내막암은 자궁체부 중 자궁 내막에서 생기는 암을 말합니다. 우리나라에서는 자궁경부암, 난소암에 이어 세 번째로 많이 발생하는 암이지만 미국을 비롯한 서구에서는 일평생 동안 걸릴 확률이 2~5%에 이르는 질환으로 자궁경부암이나 난소암보다 더 많이 발생하고 있습니다. 식생활이나 생활 습관이 서구화되면서 우리나라에서도 점차 증가하는 추세로, 1999년에는 발생자 수가 721명이었으나, 2007년에는 1,324명으로 2배 가량 증가한 것으로 조사되었습니다. 자궁 내막암은 75%가 완경 이후의 여성에서 발견될 정도로 중년 이후에 두드러지게 발생하는 암입니다. 국내 자궁 내막암의 호발 연령도 50대가 전체 자궁 내막암의 38.5%, 40대가 25.5%, 60대가 16.1%를 차지하고 있습니다.

자궁 내막암의 원인과 위험 인자

자궁 내막암은 원인이 확실하게 규명되어 있지는 않지만, 크게 두 가지 형태가 있습니다. 그 첫 번째는 만성적인 여성호르몬 노출과 관련된 형태입니다. 여성호르몬인 에스트로겐에 노출되어 있는데 또 다른 여성호르몬인 프로게스테론 제제에 의한 길항 작용 없이 지속적인 자극이 일어나면, 자궁내막증식증이 발생하고 암으로 진행됩니다. 낮은 출산력, 무배란의 월경 주기가 장기간 있었던 경우, 이른 초경, 늦은 완경, 비만, 당뇨, 타목시펜 같은 약제를 장기간 투여 받은 경우 등이 모두 여성호르몬 과다 노출과 관련이 있으며, 이것이 바로 위험 요인으로 알려져 있습니다. 두 번째는 자궁 내막 증식 없이 자발적으로 종양이 발생하는 형태로 대개 분화도가 나쁘게 나타나는데, 위험 요인은 거의 알려지지 않았습니다. 또한 자궁 내막암은 유전적 경향도 있는데 특히 자궁 내막암, 유방암, 대장암, 난소암등의 가족력이 있을 때 조심해야 합니다.

자궁 내막암의 증상

자궁 내막암의 특징적인 증상은 비정상적인 자궁 출혈입니다. 특히 완경이

된 여성에게 질 출혈이 있는 경우, 또는 완경 전이더라도 비만이나 당뇨, 출산을 적게 했다거나 가족력이 있는 등 위험 인자를 가지고 있는 여성이 불규칙한 자궁 출혈이 있다면 자궁체부암의 가능성을 염두에 두고 반드시 검사를 받는 것이 좋습니다. 그 외에도 생리 과다, 성교 후 출혈, 악취와 노란색 액성을 띄는 질 분비물의 증가, 복부, 골반, 외음부 주위의 불편감 등이 나타납니다.

흔한 경우는 아니지만, 무증상의 여성이 자궁경부암 검사를 위해 내원하여 자궁경부 세포 검사를 시행한 경우에 비정상 세포가 발견되어 진단되는 경우도 있습니다. 진행된 자궁내막암의 경우에는 암의 주변 장기 침범에 의해 골반통이나 둔통, 혈뇨, 빈뇨, 변비, 직장 출혈, 하복통, 압통, 요통 및 복강 내 전이로 안한 복부 팽만, 복수, 장 폐색, 종괴의 촉진이 일어날 수 있으며, 전신 증상으로 체중감소, 전신허약감 등이 나타날 수 있습니다.

자궁 내막암의 진단

비정상 자궁 출혈이 있어 자궁 내막암을 의심할 때, 확진을 위한 다음 단계로 자궁 내막 소파 검사를 시행하여 비정상 암세포의 유무를 확인하는 것이 중요합니다. 자궁 내막암이 확진된 경우에는 발견된 암 조직이 주변 조직을 얼마나 침습했는지를 알아보는 CT(복부 CT), MRI, PET-CT등의 영상검사와 혈청 종양 표지 인자인 CA125 등을 검사하여 병의 진행 정도를 파악하고 치료 방침을 결정하게 됩니다.

자궁 내막암의 치료

자궁 내막암의 치료 방침은 그 진행 정도에 따라 정해지는데 가장 일반적인 수술 방법은 자궁 및 암이 퍼질 수 있는 양쪽 난관, 난소 절제술을 한 후 골반 및 복부 세척 세포 검사를 시행하는 것입니다. 경우에 따라 골반 및 대동맥주위 림프절 절제술을 추가합니다. 최근에는 초기 자궁 내막암에 대해 복강경 수술을 시행하여 보다 적은 통증과 짧은 회복 기간을 기대할 수 있게 됐습니다. 수술 후, 수술로 절제한 자궁 및 주변 조직들에 대한 조직 검사를 시행하여 병기를 설정하게 되고, 결과에 따라 보조적 방사선 치료와 항암제 치료가 추가될 수 있습니다. 3기 이상의 진행된 자궁 내막암은 반드시 수술 후 방사선 치료를 추가하는 것이 좋습니다.

자궁 내막암은 자궁경부암이나 난소암과 달리 암세포의 성장에 필요한 호르몬의 영향을 받는 경우가 많기 때문에, 이러한 영향을 차단하기 위해 호르몬 치료를 하기도 합니다. 자궁 내막암 수술 후 조직에 여성호르몬 수용체 검사(Estrogen Receptor; ER, Progesterone receptor :PR)를 해서 에스트로겐과 프로게스테론 수용체가 모두 양성일 경우 치료 효과가 있는 것으로 파악합니다. 수술 또는 방사선 치료가 어렵거나 다른 장기로 전이된 경우 또는 재발된 자궁 내막암 환자 중 에스트로겐과 프로게스테론 수용체 양성일 경우 호르몬 치료를 시행하게 됩니다.

자궁 내막암 요약

자궁 내막암은 중년여성에게 발생하는 부인암 중에서 치료가 잘 되는 암에 속합니다. 대부분이 분화도가 매우 좋은 종양이며, 대개 비정상 질 출혈 등의 증세가 있기 때문입니다. 자궁 내막암의 예후는 연령, 병기, 암세포의 조직학적 형태 및 분화도 등에 영향을 받는데, 종양 세포의 분화도가 좋고 암이 자궁 내에 국한된 경우 1기인 경우에는 5년 생존율이 90% 이상입니다. 그러나 암이 진행하여 자궁을 벗어나거나 분화도가 나쁜 경우, 투명 세포암이나 유두상 장

액성 자궁 내막암의 경우, 자궁강 내 암의 위치가 하부에 있을수록 생존율이 낮아지고 재발률도 높아 불량한 예후를 보입니다.

자궁 내막암의 조기 발견을 위해서는 완경 후 질 출혈, 불규칙한 질 출혈 및 생리 과다 등의 증상이 있을 때 즉각적인 산부인과 방문이 필요합니다. 또한 자궁 내막 검사를 통해 자궁 내막 증식증과 같은 자궁 내막암의 전구 병변을 진단하고 이를 적극적으로 치료함으로써 자궁 내막암을 예방할 수 있습니다. 치료하지 않고 관찰한 자궁 내막 증식증 환자의 0~15%에서 자궁 내막암이 오는 것으로 보고되고 있습니다. 자궁 내막암이나 유방암, 대장암의 가족력이 있는 경우 검진에 신경 써야 하며, HNPCC 유전자처럼 위험이 높은 유전자를 가진 경우에는 미국 암학회에서도 완경 즈음에 자궁 내막 소파 검사가 권유하고 있습니다.

요약

부인암에는 자궁경부암, 난소암, 자궁 내막암 등이 있습니다. 우리나라에서는 자궁경부암이 여성암 중 가장 흔한 암이며, 규칙적인 조기 검진으로 발생 위험을 현저히 떨어뜨릴 수 있습니다. 최근 증가하고 있는 난소암이나 자궁 내막암도 초기 단계인 1기와 2기 단계에서 발견된다면 5년 생존율이 비교적 높은 암에 속하기 때문에 중년여성들의 적극적인 관심이 필요합니다. 중년여성의 건강이야말로 가정과 사회의 기초가 되는 요소이기 때문입니다.

Chapter 10

관절염

문정림 교수
전 가톨릭 의대 재활의학과

관절염은 원인에 따라 100여 가지 이상으로 다양하게 분류되는, 관절의 염증으로 인한 증후군입니다. 관절염의 대표적인 질환은 퇴행성관절염이나 류마티스 관절염이며 급성, 아급성, 만성의 3단계를 거치며 치료받게 됩니다. 퇴행성관절염과 류마티스 관절염은 어떤 점이 다른지 살펴봅시다.

병태 생리와 증상

퇴행성관절염

퇴행성관절염은 중년기 또는 장년기에 흔합니다. 60세 이후에는 여자의

25%, 남자의 15%가 퇴행성관절염과 연관된 증상을 가지고 있습니다. 45세 미만일 경우에는 남자의 발병률이 높고, 55세 이상일 경우에는 여성의 발병률이 더 높습니다.

나이가 들면 연골 세포가 연골 구조물을 잘 생성하지 못해 연골의 탄력성이 떨어지고 변성이 시작됩니다. 퇴행성관절염은 그 때문에 생겨나는 병으로 전신적인 증상은 드물며, 국소적인 장애를 초래하고, 계속적인 마찰로 인해 병세가 더 깊어집니다. 주로 힘이 많이 실리는 척추 관절이나 엉덩이 관절, 무릎 관절에 나타나는 경우가 대부분이며, 손가락 마디에 오는 경우도 흔합니다.

관절면의 연결부에서 연골이 닿게 되면 뼈끼리 서로 마찰로 인해 통증이 생겨나고 관절이 붓습니다. 시간이 지나면 뼈의 모양과 그 밖의 관절 구조들이 변하고 관절의 움직임이 제한 받게 됩니다. 체중 부하로 마모의 과정을 거치면 연골부의 골 기질 구성 성분이 상실되면서 관절면의 미란이 생깁니다. 연골부는 점차 갈라지고 얇아지며, 뼈가 노출됩니다. 연골부와 뼈 조직이 과잉 증식하여 골 증식체인 골관절구순 또는 뼈 돌출부 돌기가 형성됩니다. 손가락 끝마디 관절에 생긴 Herberden씨 결절은 섬유성 관절낭이 점액성 변형을 일으켜 피하 종창을 형성하여 골화된 것입니다.

주로 활동을 하면 심해지므로 아침에 자고 난 후에는 약간 뻣뻣한 느낌은 있으나 통증은 별로 없고 오후가 되면 통증이 심해집니다.

초기 증상은 경미하고 한두 개의 관절 강직을 호소하나 열 치료로 쉽게 조절됩니다. 주로 쑤시는 듯한 통증과 운동 제한, 관절 구축, 근육 경직 등을 호소합니다.

환부 관절은 국소적으로 민감함을 느끼고, 골 마찰음, 골 증대, 섬유성 강직으로 인한 운동 제한 등이 일어납니다. 일반적 증상으로는 피로를 쉽게 느끼며, 춥고 습한 기후에 민감하게 됩니다.

임상 검사 상 소견은 대부분 정상이며 활액에 다소의 백혈구 증가와 연골 파편이 있고 방사선 상으로는 관절강이 좁아지고 관절면의 불규칙성을 볼 수 있습니다. 또 척추 관절의 경우 척추체의 돌기형성으로 추간판의 변화를 볼 수 있습니다.

류마티스 관절염

류마티스 관절염의 원인은 확실하지 않으나 자가 면역성 현상으로 보고 있습니다. 이는 어느 연령에서나 발생될 수 있으나 주로 30~50대 여성에게 가장 많이 발병합니다. 퇴행성관절염과는 달리 먼저 활액막이 양성 암처럼 증식하고 이로부터 여러 가지 염증을 유발하는 물질이 나와 연골이 파괴되고 뼈도 파괴되는 병입니다.

류마티스 관절염은 활액막염의 염증시기, 육아조직(Pannus) 형성, 섬유성 관절 강직, 골 강직의 4단계로 진행됩니다. 활액막염의 염증 시기의 증상은 부종, 동통 및 발열이 있습니다. 부종이 계속 진행되면 얇은 육아 조직으로 대치되어 관절 연골로 가는 영양 공급이 차단되고, 이에 따라 연골이 용해되며 연골하골과 관절낭까지 손상을 입습니다. 손상된 관절의 과립 조직이 점차 섬유 조직으로 변하면서 근섬유는 퇴행하고 아탈구와 염좌를 동반하는 섬유성 관절 강직 상태가 됩니다. 관절낭이 손상되고 과립 조직이 뼈 말단 조직까지 파급되면 섬유 조직화되고 점차 골화되면서 골 강직이 형성됩니다. 이때 근섬유가 퇴행되어 섬유 조직화되므로 근육의 탄력성과 수축력이 약화됩니다. 그 외 관절

기형과 기능 장애, 피하 결체 조직, 근골격계의 위축, 섬유조기화 및 심낭염이나 심근염 등의 문제를 동반하기도 합니다.

임상 증상으로 초기에는 전신 허약이나 나른한 상태가 되며 아침에 일어났을 때 관절이 강직됩니다. 여러 관절이 지속적으로 아프며 통증과 부종 및 운동 제한이나 기능 장애가 나타나며 그 정도는 다양합니다. 침범 관절은 제 2, 3 손가락의 중수지와 근위지 관절, 팔꿈치 관절, 어깨 관절, 손목 관절, 무릎 관절, 엉덩이 관절, 발목 관절, 목뼈, 측두하악 관절, 흉쇄 관절 등입니다. 증상이 심해지면 근 위축으로 힘이 약해져 주먹을 쥐는 일조차 힘들어집니다. 통증은 관절에만 국한되지 않고 근육, 건, 인대로 퍼지며 날씨가 습하거나 과로, 피곤, 정신적 긴장이 있으면 증상이 악화됩니다. 환부에 경미한 발적, 활액막 비대, 삼출액 증가, 압통, 운동시 통증이 있고 관절지지 조직이 파괴됩니다. 질환이 진행됨에 따라 사지 말단부에는 발한과 청색증과 한기가 있으며 류마티스 결절이 피하, 근육, 가끔 비장이나 림프조직까지 나타납니다. 사지의 피부과 얇아지며, 윤기가 생기고, 손가락은 차고 습하며, 사지의 모양이 변형되고, 동통 때문에 움직이기가 힘들어집니다.

치료 및 재활

퇴행성관절염이나 류마티스 관절염의 치료 및 재활에는 약물 치료로 염증 반응을 최소한 줄이기, 관절 변형의 예방 및 치료, 근력의 유지 강화, 일상생활 동작의 유지, 침상 안정, 치료적 운동, 온열 치료, 작업 치료, 관절 보호 치료 등이 포함됩니다.

비약물적 요법

환자 뿐만 아니라 가족, 친구, 간병인까지 질환에 대한 자가 관리, 원인, 증상, 치료 계획을 이해해야 합니다. 예를 들면 증상이 악화되는 자세, 증상을 완화하는 운동, 약물 치료의 효과 및 부작용, 치료 계획 등을 비디오, 팜플렛, 관절염 교실, 책 등을 이용해 이해해야 합니다. 특히 하지의 관절염이 있는 환자의 경우 보행, 목욕, 착탈의, 화장실 이용, 집안일 거들기 등을 중점적으로 교육합니다.

물리 치료와 작업 치료에는 기능적으로 제한이 있는 환자에게 근력 강화 운동, 관절의 안정성 및 운동, 운동전 열 치료기 사용, 보행 향상을 위한 보조기의 사용, 관절기능을 향상시키기 위한 보조기 및 운동 등이 있습니다. 예를 들면 관절통이 없더라도 대퇴근위 위약과 위축이 있으면 방사선학적으로 변화를 초래할 수 있으므로 무릎 관절의 퇴행성관절염으로 발전할 수 있기 때문에 대퇴근의 근력 강화 및 저항 운동, 유산소 운동 등을 해야 합니다. 이렇게 18개월 동안 운동을 하면 대조군에 비교하여 통증과 기능 제한의 개선이 의미 있게 향상됩니다.

하지의 골관절염 환자가 과체중인 경우에는 체중도 감량해야 합니다. 과체중인 환자는 저 칼로리 다이어트, 보행 운동, 체지방의 감소를 위한 운동만으로도 통증 감소, 관절 기능의 향상을 기대할 수 있습니다. 무릎관절의 내반족 변형이 있는 경우에는 비정상적인 생역학을 교정하기 위해 신발에 깔창을 대면 많은 이점을 얻을 수 있습니다.

약물 치료

관절염의 약물 치료는 비약물적 요법들을 병행해야 최상의 효과를 얻을 수 있습니다.

2002년 3월 미국통증학회에서 관절통 치료를 위한 새로운 가이드라인을 내놓았습니다. 경미한 통증이 있는 환자에게는 1차 선택 약으로 비용, 효과, 독성을 감안하여 아세트아미노펜과 같은 단순 진통제를 최대 용량으로 치료합니다. 중등도-중증의 경우에는 1차 선택 약은 선택적 COX2 저해제(Celebrex와 Viox)입니다. 이는 통증 소실 효과를 가지면서 위장관 부작용이 없습니다. 아세트아미노펜이나 COX2 저해제에 반응이 없는 경우에는 비선택적 비스테로이드성 소염제 사용을 고려합니다. 마약성 진통제는 COX2 저해제와 비선택적 비스테로이드성 소염제에 진통 효과를 보지 못한 심한 통증에 사용합니다. 외과적 치료는 의학적인 금기 사항이 없고 비만인 사람이나 노인처럼 약물 치료가 비효과적이고 신체 기능이 최소한의 신체 활동에 방해가 될 만큼 심하게 손상되어 있을 경우에 적용하며. 심한 관절 변형 및 근육 저하가 발생하기 전에 수행할 것을 권장합니다.

Chapter 11

오십견(동통성 견 구축증, 유착성 관절낭염)

문정림 교수
전 가톨릭 의대 재활의학과

원인

오십견, 혹은 동통성 견 구축증이란 모든 방향으로 어깨 관절의 운동 범위가 심하게 한정된 것입니다. 이러한 운동 범위의 감소는 환자 자신이 움직일 때뿐만 아니라 환자는 힘을 빼고 의사가 움직일 때도 마찬가지입니다. 오십견은 유착성 관절낭염이라고도 불립니다.

관절에 상처가 나고 두꺼워지고 관절낭의 위축에 따른 것으로, 견관절의 과도한 사용이나 고정, 외상, 건염 및 골절, 감염, 종양, 일반적인 수술, 특히 가슴이나 유방의 수술 후, 그리고 심장 마비, 당뇨 등에 이차적으로 흔히 발생합니다. 견관절을 하루에 몇 번씩 전체 관절운동 범위로 유지해주면 유착성 관절낭염을 예방할 수 있으며, 장기간 사용하지 않는 것이 시발 원인이 된다고 한 보고도 있습니다. 일반적으로 40세 이전의 발병은 드뭅니다. 그래서 흔히 오십견이라 하는 것입니다.

증상

어깨에 기존의 손상이 없는데도 통증이 서서히 발생합니다. 활동량이 적으면서 최근 골프, 테니스나 볼링과 같은 상지를 많이 이용하는 운동을 시작한 사람들에게 종종 발생합니다. 환자들은 상의를 입거나 머리 빗기, 또는 뒷주머니에 손 넣기 등이 힘들어집니다. 촉진 시 통증은 거의 없지만, 외회전과 내회전 시 통증이 심해집니다. 통증은 삼각근, 특히 종지부에 국한되며, 흔히 밤에 심합니다.

진단

심하게 운동 장애가 있으면 신체 검사 시에 발견되기도 합니다. 과거력, 신체 검사, 혈액 검사, 방사선 검사로 어깨를 침범하는 질병을 알아낼 수가 있습니다.

필요하다면 관절강 내로 조영제를 주사하여 x-선 검사를 하는 경우도 있는데, 이것을 관절 조영술이라고 합니다. 이러한 관절 조영술로 확진할 수 있으며, 염증 반응으로 인한 단순한 견관절 경직과도 감별할 수 있습니다. 관절낭

내에 주입되는 조영제의 양과 수동적 외전의 범위에 따라 환자를 분류할 수 있습니다. 중증의 경우, 골다공증 환자에서 근위 상완골 골절이 있거나, 이후 중증의 견관절 탈구가 동반되기도 합니다.

어깨 관절이나 어깨 위에 있는 근육의 염증이 부종, 동통, 관절의 뻣뻣함 등으로 나타나 이 질병과 비슷한 양상을 보일 수가 있습니다. 어깨 주위 인대의 염증도 운동 범위를 제한할 수가 있는데 이때는 모든 방향에서 통증이 느껴지는 것은 아닙니다. 인대의 손상(건염이나 인대 파열)이 있으면 신체 검사 시 환자 자신이 움직일 수 있는 범위보다 의사가 관절을 움직일 수 있는 범위가 더 넓습니다.

치료

- 매일 규칙적인 관절 운동을 함으로써 예방할 수 있습니다. 다행히 많은 환자들이 스테로이드 치료나 숙련된 물리 치료사에 의한 공격적인 물리 치료 등의 보존적 치료에 반응을 보입니다.
- 회전근 개와 관절강 내에 스테로이드를 적절히 주사하는 것도 집중적인 물리 치료와 병행하면 유용합니다.
- 국소 마취제의 사용도 치료에 도움이 되며, 특히 견갑상 신경과 같은 국소 신경 차단술을 시행할 수 있습니다.
- 근 이완제도 가끔 도움이 됩니다.
- 통증 유발점에 리도카인이나 프로카인을 주사하여 통증 주기를 감소시

킬 수 있습니다.

- 부지런한 물리 치료가 해결의 실마리가 될 때가 있습니다. 여기에는 초음파, 전기 자극, 운동범위를 늘리기 위한 도수 요법, 얼음 팩, 스트레칭 등이 포함됩니다. 관절낭염이 심한 경우 도수 요법을 시행할 때는 마취가 필요합니다. 팔을 90° 회전한 자세로 2주 간 침상 안정을 하고 이후 총 3~6개월의 치료 프로그램으로 완전히 회복합니다.
- 가끔 보존적 치료가 잘 안될 때가 있습니다. 이럴 때는 관절경을 통해서나 마취를 통해서 반흔을 제거해 줘야 합니다. 이러한 조작은 물리적으로 관절낭의 반흔을 잘라주는 것입니다. 이때에는 상완골이 골절될 위험이 있습니다. 이러한 조작을 받은 환자는 시술 후에 적극적인 운동 프로그램에 참가하는 것이 중요합니다. 지속적인 어깨의 운동이 운동 능력과 기능을 정상화하는 유일한 길입니다.

Chapter 12

척추질환 : 요통

이향애 박사
이향애 정형외과, 가정의학과의원

척추, 아는 만큼 건강하다

척주 또는 척추는 인체의 축입니다. 그 기능은 척수와 척수에서 나오는 신경 뿌리를 보호하며, 내장을 보호하고 머리와 어깨띠를 받쳐주는 것입니다. 척추는 유연성이 있는 축으로서 관절로 연결된 여러 척추로 구성되어, 강직성은 유지하면서도 기둥의 모양이 쉽게 바뀔 수 있게 되어있습니다.

척추는 배의 선체(골반)에 세워져서 커다란 가로활대를 받치고 있는 돛대에 비유됩니다.

모든 수준에서 기둥의 부목 역할을 하는 근육 인대의 틀이 있습니다. 척추는 추체외로의 지배를 받아 자세, 체위, 신체적인 움직임의 변동에 따라 즉각적이고도 자동적으로 움직입니다.

척추는 총 33개의 뼈로 구성되어 있으며 또한 24개의 관절로 이어져 있습니다. 목뼈 7개, 등뼈 12개, 허리뼈 5개, 엉치뼈 5개(하나로 접합되어 있습니다), 꼬리뼈 3개(흔히 하나로 접합되어 있습니다)가 있습니다.

척추는 또한 세 가지 굽이로 이루어져있습니다. 각각 목뼈 앞굽이, 등뼈 뒤굽이, 허리뼈 앞굽이입니다. 출생 시 척추는 C자 모양이며 앞으로 굽이져 있습니다. 아이가 점차 목을 가눌 수 있게 되면 목뼈 앞굽이가 형성됩니다. 사람의 직립 결과로 발달된 허리뼈 앞굽이는 3살 때부터 만들어져 약 10살 때에 완전히 발달됩니다.

척추 굽이는 척추의 충격 흡수기능을 증가시키고 안정성과 평형을 돕습니다. 척추는 마치 탄력 있는 기둥처럼 작용합니다. 척추에는 세 개의 급커브가 있기 때문에 커브가 없을 때보다 부하에 10배나 견딜 수 있습니다.

모든 척추 분절 가운데 가장 가동성이 작은 곳은 등뼈 분절입니다. 등뼈 척추 사이 디스크가 목뼈나 허리뼈 디스크에 비해 비교적 작기 때문입니다. 목뼈와 허리뼈의 큰 척추 사이 디스크가 분절 가동성을 크게 해줍니다.

디스크의 모양이 척추의 굽이를 결정합니다. 디스크의 앞쪽 높이가 뒤쪽보다 현저하게 높으면 그 분절 내에 있는 척추뼈 몸통은 약간 펴질 것입니다. 척추 사이 디스크의 뒤쪽이 높으면 그 반대가 됩니다. 목뼈와 허리뼈 디스크는 모두 뒤쪽보다 앞쪽이 높습니다. 반면에 등뼈 디스크는 앞쪽보다 뒤쪽이 두텁습니다.

디스크는 중앙부의 속질핵과 말단부의 섬유테로 구성되어 있습니다. 척추 사이 디스크는 압력을 분산시키거나 방향을 바꿔서 그 압력을 흡수하기에 적합하게 되어 있습니다. 척추사이디스크의 중심부인 속질핵은 수분 함량이 많은 친수성 중심부이므로 압력이 가해지면 곧 섬유테쪽으로 방사되어 흩어집니다. 섬유테는 질기고 비교적 탄력성이 크기 때문에 모양과 크기의 큰 변화 없이 압력을 흡수할 수 있습니다.

어른의 디스크는 혈관이 없고, 삼투압 작용에 의해 영양이 공급됩니다. 이러한 디스크에 장기적인 압력이 가해지면 약간의 수분 내용물이 척추뼈 몸통으로 빠져나갑니다. 그 결과 사람의 디스크는 저녁에는 얇아져서 실제로 키가 작아집니다.

나이가 들면 디스크의 친수성이 덜해져서 디스크의 충격 흡수 능력이 그만큼 감소됩니다. 나이가 들어감에 따라 척추뼈 몸통 압박 골절의 발생률이 증가하고 척추 굽이가 증폭됩니다. 이렇게 친수성 특성이 상실되면 나이든 노인들이 흔히 그러한 것처럼 점차 키가 작아지게 됩니다.

척추뼈 주위로는 앞세로인대, 뒤세로인대, 가시사이인대, 황색인대 등이 둘러싸고 있습니다.

근육들은 척추 동력의 원천입니다. 이는 짧은 지렛대로 개개의 척추 분절에 직접적으로 작용하는 짧은 다발로 이루어진 척추 곁 근육 같은 내부 근육과 긴 지렛대를 통해서 작용하고 척추 동작을 안정시키는 역할을 하는 외부 근육으로 나눌 수 있습니다.

척추의 뿌리 동맥에서는 각각 갈비 사이 동맥과 허리 동맥이 나옵니다. 정맥 계통은 척추의 정맥 얼기와 척추 외 정맥 얼기의 두 부분으로 되어있습니다.

척추의 신경은 복부 쪽 운동 신경 뿌리와 등 쪽 감각 신경 뿌리가 합해져 형성됩니다. 척추 사이관을 빠져나오면 커다란 앞 일차가지와 그 보다 훨씬 작은 뒤 일차가지로 갈라집니다.

자율신경계는 여러 가지 기관 계통의 기능을 조절합니다. 내장을 지배힐 뿐 아니라 혈관운동, 내분비, 평활근, 관절주머니, 결합 조직 그리고 중추신경계 자체에도 작용합니다.

척추뼈 몸통에 대한 영향

나이가 들면 점차 뼈가 소실되는데, 이는 30~40세부터 시작하여 일생동안 계속됩니다. 이 과정은 완경기 후 8~10년 동안 상당히 가속됩니다. 뼈의 손실은 주로 잔 기둥뼈 특히 척추뼈 몸통에서 일어납니다.

뼈 손실은 매년 1~2%씩 일어나며 난소 절제술 후 2년 동안에는 12%까지 일어날 수 있습니다. 뼈 덩어리의 이러한 손실, 즉 뼈세포 감소증은 압박 골절을 초래하며 이 압박골절은 저절로 일어나거나 작은 외상에 의해서 일어납니다

나이가 들면 척추 사이 디스크의 물기가 빠지고 기저 물질의 물리화학적 상태가 변하게 됩니다. 그 결과 어릴 때는 적고 가늘던 콜라겐 섬유들이 질기고 두껍게 되며 섬유성 다발을 형성하게 됩니다.

속질핵은 아주 조금씩 아교와 같은 균질성을 잃어 가는데 이 균질성은 속질핵이 충격흡수기 역할을 하도록 해주는 성질입니다. 나이가 들면 친수성이 떨어져 디스크 성분 함유량이 적어집니다. 어린아이들에게서는 79% 이던 것이 70세가 되면 70%가 됩니다.

디스크의 고령화와 동시에 인대는 점차 굳어져 척추 동작이 점차 제한을 받게 됩니다. 그러나 사람은 나이가 들수록 활동이 점차 줄어들기 때문에 대부분이 부서지기 쉬운 디스크와 감소된 디스크 가동성이 균형을 이룰 수 있게 되는 것입니다. 여러 가지 이유로 어떤 사람들의 디스크는 다른 사람들 보다 일찍 퇴행성 변화를 일으킵니다. 젊은 사람일지라도 늙은이의 디스크를 가지고 있을 수 있지요.

디스크가 가장 흔히 손상되는 부위가 뒤쪽 섬유테입니다. 이 부분은 압축성 부하를 가장 많이 받아서 부서지기 쉬운 곳입니다. 이 부분은 압박되어 뒤로 강하게 눌리거나, 찢어져서 뒤쪽 혹은 뒤 옆 쪽 디스크 탈출증을 일으키게 됩니다.

디스크 탈출증은 허리에서 가장 많이 일어납니다.

허리디스크

디스크 탈출은 뒤 옆쪽이 가장 많습니다. 뒤세로인대가 척추 사이 디스크를 뒤쪽으로 강화시키고 있기 때문입니다. 어떤 디스크는 인대 안쪽에 머물러 있을 수도 있으나, 또 어떤 디스크는 인대를 뚫고 나오기도 합니다.

뒤옆탈출

디스크 탈출증의 가장 흔한 타입이며 흔히 해당 척추 신경 뿌리를 압박하거나 자극을 일으킵니다. 이 디스크는 바깥쪽이나 안쪽에서 신경 뿌리를 압박할 수 있습니다. 이 디스크는 바로 위에 있는 척추 신경 뿌리를 압박하여 격리된 파편이 아래쪽으로 퍼져 나갈 수도 있습니다.

뒤탈출

뒤로 탈출되면 뒤세로인대의 형태를 변화시키고 신경 뿌리를 자극함이 없이 경막주머니를 압박할 수 있습니다. 그러면 만성 요통이 갑자기 악화되거나 허리가 빳빳해지는 아급성 요통을 일으킬 수 있습니다.

인대를 통한 탈출

뒤세로인대를 망가뜨리는 디스크 탈출증 가운데 어떤 것은 디스크와 그대로 이어져 있고 또 어떤 것은 여러 개의 분리된 파편들로 되어 있어서 수술로 제거하기가 어려운 경우가 있습니다. 이런 파편들은 자기공명영상(MRI)에 보이기도 하고 신경근 조영술로 보이기도 합니다.

등뼈디스크

디스크 탈출증이 드뭅니다. 그러나 디스크 탈출증이 있다면 등이나 가슴이 아프거나, 골반과 다리로 방사되는 통증을 느끼게 됩니다. 또 종종 밤에 마비가 오는 수도 있습니다. 진단은 MRI가 좋습니다.

목디스크

목 척추에는 디스크 골증식체 결절로 형성되는 경성디스크, 갈고리 돌기 부위의 척추 증상 반응, 그리고 연성디스크로 불리는 진성디스크 탈출증이 일어날 수 있습니다. 진단은 조영제를 주입한 후 전산화 단층 촬영(CT)을 하거나 자기 공명 영상(MRI)을 봅니다.

척추 옆굽이증(척추측만증)Scoliosis

대개 통증이 없는, 청년기의 질환입니다. 그러나 어른이 되면 여러 가지 척추 통증이 척추옆굽이 때문에 오기도 합니다. 청년기의 옆굽이증이 어른이 된 후 척추 통증의 원인이 될 확률은 50%이지만 척추 옆굽이증 환자가 통증을 일으킬 확률은 척추 옆굽이증이 없는 환자와 같습니다.

40%의 환자가 신체적인 재활 치료만으로도 통증을 없앨 수 있다고 합니다. 일정기간 코르셋을 착용하는 등의 보조기구를 사용할 때 60%의 환자가 효과를 보았습니다. 수술은 심한경우가 아니면 하지 않습니다.

척추골전방전위

비교적 흔한 병입니다. 대부분의 학자들은 전 인구의 약 5~7%가 척추골전방전위를 겪고 있다고 합니다. 척추골전방전위는 척추뼈 사이의 위치 변동의 정도에 따라 분류하는데 제1단계는 위치 변동이 30% 미만, 제2단계는 30~40%, 제3단계는 위치 변동이 커서 40%이상 미끄러져 있는 경우입니다.

오랜 시간이 걸리는 척추골전방전위의 진행 과정은 다음과 같습니다. 우선 제1단계와 제2단계에서는 증상이 없습니다. 제3단계는 예후가 훨씬 나쁩니다. 그렇지만 상당한 정도의 위치 변동이 있는 척추골전방 전위 환자라도 일이나 활동을 많이 하는 사람은 오랫동안 증상이 없이 지낼 수도 있으며 간혹 요통이나 일시적인 좌골신경성 통증의 증상이 나타나기도 합니다.

척추골전방전위는 아주 어려서부터 운동을 시작한 운동선수나 허리 엉치 척추의 젖힘이 심한 운동, 또는 반복해서 떨어지는 운동(유도, 기계체조)을 하는 운동선수에게 많습니다.

목통증

목 통증의 원인은 다음과 같습니다.

- 급성 염증성 관절염성 활막염
- 통증성 미세 척추 사이 기능 장애
- 근육통이나 통증 유발점으로 인한 근육성 원인
- 인대 병변
- 목 뒷덜미의 광범위한 봉와염

염증 발작

염증 발작은 면관절과 갈고리 돌기의 염증 때문에 일어납니다. 통증은 급성일 수도 있고 아급성일 수도 있으며 간헐적일 수도 있고 일어나는 기간도 다양합니다.

염증 발작이 일어날 때에는 모든 방향의 동작에 통증이 있습니다. 치료할 때는 코티코스테로이드 제재를 주사합니다. 또 항염증 약을 투여합니다.

관절증성 빳빳함

척추증이 있으면 목이 점진적으로 빳빳해질 수 있고 이는 대개 통증성 염증 발작을 동반하지 않는 한 통증이 없으며 환자가 모르는 사이에 발생합니다. 목덜미와 가시위 오목에 광범위한 봉와염성 부종을 일으킵니다.

목과 등 연결 부위에서는 이 봉와염이 "들소의 혹"을 만드며 특히 여성에게 현저하게 나타납니다.

물리 치료 등으로 척추 곁 근육들을 스트레치로 이완시키는 마사지를 하는 것이 좋습니다.

양성 급성 사경

목 위에서 머리가 한쪽으로 기울어진 것을 사경이라 합니다.

예전으로 되돌려지지 않고 통증이 있으면서 항상 기울어 있으므로 기형적인 모습으로 보입니다. 이러한 상태가 대개 수주일 동안 계속됩니다. 이는 흔히 찬바람 때문이거나, 혹은 갑작스런 동작 때문이라고 합니다. 때로 사경은 통증성 미세 척추 사이 기능 장애나 근육에서 기인하는 수가 있습니다.

치료는 통증이 없는 방향으로 점진적인 스트레칭을 합니다. 목 칼라를 착용하여 통증을 없애고 급성기를 단축시킵니다.

면관절 주사도 도움이 됩니다. 때에 따라서 IMS 치료도 도움이 됩니다. 외상으로 인한 사경의 경우 추천할 수 있는 단 하나의 치료법은 목 칼라입니다. 4주가 지나면 환자의 상태에 따라 물리 치료를 고려합니다.

근육에서 기인한 사경

목빗근, 널판근, 또는 어깨 올림근에 원인이 있는 모든 사경입니다. 대개 찬 바람이 원인이라고 생각하지만 몇몇 학자들은 바이러스가 원인일 가능성이 있다고 합니다.

목 칼라, 항염증 약, 진통제 및 근육 이완제를 사용해 치료합니다. 해당 근육의 스트레칭도 실시합니다. IMS 치료, 도수 치료 등도 실시합니다.

디스크 탈출증에 의한 목의 질환

이때는 늘 급성 목통증이 있습니다. 머리를 과도하게 숙일 때 격렬한 충격을 받아 나타나기도 합니다. 때로는 고개를 세차게 돌리는 단순한 동작 후에 나타날 수도 있습니다.

처음에는 급성으로 목에 통증이 나타나고 거의 언제나 어깨뼈 사이에 통증이 나타납니다. 전형적으로 이 통증은 기침이나 재채기를 하면 증가하고 누운 자세와 관련 있습니다.

환자는 머리를 앞으로 굽히고 또 한쪽으로 다시 굽혀 통증이 덜한 자세를 취합니다. 통증은 점차 어깨를 거쳐 팔로 내려갑니다. 목의 디스크 탈출증은 흔히 만성으로 발전해서 지속적으로 미지근한 통증이 있게 되고 때때로 수 주일에서 수 개월간 계속되는 간헐적인 악화 시기가 있습니다.

급성 발작 시에는 미네르바 목 칼라로 목을 고정하고 항염증 약을 씁니다. 목의 견인도 간혹 효과적이지만 환자가 항상 잘 견디지는 못하므로 손으로 견인해서 통증이 없어지거나 악화되지 않을 때만 써야 합니다.

아랫목뼈에서 기인하는 어깨뼈 사이 통증

가장 흔한 등의 통증은 어깨뼈 사이 등 가운데에서 느껴집니다. 이 부위의 통증은 등뼈에서 기인하기도 하지만 대부분의 통증은 아래쪽에 목뼈 분절에서 기인합니다. 그럼에도 불구하고 아주 예외적인 경우에만 환자가 목에서 통증을 느끼게 되며 대개는 등 쪽에 통증을 느낍니다.

목뼈를 치료하면 이 통증은 없어집니다. 등에 통증을 일으키는 쪽의 면관절에 0.5㎖의 코티코스테로이드 제제를 주사합니다. IMS치료도 도움이 됩니다.

아침에 통증이 심한 환자는 잠을 잘 때 목의 자세가 잘못된 경우가 많습니다. 목 칼라나 두꺼운 수건을 접어서 안쪽에 부드러운 본드지를 넣은 칼라를 밤에 3~4주 동안 채워주면 흔히 통증이 소실됩니다.

물리 치료는 매우 유능한 물리치료사에 의한 세심한 치료를 요합니다.

흔히 자세 문제와 관련이 있음을 상기해야 합니다.

근육 이완을 위한 수영도 좋습니다. 고개를 들지 않고 수영할 수 있는 스노클링으로 가슴을 치는 것이나 배영 또는 옆으로 헤엄치는 것이 좋습니다. 서서 팔 돌리기 동작 등이 좋습니다.

등의 통증

평소 생활하면서 심하게 목을 돌리는 것, 앉아서 팔을 뒤로 내밀어 등 뒤에 물건을 놓는 일, 차의 앞자리에 앉아서 뒷문을 닫는 일, 뒷자리에 물건을 놓는 일, 뒷자리의 물건을 집거나 일어서지 않고 뒷자리의 지도를 꺼내는 일, 너무 낮거나 부드러운 좌석에 앉는 일 등은 목의 피로를 일으켜 등의 통증을 초래합니다.

완경기 후의 여성 네 명 가운데 한 명은 골다공증에 걸립니다. 골다공증은 통증을 일으키지는 않지만 진행이 되면 척추뼈가 약해져서 조금만 외상을 받아도 분명한 원인 없이 압박 골절을 일으켜, 등허리에 갑작스런 통증을 일으킵니다. 통증은 지속적이고 극심하며, 기침이나 대변을 볼 때, 또는 움직일 때 악화됩니다. 그러나 초기 통증이 심하지 않아서 환자가 언제 시작했는지를 기억하지 못하고, 점진적으로 통증이 생겨서 만성이 되는 경우가 있습니다.

이런 경우에는 쉬면 통증이 없어지고 활동하면 악화됩니다. 진단은 엑스레이로 하는데, 엑스레이 상에서 척추가 쐐기 모양으로 변한 것을 확인 할 수 있습니다.

갈비근, 등세모근, 마름근, 엉덩갈비근, 어깨올림근 및 앞톱니근 같은 근육의 이상이 등의 통증을 일으킬 수 있습니다.

환자는 근육이 아픈 것 같지는 않다고 하지만 자세히 촉진해 보면 통증 유발점이 있는 단단하고 팽팽한 띠가 만져지며 그곳을 누르면 보통 때 나타나는 통증이 재현됩니다. 이런 통증 유발점들은 척추 봉와염성 힘줄골막근육통 증후군의 일부일 수도 있고 과도한 사용이나 나쁜 자세로 인한 근육의 직접적인 피로 현상일 수도 있습니다.

치료는 코티코스테로이드에 1% 리도카인을 주사하면 됩니다. 초음파 치료도 매우 좋습니다. 바른 자세로 제자리 걷기 운동을 한번에 20분 정도 하면 좋고, 그런 후 서서 팔 돌리기를 해도 좋습니다.

갈비뼈를 삐면 흔히 등이나 허리에 통증이 옵니다. 이는 국소적인 외상, 무리한 행동, 또는 잘못된 동작에 의해서 초래됩니다. 진찰해 보면 척추에는 압통점이 없습니다. 인접 갈비뼈나 반대편에도 통증이 없습니다. 압통점을 누르면 자발통이 일어나거나 증가됩니다.

며칠이 지나면 대개 없어집니다. 간혹 이런 것이 만성이 되어 진단 상 잘못을 범하기 쉬운 만성 통증을 일으키기도 합니다.

대부분의 경우 갈비뼈를 삐게 되는 일은 잘못된 동작이나 무리한 노력으로 복부를 돌릴 때 일어납니다. 침대를 정리할 때, 차의 뒷문을 닫기 위해 몸을 돌릴 때, 100미터 경주를 출발할 때 등과 같이 아주 경미한 동작에 의해서도 삘 수 있습니다. 또는 무거운 물건을 들 때, 재채기를 할 때 근육이 세차게 수축해서 일어나기도 합니다. 넘어져서 가슴에 타박상을 입으면 뒤쪽을 삐거나 앞쪽 갈비 연골을 삘 수가 있습니다. 또한 척추나 갈비뼈에 골절상을 입을 수도 있습니다. 몸통을 재빨리 돌리는 동안에 환자는 옆구리를 칼에 찔린 듯한 통증 을 느끼고 몸을 앞으로 구부리며 바로 드러눕게 됩니다.

수 시간 또는 수일이 지나면 통증은 줄어들고 없어집니다. 그러나 통증이 오래가는 수도 있으며 무리한 동작이나 강한 동작, 혹은 기침을 하고 나서 아침에 일어날 때 통증을 일으키기도 합니다. 시간이 지나면 더욱 고통스럽게 되며 분명한 원인을 찾을 수가 없게 됩니다.

치료는 잘만 시행한다면 교정 치료가 효과가 있습니다. 통증이 없는 방향으로 진찰한 동작을 점진적으로 크게 해주는 것으로, 호흡 동작을 이용합니다.

교정 후에는 바른 자세로 서서 온몸 운동을 하는 것이 좋습니다.

만성 요통

만성 요통은 척추의 고통으로 병원을 찾는 가장 흔한 원인입니다. 프랑스에서는 요통 문제가 총 의료보험 예산의 5%를 차지하며, 직장을 결근하게 되는 가장 많은 원인이 되고 있습니다. 또 다른 국제 통계에 의하면 요통 문제로 1%의 작업 일수 손실을 입고 있습니다.

통상적인 요통은 항상 병적인 상태, 특히 아래쪽 허리뼈의 디스크 병변과 관련지어 생각되어 왔습니다. 하지만 어떤 요통은 더 높은 곳인 등허리 연결부에 원인이 있기도 합니다. 내장에 원인이 있는 요통도 있는데 젊은 여성의 경우에는 대개 난소나 자궁의 병변이 원인이고 남성이나 여성이나 간, 콩팥, 위장관, 혈관(대동맥 동맥류)에 생긴 병변으로 요통을 얻게 되기도 합니다. 간혹 강한 정신병적인 요소가 있는 경우에도 요통 증후군을 볼 수 있습니다.

치료를 할 때는 먼저 척추의 해당 분절의 기능 장애를 없애준 다음, 이 기능 장애로 생긴 봉와직염성 힘줄골막성 근육통 반사 증상을 없애줍니다. 이 반사 증상은 흔히 나타나는 것으로 통증을 연속시키는 역할을 합니다. 자세를 바로 하는 것도 재발을 방지하는데 도움이 됩니다.

운동 요법도 치료에 좋습니다. 자세 재교육과 교정 활동은 흔히 무시해 버리기 쉽지만 필수적인 것입니다. 치료 초반부터 실시해야 합니다. 아침에 허리가 빳빳하면 단단한 침대나 이부자리를 쓰도록 합니다. 1cm 두께의 베니어판을 질이 좋은 매트리스 밑에 넣어 이부자리를 만들면 좋습니다. 웅크리는 것보다 무릎을 구부리는 것을 배워야 합니다.

또 앉을 때는 적당한 크기의 방석으로 허리를 받쳐주어야 합니다. 집에서나, 직장에서나, 차 속에서도 마찬가지입니다. 서있거나 오래 앉아 있을 때 허리가 아픈 환자는 단단한 허리 엉치 코르셋을 착용하는 것이 좋습니다. 운동 치료를 시작해서 계속 착용할 수 없을 때까지 착용합니다. 그 다음부터는 가끔씩만 착용합니다.

운동 치료의 목적은 정상적인 근육의 균형을 되찾고 다이내믹한 근육(배, 볼기 및 척추의 폄근 메커니즘)을 발달시켜 척추를 보호하도록 하는 데 있습니다. 이를 위해서는 다리의 근육들이 충분히 발달해 있어야 합니다. 또한 흔히 수축되어 있는 오금줄 근육을 늘이는 운동을 해야 하고, 배 운동도 해야 합니다. 척추 곁 근육들을 강화시키는 운동을 해야 합니다.

만성 요통과 마찬가지로 급성 요통도 허리 엉치 부위에 원인이 있는 경우가 많습니다.

또한 등허리 연결 부위의 기능 장애로도 요통이 올 수가 있습니다.

허리 엉치에 원인이 있는 급성 요통

이것은 간혹 저절로 발생할 수도 있지만 대부분이 운동 후에 일어납니다. 통증은 대개 날카로운 느낌이라고 하고 조금만 움직여도 악화됩니다.

거의가 허리 아래쪽이나 엉치 엉덩이 부분이 아픕니다. 급성으로 통증이 있는 기간에는 쉴 때에도 몸이 굳어있고 몸을 완전히 똑바로 가눌 수가 없습니다. 덜 급성인 경우에 환자들은 대개 앞쪽으로 웅크리고 조심조심 움직입니다. 환자들은 조그마한 떨림이나 기침 같은 아주 미세한 동작도 두려워합니다.

허리 부분은 굳어있고, 통증을 완화하기 위한 자세를 취하고 있기 때문에 골반은 대개 한쪽으로 기울어 있습니다. 환자의 50%는 아픈 쪽과 반대쪽으로는 자유롭게 옆으로 굽힐 수 있으나 아픈 쪽을 향해서는 옆으로 굽힐 수 없습니다. 이 경우에 통증을 일으키지 않는 옆굽이는 통증이 있는 쪽으로 볼록하게 나오게 됩니다.

40%의 환자는 아픈 쪽을 향해서 자유로이 옆으로 굽힐 수 있고 이때의 척추옆굽이는 통증이 있는 쪽이 오목하게 됩니다. 10%의 환자는 앞으로 굽혀야 통증이 없습니다.

급성 발작은 대개 2~4일 동안 지속되다가 점차 감소합니다. 통증은 대개 누워 있으면 없어지므로 흔히 누워있으라는 처방을 내리게 됩니다. 경우에 따라서는 계속 통증이 없어지지 않고 볼기와 다리까지 퍼져 좌골신경통으로 발전하기도 합니다.

디스크에 원인이 있는 급성 요통은 경막 외 코티코스테로이드 주사로 뚜렷하게 좋아질 수도 있습니다.

단단한 허리 보조기를 쓰면 침대에 누워 쉴 필요가 없습니다. 따라서 간혹 환자가 계속 활동을 해야 할 처지에 있으면 휴식 대신에 보조기를 쓸 수 있습니다. 약물 치료는 통증이 시작할 때부터 금기증이 없는 한 항염증 약을 처방해서 며칠 동안 사용해야 합니다. 경우에 따라서는 근이완제가 효과적 일 수도 있습니다. 근이완제는 통증 발작 자체보다는 발작의 휴유증에 더 좋습니다. 진통제도 대개 효과가 좋습니다.

급성요통이 자주 재발하는 환자는 만성 상태로 진행하기 쉽습니다. 이를 막기 위한 가장 좋은 예방법은 적절한 운동 치료 입니다. 적절한 운동 치료는 좌골신경통으로 발전할 위험을 줄여줄 뿐만 아니라 요통이 재발된다 하더라도 그 빈도와 강도를 줄여줍니다.

습관화 된 나쁜 자세를 바로 잡아주고 직장에서는 작업 환경을 좋게 해주는 것이 예방의 결정적인 요소가 됩니다.

이상으로 중년여성에게 나타나는 척추 질환을 중심으로 정리해보았습니다. 각각의 질환에는 무엇보다 예방이 우선입니다. 척추의 중요성을 인식하고 평소 척추질환을 발생시킬 수 있는 아주 작은 행동을 조심하고 건강한 생활이 될 수 있도록 노력해야 겠습니다.

Chapter 13

중년여성의 발 건강과 신발 고르기

김봉옥 교수
충남의대 재활의학과

사람은 태어나서 1년만 지나면 두 발로 바로 서서 걷게 됩니다. 특별한 일이 없으면 노년이 되어 지팡이를 짚게 될 때까지 여러 가지 다양한 신발을 신고 두 발로 걷지요. 발은 나이에 따라 형태가 변하는데, 특히 여성의 발은 신발의 영향을 많이 받게 됩니다. 여성의 신발은 그 디자인과 굽의 높이에 따라 아주 다양하며, 이는 발뿐 아니라 다리와 골반 및 척추에도 생체 역학적인 영향을 줍니다.

중년여성은 처음 걸을 때부터 중년이 될 때까지의 발과 신발 사이의 상호작용해 의해 이전과는 다른 발을 갖게 됩니다. 따라서 중년이 되면 이전과는 다른 신발이 필요합니다.

중년여성에게서 흔히 볼 수 있는 발의 변형과 건강한 발을 유지하는 방법 및 신발을 고를 때 유의할 점을 소개하겠습니다.

무지외반증Hallux valgus

무지외반증은 엄지발가락이 바깥쪽으로 휘어지는 질환으로, 중년여성의 대표적인 발 질환입니다. 그 원인으로는 평발일 때 첫 번째 중족골의 과유연성, 류마티스성 염증 질환의 과정, 신경근육 질환 등이 있지만 좁은 신발이나 뾰족한 구두로 인한 변형이 가장 흔하고 그 외에는 선천성 요인을 들 수 있습니다. 무지외반증은 엄지발가락이 시작되는 부위의 안쪽 관절이 돌출되면서 빨갛게 변하며 통증을 느끼는 것으로 증상이 시작되며, 점차 통증이 심해짐에 따라 걸을 때 엄지발가락을 잘 사용하지 않으려 하게 됩니다. 이로 인해 발바닥에 굳은살이 생기기도 하며, 신경을 자극하여 발바닥 앞쪽 부위에 통증이 생기기도 합니다. 진단하기 위해서는 단순 방사선 촬영을 해야 하며, 첫 번째 중족골과 두 번째 중족골의 사이각이 10도 이상인 경우 무지외반증으로 진단하게 됩니다. 관절 각에 따라 중등도를 결정하지요. 경증인 경우에는 볼이 넓고 편한 신발을 신거나, 중족골 패드, 힐 쿠션, 내측 종아치 보정 등의 신발 수정 방법을 통해 통증을 완화할 수 있습니다.

평발이 있는 경우 생체 역학적 발 보조기(처방 제작한 깔창)를 사용하여 발을 중립 자세로 유지해야 하며, 첫 번째와 두 번째 발가락 사이에 실리콘으로 맞춤 제작한 발가락 교정 웻지를 사용할 수 있습니다. 그러나 이러한 발 보조기는 중족골 간 각도가 13도 이상 진행된 경우에는 효과가 덜하며 35도 이상

그림 1. 무지외반증

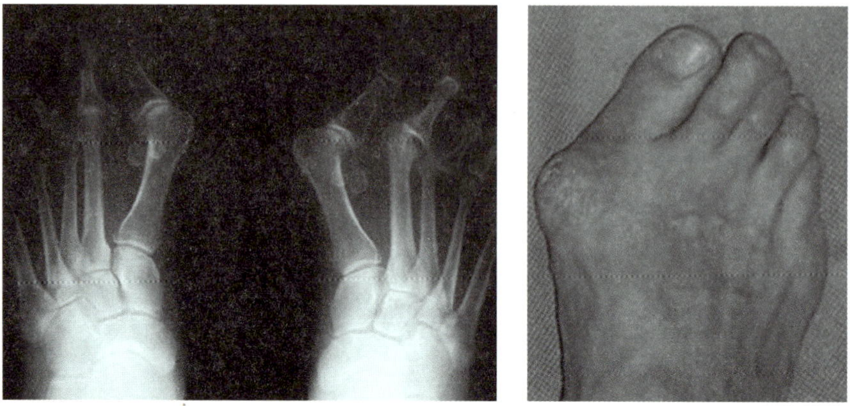

휘어지거나 2차 변형이 온 경우에는 수술적인 치료가 필요합니다.

무지경직증 Hallux limitus

무지경직은 제 1중족지골 관절의 배굴(발등 쪽으로 올리는 운동)이 65~75도 미만으로 제한된 경우를 말합니다. 무지외반증과 유사하게 평발형의 발 모양으로 인해 첫 번째 중족골의 과유연성이 있는 환자들에게서 흔히 발생하며, 관절염, 반복적인 외상, 통풍, 비정상적인 해부학적 구조로 인해 나타나기도 합니다. 종종 무지강직증(Hallux rigidus)을 유발하기도 하며, 보행 시 증상이 악화되고 쉬면 호전되는 증상이 특징입니다. 운동 제한과 함께 배부로 돌출된 소견과 압통이 동반되기도 하며, 통증으로 인해 체중을 발의 외측(다섯째 발가락 쪽)

으로 옮겨 보행 이상이 나타나기도 합니다. 단순 방사선 촬영에서 관절강이 좁아진 것이나 관절 내 유리체가 관찰되기도 합니다. 비수술적 치료를 할 때는 달리기와 같은 충격이 큰 운동은 피하게 하고 소염진통제를 병용합니다. 신발 교정을 통해 치료를 할 때에는 볼이 넓고 부드러운 고무창으로 충격을 감소시키며 신발 안의 허리쇠(shank)를 연장하거나 첫 번째 중족골의 삽입물(Mortons's extension)을 이용하여 중족골 관절의 운동을 감소시킵니다.

족저근막염 Plantar fasciitis

족저근막이란 발뒤꿈치 뼈부터 발가락의 앞 범위까지 부착되는 구조로 발바닥을 싸고 있는 막이며, 스프링처럼 발바닥의 충격을 흡수하거나 아치를 받쳐주는 역할을 합니다. 이러한 족저근막의 자극은 편평족(평발) 혹은 요족 기형이 있는 환자에게 흔히 나타나게 되며 근막의 과도한 스트레스, 즉 과도한 운동이나 비만으로 인한 과도한 부하, 장시간 서 있기 등에 의해 불편감이 발생하고 내측 종골 결절 부위로 국소적인 통증이 발생합니다. 뒷굽이 낮으며 겉창이 단단한 신발이나 꽉 죄는 신발은 악화 요인이 될 수 있습니다. 발뒤꿈치 패드 위축증, 윤활낭염, 종골의 긴장골절, 족부 내 근육의 건염 등과는 감별 진단해야 합니다. 자고 일어난 아침이나 오랜 시간 동안 앉아 있은 후 통증이 발생하며, 움직이고 나면 통증이 좋아지고 종골(발뒤꿈치 뼈) 안쪽으로 압통점이 있습니다. 진단은 임상 증상을 통해서나 초음파 검사로 하게 됩니다. 대부분의 경우 비수술적인 치료로 호전됩니다. 치료 방법에는 야간 부목, 근막 테이핑, 신장

그림 2. 초음파에서 족저근막이 저에코성으로 불균질해지고 비후되는 것이 관찰됨

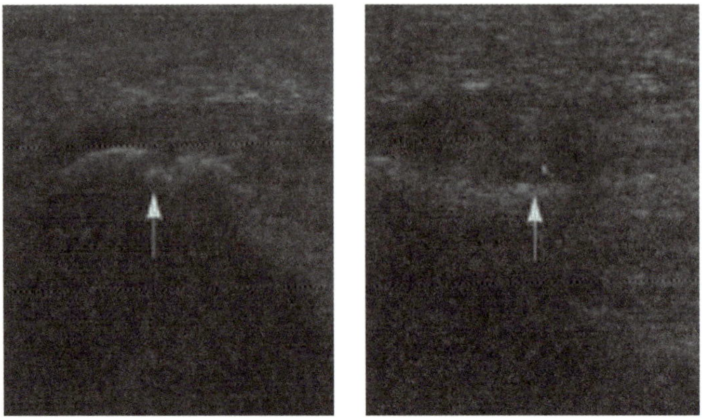

운동, 넉넉한 신발, 부드러운 힐 패드, 힐 높이기 등이 있습니다. 신장 운동으로는 엄지발가락 상하 운동, 타올 스트레칭, 장딴지 스트레칭, 족저근막 스트레칭, 발가락으로 타올 집어 올리기 등이 있습니다.

평발

평발이 있는 중년여성들은 어린 시절부터 알고는 있었으나 별다른 치료 없이 지내온 경우가 많습니다. 이들의 경우 나이가 들어감에 따라 퇴형성 변화가 진행되고 결국엔 발의 통증 때문에 내원하게 됩니다. 발의 통증뿐만이 아니라 무지외반증, 굳은살 및 보행 장애가 동반된 경우도 있습니다. 이를 치료할 때는 발볼이 넓은 신발, 생체 역학적 발 보조기(BFO), 발가락 교정 웻지(IDW)를 처

방하고 제작하여 착용할 수 있도록 합니다. 이렇게 하여 종골을 바른 위치에 오게 하고 발의 내측 종아치를 회복시킴으로써 평발로 인한 증상을 경감시킵니다. 가급적 이러한 신발과 보조기를 실내에서도 지속적으로 유지하도록 권유하고 있습니다.

골반부정렬 증후군

앞에서 나타난 발의 질환과 변형들로 인해 하지의 균형 혹은 정렬이 맞지 않게 되면, 하지를 기초로 하여 유지되는 골반의 정렬 상태에 변화가 초래되어 골반의 부정렬, 즉 양측 골반의 높이 차이 또는 회전이 발생하게 됩니다. 이는 곧 골반 위에 자리를 잡고 있는 척추에도 영향을 주어 결국 척추 측만증이나 기타 척추 변형 혹은 통증 등을 유발하게 됩니다. 이러한 일련의 과정을 통틀어 골반부정렬 증후군이라고 합니다. 흔히 골반부정렬 증후군은 고관절 문제(내반고, 외반고, 대퇴골의 내측 염전 및 전방 경사), 슬관절 문제(내반슬, 외반슬, 반장슬), 경골의 문제(내반, 내측 염전), 발과 족관절의 문제(편평족, 요족, 첨족, 첨내반족, 첨외반족, 종골외반, 중족골 내전, 전족부 내전, 만곡족, 무지외반), 다리 길이 차이 등에 의하여 나타나게 되며, 소아시기부터 진행하는 경우가 많습니다. 중년여성들의 경우, 어린 시절부터 족부의 변형으로 인해 골반부정렬 증후군이 서서히 진행되다가 척추 측만증이 병발한 경우가 많습니다. 그렇지 않은 경우에도 족부의 문제가 결국은 골반 및 척추의 변형과 통증을 야기할 수 있습니다. 이러한 일련의 문제들은 생체 역학적 발 보조기 등을 통해 족부의 문제를 해결함으로

그림 3. 다양한 형태의 깔창 보조기

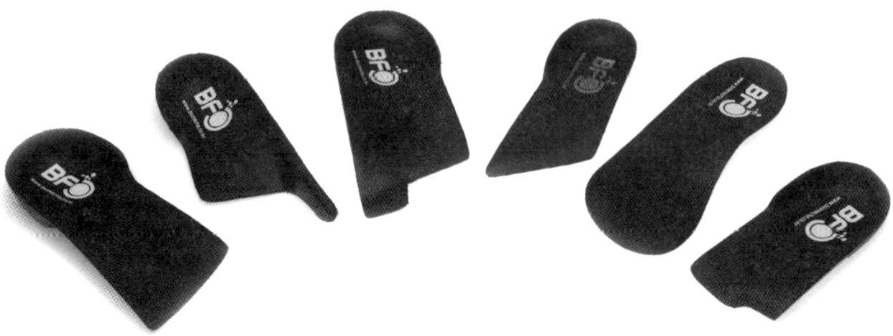

서 교정될 수 있습니다. 따라서 발 보조기 치료는 족부의 통증 및 변형을 교정할 뿐만 아니라, 전신 생체 역학의 균형을 조절한다고 할 수 있겠습니다.

Chapter 14

심혈관계 질환 : 고지혈증

심완주 교수
고려대의대 심장내과

서론

고지혈증이 있다고 해도 실제로 느껴지는 불편한 증상은 없습니다. 그러나 증가한 혈중 지질은 동맥 경화의 주요 위험 인자로 작용하게 되어 협심증이나 심근 경색증, 뇌경색 등이 쉽게 발생한다는 것이 여러 연구에서 확실하게 증명되어 있으므로 정기적인 검사로 고지혈증 여부를 확인할 필요가 있습니다. 연령이 증가할수록 고지혈증의 발생률 역시 증가합니다. 특히 여성은 50세를 전후해서 혈중 지질이 급격히 증가하게 됩니다. 중년여성은 완경이 다가오면 여성호르몬 분비가 감소되면서 혈중 지질이 갑자기 증가되기 때문입니다. 국내의 연구에서도 50세 이전에는 남성에서 고지혈증의 발생 빈도가 잦으나 50세 이후에는 여성이 남자보다 고지혈증의 발생 빈도가 잦은 것으로 조사되었습니다. 혈중 지방질 중 주요 성분은 콜레스테롤과 중성 지방입니다. 이 두 가지 지질이 증가하는 원인, 그 합병증 및 치료 방법은 서로 다릅니다.

고 콜레스테롤 혈증

콜레스테롤은 신체 기능 유지에 필수적인 지방 물질로서 세포막의 주요 성분이며, 부신피질 호르몬(인체의 대사에 필수적인 호르몬)과 소화 작용을 하는 담즙의 주요 원료입니다. 그러나 혈중에 콜레스테롤이 필요 이상으로 증가하면 혈관 벽에 붙어 동맥이 좁아지고 탄력성도 감소되게 됩니다. 이는 하수도에 기름기 많은 액체를 계속 버리게 되면 막히는 현상과 비슷합니다. 정상적인 혈관 벽은 표면이 미끈하여 핏덩어리가 들러붙지 않고 탄력성이 있습니다. 혈중에 콜레스테롤이 높아지면, 혈관 내벽의 기능이 저하되며 핏덩어리나 콜레스테롤이 달라붙기 쉬운 상태가 됩니다. 침착된 콜레스테롤은 산화 과정을 거쳐 산화 콜레스테롤로 변하게 되고, 이는 혈관 벽에 있는 근육 세포를 증식시킵니다. 그러면 여기에는 또 핏덩어리가 침착하게 됩니다. 마치 미끈한 피부에 부스럼이 생기며 부어올라 오는 것과 같은 모양입니다. 일단 손상된 혈관 내벽과 침착된 콜레스테롤은 그 자체가 핏덩어리를 더 침착하게 하는 효과가 있습니다. 따라서 혈관 내경은 점점 감소되고, 혈액 순환에 장애가 일어나는 악순환이 시작됩니다. 이러한 전체적인 경과를 동맥 경화라고 하며, 동맥 경화를 일으키는 혈관 부위에 따라 뇌졸중, 협심증, 심근 경색증, 말초혈관병 등이 생기는 것입니다.

우리 몸 안의 콜레스테롤의 대부분은(80~90%) 간에서 합성되며 나머지가 식품을 통하여 섭취한 것입니다. 혈중에 콜레스테롤이 증가하는 이유는 생성된 콜레스테롤을 제거하는 콜레스테롤 수용체에 결함이 있기 때문입니다. 콜레스테롤이 함유되지 않은 음식인 야채만 먹어도 혈중의 콜레스테롤이 높아지는 사람은 바로 이러한 콜레스테롤 수용체의 수가 낮기 때문입니다. 이처럼 유전적인 요소가 고 콜레스테롤혈증의 원인이 됩니다.

콜레스테롤은 저밀도 콜레스테롤(보통 LDL 콜레스테롤이라 칭함)과 고밀도 콜레스테롤(HDL 콜레스테롤)로 나눌 수 있습니다. LDL 콜레스테롤은 동맥의 내벽에 침착되는 콜레스테롤의 종류이고 HDL 콜레스테롤은 반대로 조직에 침착된 콜레스테롤을 이동시켜 동맥 경화 과정을 완화시키는 효과가 있습니다. 따라서 우리 몸에 HDL 콜레스테롤이 증가되어 있으면 동맥 경화를 예방할 수 있습니다. 그러므로 고 콜레스테롤 혈증이 모두 해롭다고 할 수는 없습니다. 고 LDL 콜레스테롤 혈증이 동맥 경화와 관련이 있다는 것이 정확한 표현입니다.

국내에서 일반인을 대상으로 조사한 2008년 결과에 의하면 혈중 콜레스테롤이 240mg/dl 이상으로 증가되어 있는 고지혈증 환자의 빈도는 전체적으로는 18~19% 범위입니다. 이미 설명한 바와 같이 연령별 남녀 간 고지혈증의 빈도가 차이가 있어, 50대 이전에는 남성은 25%가 여성은 15%이하가 고 콜레스테롤 혈증의 빈도를 보입니다. 60대부터는 여성의 고 콜레스테롤 혈증이 급격히 증가하여 약 20% 정도가 고 콜레스테롤 혈증을 보입니다. (남자는 17% 내외) 그러나 혈중 콜레스테롤이 240mg/dl 이하인 경우만 정상 혈중 콜레스테롤이라 정해져 있는 것은 아닙니다. 다만 어느 정도의 혈중 지질 레벨이 바람직한 것인가에 대한 권고 사항은 있습니다. 이는 심혈관 질환의 위험을 크게 높이지 않는 정도의 혈중 농도입니다. 콜레스테롤을 조절할 때 목표가 되는, 바람직한 혈중의 콜레스테롤 수치는 다음 표와 같습니다. 표에서 1차 예방이라는 것은 심혈관계의 질환이 아직 생기기 전 미리 예방하고자 할 때 세울 수 있는 목표이고, 2차 예방이라는 것은 이미 협심증이나 뇌혈관 질환 같은 심혈관계 질환이 생긴 이후에 더 이상의 진행을 예방하기 위한 권고 사항입니다. 대체적으로 이미 심혈관계 질환이 생긴 상태에서는 좀 더 엄격히 혈중 콜레스테롤을 낮추어야 합니다.

표1. 지질치의 조절목표

mg/dl	1차 예방 목표	2차 예방 목표
총 콜레스테롤	< 200mg/dl	LDL 콜레스테롤을 기준으로한다
LDL 콜레스테롤	< 130mg/dl	< 100mg/dl
고밀도 콜레스테롤	> 40mg/dl	> 40mg/dl

콜레스테롤을 낮추기 위해서 가장 먼저 해야 할 것은 식이 요법입니다. 콜레스테롤이 많이 포함된 식사를 제한함으로서 낮출 수 있는 혈중 콜레스테롤은 약 10~15% 정도 입니다. 보통은 1일 콜레스테롤 섭취를 200mg 이하로 제한합니다. 여러 종류의 식품 100g 중에 포함된 콜레스테롤의 양은 표 2와 같습니다. 전반적으로 생선이 육류보다 좋은 단백질 공급원이고, 계란 노른자는 피합니다. 특히 육류 중에 간, 콩팥 등의 내장을 피해야 하고 생선의 경우에는 장어 종류와 새우, 전복을 제한합니다. 또한 적절한 운동과 식이 요법으로 체중을 정상체중으로 유지하는 것도 필요한 일입니다.

약 3~6개월 간 식이 요법 후에도 지속적으로 혈중 콜레스테롤이 높으면 약물을 사용하게 됩니다. 현재 가장 많이 사용되는 약물의 종류는 스타틴 계통입니다. 이 약물은 간에서 콜레스테롤의 합성을 방해하여 혈중 콜레스테롤을 낮추는데, 수천 명 이상을 대상으로 한 임상실험에서 심혈관계 질환의 발생을 30~40% 감소시키는 것으로 증명되었습니다. 부작용은 매우 적으나 0.2%의 환자에서 근육통이 발생하며 1~2%의 환자에서 간 기능에 이상을 초래합니다. 그러나 약물을 중단하게 되면 정상화되며 매우 안정성이 높아 현재 심혈관계 약물 중 가장 많이 사용되고 있는 종류입니다. 스타틴 계통의 약물이 효과가 없거나 부작용이 있는 경우에는 화이브레이트, 콜레스티라민, 니코틴산 등이 이용됩니다.

표2. 식품 100g당 포함된 콜레스테롤 양(mg)

식품	콜레스테롤	식품	콜레스테롤
콩과 콩의 가공식품	0	과자, 초콜릿, 아이스크림	20~30
밥, 식빵	3~4	버터	210
감자, 고구마	0	계란	430
소고기, 돼지고기	60~70	계란 노른자	1300
간, 콩팥(소, 돼지의)	240~310	계란 흰자	1
닭고기	90	치즈	80~100
닭 껍질	120	우유	80~100
닭 간, 모래집	200~370	탈지우유	25~28
고등어, 정어리, 연어 등의 생선	60~80	전분유	95
뱀장어, 장어	160~240		
조개, 바지락	50~80		
전복, 소라, 새우	140~170		
미꾸라지	180		
물오징어	300		
마른 오징어	980		
문어, 게	80~90		
명란	340		

고 중성지방 혈증

혈중 지질 중 중성지방은 일종의 저장용 에너지입니다. 콜레스테롤에 비해 심혈관 질환과의 관련은 적지만, 최근 고 중성지방 혈증과 동맥 경화와의 관련성이 점점 밝혀지면서 그 중요성이 부각되고 있습니다. 최근에는 혈중 중성 지방 150mg/dl 이상부터 동맥 경화의 위험이 높아진다는 연구도 있습니다. 고 중성지방 혈증은 유전적인 요인으로 혈중 지질의 대사 과정에 이상이 있는 경우, 음식으로 단것이나 탄수화물의 섭취가 과다한 경우, 과음 등이 원인이 되어 발생합니다. 당뇨병, 갑상선저하증, 신장병 같은 병이 있어도 혈중 중성 지방이 증가될 수 있습니다. 특히 체중과 밀접한 관계가 있어 비만이 있을 때 혈중의 중성 지방이 증가됩니다. 중성 지방이 높으면 심장혈관 및 뇌혈관 질환의 위험이 증가됩니다. 뿐만 아니라 혈중 중성 지방이 500mg/dl 이상으로 증가되면 급성 췌장염이 유발될 수 있어 급속히 지질을 내려주는 치료가 필요합니다.

중성 지방이 증가되어 있을 때에는 먼저 탄수화물 및 단것의 섭취를 줄이고 몸무게를 줄여야 합니다. 과음을 하는 경우에는 알코올의 섭취를 제한합니다. 이차성으로 중성 지방이 증가된 경우에는 원인이 되는 질환을 먼저 치료합니다. 일차적인 치료 목표는 혈중 중성 지방을 200mg/dl 이하로 낮추는 것입니다. 150mg/dl 이하로 저하되면 성공적으로 중성 지방이 감소되었다고 판단합니다. 혈중 중성 지방만 높은 건강한 사람의 경우, 식이 요법을 하여도 고 중성지방 혈증이 교정되지 않고 그 정도가 심하여 혈중 중성 지방치가 400mg/dl 이상일 때는 화이브레이트 계통의 약물이나 니코틴산, 오메가3 등의 약물을 사용합니다. 그러나 이미 혈관 질환이 발생한 경우에는 혈중 중성지방이 200mg/

dl 이상이면 약물 치료를 시작합니다.

포화 지방산, 불포화 지방산

식품에 포함된 지방산 중 육류의 동물성 기름에는 포화 지방산이 많고 야채, 식물성 기름, 생선 등에는 불포화 지방산이 많이 포함되어 있습니다. 포화 지방산의 섭취가 증가하면 혈중 콜레스테롤도 증가하며, 불포화 지방산은 혈중 콜레스테롤을 감소시키므로 불포화 지방산의 섭취를 늘리면 심혈관 질환의 예방에 도움이 됩니다. 식물성 기름이라도 끓이면 산화하여 불포화 지방산이 됩니다. 그러므로 신선하지 않은 기름으로 음식을 조리하는 것은 매우 해롭습니다. 마가린 또한 식물성이지만 포화 지방산이 높아 권장할 만한 식품이 아닙니다. 식물성 기름 중에서도 카놀라유, 홍화유, 올리브유, 옥수수기름, 콩기름 등이 불포화 지방산의 함량이 높은 종류입니다.

Chapter 15

심혈관계 질환 : 고혈압

심완주 교수
고려대의대 심장내과

서론

중년의 나이에 접어들면 가족이나 친지 또는 친구 중에 고혈압으로 진단받거나 고혈압 치료를 받는 사람을 흔히 보게 됩니다. 그만큼 고혈압은 비교적 흔한 심혈관 질환이며, 심혈관계 질환 중에서도 그 발생 빈도가 가장 높은 질환입니다. 대략 30세 이상 성인의 28%에서 고혈압이 발견되는 것으로 보고됩니다. 고혈압의 발생 빈도는 성별에 따라 연령에 따라 차이가 있습니다. 완경기 전에는 남성보다 여성의 고혈압 발생률이 낮으나, 완경 후에는 그 빈도가 급격히 증가하여 50세가 넘으면 남자와 여자의 고혈압 유병률이 비슷해지고, 60대 이상이 되면 여성의 고혈압의 발생 빈도가 더 높아집니다. 국내 통계로는 60대 여성의 50.2%(남성은 44.4%), 70대 이상 여성의 61.5%가(남성은 49%) 고혈압인 것으로 조사되었습니다.

고혈압은 인체 각 부위 모든 혈관의 동맥 경화를 초래할 수 있으며, 각종 성인병과 심부전의 주요 원인이 되는 질환입니다. 이를 적절히 치료하는 것은 중년 이후 건강을 지키는데 매우 중요합니다.

고혈압의 증상과 진단

고혈압이 있더라도 80% 정도의 환자는 증상을 느끼지 못합니다. 일부의 환자만 두통, 어지러움증, 호흡 곤란, 손저림증 등의 증상을 느낄 따름입니다. 따라서 혈압을 재보지 않고는 증상으로 고혈압의 유무를 알 수 없습니다. 고혈압이 있을 때 증상이 있고 없고는 고혈압으로 인한 합병증의 발생과도 무관합니다. 증상이 없어도 혈압이 지속적으로 높으면 합병증이 생겨나기 때문입니다. 고혈압을 "조용한 살인자"라고 부르는 이유가 이 때문입니다. 고혈압의 진단은 혈압을 측정하여야만 가능하므로 혈압이 정상이라도 중년 이후에는 매년 혈압을 정확히 측정할 필요가 있습니다. 국내의 고혈압 환자 중에 자신이 고혈압인지 알고 있는 사람은 65% 정도이며 이 중 59% 만이 치료를 받고 있는 실정입니다.

혈압은 수축기 혈압과 이완기 혈압 두 가지로 나뉩니다. 수축기 혈압은 심장이 수축하여 동맥으로 혈액을 짜줄 때의 동맥 내의 압력이며 이완기 혈압은 심장의 판막은 닫혀있으나 동맥의 탄력성으로 인해 유지되는 압력입니다. 수축기/이완기 혈압이 120/80mmHg 이하인 경우 정상이며 수축기 혈압이 140mmHg 이상 또는 이완기 혈압이 90mmHg 이상일 때 고혈압으로 진단합니다. 120/80mmHg와 140/90mmHg 사이의 혈압은 고혈압 전 상태 또는 초기 고혈압으로 분류합니다. 수축기 혈압이 160mmHg, 이완기 혈압이 100mmHg 이상인 경우 중증의 고혈압으로, 대개의 경우 두 종류 이상의 고혈압 약제를 투여하여야 혈압이 정상으로 유지됩니다.

혈압은 시간에 따라 매우 변동이 심합니다. 수면 중 혈압은 감소되고 심하게 운동을 하거나 스트레스를 받을 때면 혈압이 올라갑니다. 따라서 최소한 5분 이상 안정한 후에 양팔에서 모두 혈압을 측정하여 높은 쪽을 기준으로 고혈압의 유무를 판정하게 됩니다. 혈압을 측정하고 5분 이내에 다시 혈압을 재 보아도 5~10mmHg 정도의 혈압 차이는 있습니다. 3번 혈압을 재서 평균을 내는 것을 권고하고 있습니다. 만일 양팔에서 측정한 혈압의 차이가 20mmHg 이상이면 혈압이 낮게 측정되는 부위의 동맥이 좁아졌다거나 어떠한 이유로든 순환 장애가 있을 것으로 의심합니다. 때로 병원에서 의사 앞에 오면 긴장하여 혈압이 올라가는 경우가 있는데 이를 "흰 가운 고혈압"이라고도 합니다. 이런 분은 24시간 활동 혈압을 기록하는 검사를 하거나 집에서 편안할 때 혈압을 측정하여 고혈압을 진단하고 치료 여부를 결정하기도 합니다.

혈압을 측정하는 기구 중에서는 수은 혈압계가 가장 정확하지만 가정에서 이용하기는 어렵습니다. 전자 혈압계도 비교적 정확히 혈압이 측정되므로 많이 이용되고 있습니다. 그러나 전자 혈압기가 정상적으로 작동하는지 수은 혈압계와 비교하여 정기적으로 검사하는 것이 필요합니다.

고혈압의 원인

고혈압의 대부분은 일차성 고혈압(본태성 고혈압)입니다. 특히 중년에 발병하는 고혈압은 95%가 그의 원인을 찾을 수 없는데, 다만 많은 사례에서 가족적으로 고혈압 환자가 발생하는 것을 볼 수 있습니다. 따라서 유전적인 요인이 작용한다고 생각할 수 있습니다. 유전적인 요소가 있더라도 본태성 고혈압은 청년기에 정상이었던 혈압이 30대 중반 이후에 올라가는 경우가 대부분입니다. 때로 혈압을 올리는 환경적인 요인인 심한 스트레스, 비만 등이 있을 때 갑자기 고혈압이 올 수도 있습니다. 드물지만 신장병, 신장 혈관 협착이 있을 때 고혈압이 이차적으로 발생할 수 있으며 부신(신장위에 있는 호르몬을 생성하는 기관)의 종양, 뇌하수체 종양 등이 있을 때 혈압을 올리는 물질이 분비되어 고혈압이 발생할 수 있습니다. 젊은 여성이 갑자기 혈압이 올라갈 때는 피임약을 복용하였는지를 반드시 점검하여야 합니다. 그러나 완경 후에 복용하는 여성호르몬제는 고혈압을 유발시키지 않는 것으로 알려져 있습니다. 이차성 고혈압은 일차성 고혈압에 비해 매우 드문 질환이긴 하지만 원인이 제거되면 고혈압이 완치될 수 있으므로, 고혈압 환자가 병원에 내원하게 되면 이차성 고혈압의 가능성이 있는가에 대한 검사를 하게 됩니다.

증상이 없고 일차성 고혈압인 경우라도, 고혈압 합병증의 발생은 혈압이 얼마나 오랫동안 높은 상태였는지, 혈압의 높은 정도가 어느 정도인가에 따라 다릅니다. 따라서 적절한 약물을 선택하여 높은 혈압을 정상화시키는 것이 모든 고혈압 환자에게 있어서 기본적인 치료가 되겠습니다.

그림1. 고혈압과 뇌경색증 발병률

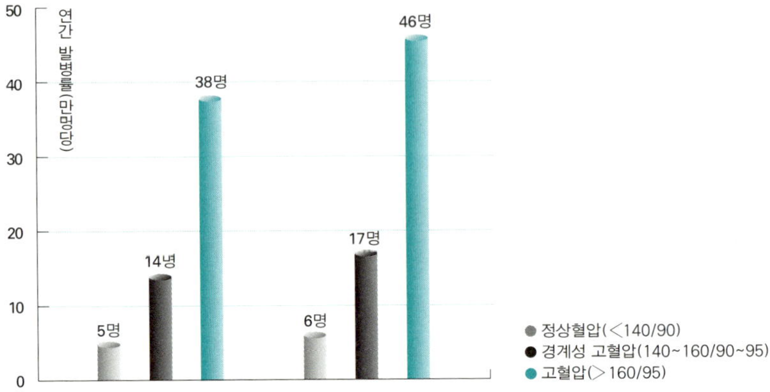

고혈압의 합병증

고혈압의 주요 합병증은 뇌졸증, 심혈관 질환(협심증이나 심근 경색증), 심부전증, 신장(콩팥)질환 또는 대동맥 및 말초의 혈관 질환입니다. 115/75mmHg의 혈압에서 수축기 혈압이 20mmHg, 이완기 혈압이 10mmHg 씩 높을 때마다 합병증의 발생 빈도가 2배씩 증가합니다.(그림 1, 2 참조)

고혈압으로 인한 뇌졸중은 뇌출혈과 뇌경색으로 나뉩니다. 뇌출혈은 고혈압으로 경화되고 탄력성을 잃은 혈관이 터져 혈종이 형성되는 질환을 말하며, 뇌경색은 뇌혈관이 동맥 경화로 막히는 질환을 말합니다. 과거에는 뇌졸중 중에 뇌출혈이 더 많은 비율을 차지하였으나 최근에는 뇌경색이 더 많아지고 있는 추세입니다. 이는 뇌경색의 원인이 고혈압 이외에도 당뇨, 고지혈증, 흡연

그림2. 고혈압과 관상동맥질환 발생률

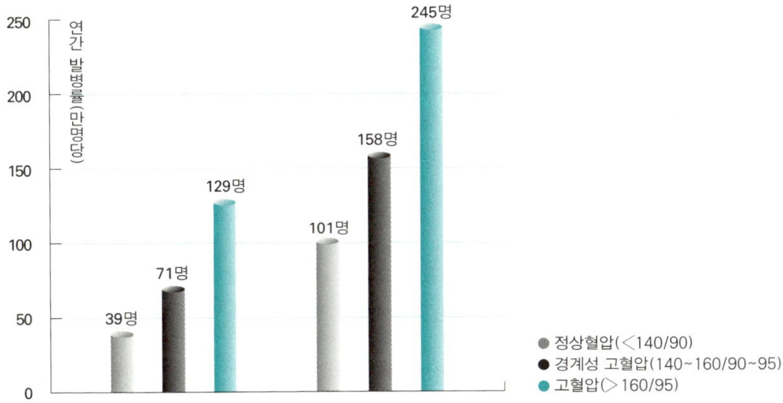

등 복합적이기 때문인 것으로 보입니다. 특히 국내 당뇨 환자의 증가추세, 운동 부족과 나쁜 식습관 등으로 동맥 경화증 환자가 점점 늘어나는 현상과 관련이 있습니다. 뇌출혈과 뇌경색은 질병의 기전은 다르지만, 치료를 하더라도 모두 영구적인 뇌손상이 남아 의식 장애, 손발의 마비와 같은 후유증이 생겨나므로 이러한 합병증이 오기 전 적절히 혈압을 조절해야 하겠습니다. 고혈압을 치료하면 뇌혈관 질환의 예방이 70% 정도 가능한 것으로 알려져 있습니다.

심장 질환 합병증으로는 심부전, 협심증, 심근 경색 등이 있습니다. 고혈압을 치료하지 않게 되면 심장에 부담을 주어 심장 벽이 두꺼워지며(심비대) 이러한 상태가 지속되면 심장의 펌프 기능이 저하됩니다. 펌프 기능이 저하되면 전신 장기의 혈류 공급에 장애가 일어나고 폐에 물이 차는 현상이 발생하여 숨이 차게 되는 심부전이 생깁니다. 심장 근육의 기능 이상을 초래하는 합병증 이외에도, 고혈압은 심장 동맥의 경화를 유발하는 주요 인자로 작용합니다. 동맥 경화로 심장 혈관이 좁아지면 심장근육의 혈액순환이 제대로 되지 않아 심근허혈이 생겨 앞가슴이 아픈 증상이 발생하며(협심증), 완전히 막히게 되면 심근경색증이라고 하는 매우 심각한 상태가 발생합니다. 대동맥과 말초 혈관에도 고혈압이 있으면 동맥 경화가 빨리 진행되어서 혈관이 막히거나, 또는 혈관이 약해지고 확장되어 동맥류(혈관이 늘어나는 병)가 생기거나, 혈관 내벽이 찢어지는 합병증(박리성 대동맥류)이 생길 수 있습니다. 고혈압으로 인한 심혈관 질환 역시 혈압 조절을 잘하면 예방이 가능하므로 건강한 사람이라도 반드시 정기적인 혈압 측정으로 고혈압의 치료 시기를 놓치지 않는 것이 중요합니다.

고혈압이 있으면 신장(콩팥) 기능 역시 저하될 수 있습니다. 신장은 아주 미세한 혈관 덩어리로 이루어진 기관입니다. 전신의 혈액은 신장의 사구체 혈관을 통과하면서 인체 대사 과정에서 생긴 노폐물이 걸러지게 됩니다. 혈압이 비정상적으로 올라가면 신장 혈관에 손상을 주게 되고, 단백뇨가 생기며, 결국 노폐물을 효과적으로 배출하는 기능이 떨어지게 됩니다. 신장 기능이 저하되면 혈압은 점점 더 올라가고 치료에 잘 반응을 하지 않게 됩니다. 최종적으로 뇨독증이 발생하면 혈액 투석이 필요한 상태로 진행될 수 있습니다.

고혈압의 치료

고혈압 환자 치료의 목표는 증상을 완화시키기 위한 것이 아니라 혈압을 감소시켜 고혈압으로 인한 합병증을 방지하기 위한 것입니다. 치료 시 목표 혈압은 수축기 혈압 140mmHg, 이완기 혈압 90mmHg 이하로 유지하는 것입니다. 고혈압 환자 중 당뇨나 신장병 또는 협심증이나 심근 경색증이 동반된 환자는 목표 혈압을 더 낮게 130/80mmHg 이하로 유지해야 합니다. 대부분의 환자는 고혈압의 원인을 찾을 수 없는 일차성 고혈압을 앓고 있으므로 약물을 먹어 혈압이 떨어졌더라도 약을 안 먹으면 다시 혈압이 올라갑니다. 따라서 고혈압은 평생 치료를 한다는 생각으로 꾸준히 치료해야 합니다. 치료 시기가 늦어지면 늦어질수록 고혈압 합병증 발생 가능성은 높아지고, 가속도가 붙어 갑자기 악화될 수 있습니다. 따라서 생활 요법이든 약물 치료든 진단 즉시 시작해야 합니다.

고혈압의 치료 방법은 크게 생활 습관 조절과 약물 치료 두 가지로 나눌 수 있습니다. 이 중 생활 습관을 조절하는 것은 모든 단계의 고혈압 환자에게 필요합니다. 경증의 고혈압 환자는 생활 습관을 개선하는 것만으로도 혈압이 조절될 수 있고, 약물을 복용할 필요가 있는 고혈압 환자의 경우에도 생활 습관을 개선하면 약물의 종류나 약물의 용량을 줄일 수 있기 때문입니다.

생활 습관 조절이라는 것은 우리가 상식적으로 알고 있는 건강한 생활을 하는 것을 말합니다. 그 방법 중 첫째는 금연입니다. 최근 우리나라의 흡연율은 감소하는 추세이며 2008년 남성의 48% 여성의 7.5%가 흡연을 하는 것으로 조사되었습니다. 문제점은 흡연을 시작하는 나이가 점점 낮아지고 있고 여성 흡연 인구가 매우 늘어나고 있는 추세인 점입니다. 흡연은 그 자체가 혈관을 수축시켜 혈압을 올리는 작용이 있으며 고혈압 환자가 흡연을 하게 되면 동맥 경화로 인한 심혈관 질환 합병증의 빈도가 급격히 잦아지므로 반드시 금연을 해야 합니다.

둘째는 식이 요법입니다. 음식 중 혈압을 증가시키는 성분은 염분(짠맛, 소금)입니다. 우리나라의 평균 염분 섭취량은 1일 15~20g입니다. 이것을 6g 정도로 낮추는 것이 혈압 조절에 도움이 됩니다. 염분 섭취를 제한하는 것은 짠 음식을 피하는 것과는 다릅니다. 짠 음식을 한 젓가락 먹는 것보다 별로 짜지 않더라도 많은 양을 먹는 경우 1일 소금의 섭취량이 더 많아지기 쉽습니다. 그러므로 음식 전체의 간을 모두 싱겁게 하는 것이 중요합니다. 이외에 칼륨이 다량 함유된 음식(주로 푸른 야채, 바나나, 콩류, 오렌지)을 섭취하게 되면 칼륨이 콩팥에서 염분을 배설시켜 혈압 조절에 도움을 줍니다. 또 포화 지방(주로 동물성 지방)과 전체 지방의 섭취량을 줄일 필요가 있습니다. 이러한 식이 요법만으로도 혈압을 5~10mmHg 정도 낮출 수 있는 것으로 보고되고 있습니다.

셋째는 적절한 운동을 하여 비만을 예방하는 것입니다. 운동은 최소한 일주일에 4회 이상 1회 운동에 30분 이상을 땀이 날 정도로 하는 것이 좋겠습니다. 빨리 걷기나 수영, 자전거 타기 등 전신의 근육을 많이 사용하는 운동이 도움이 됩니다. 식이 요법과 운동을 하게 되면 몸무게가 조절되는데 이상적인 몸무게의 수치는 다음과 같은 공식을 이용합니다. <표준체중(kg) = [신장(cm) – 100] × 0.9> 그러나 이 방법은 연령, 성별, 체형을 고려하지 않은 방법으로 간편하지만 한계가 있습니다. 이보다 몸무게를 신장의 제곱으로 나눈 방법이 좀 더 정확한 방법으로 추천되며, 그 공식은 신체 질량 지수(kg/m^2) = 몸무게(kg)/키^2(m)입니다. 신체 질량 지수가 18.5에서 25까지가 정상범위이며 정상 치수에서 10% 이상 벗어나면 비만입니다.

넷째로는 술의 섭취를 제한합니다. 1일 알코올 허용량은 남자의 경우 1온스의 알코올(소주2잔, 맥주 600cc, 포도주 160cc)정도이며, 여성은 체구가 남자보다 작아 하루에 1/2온스 이하로 알코올 섭취를 제한합니다.

혈압을 조절하기 위한 위와 같은 생활 습관 개선 치료는 경증의 고혈압인 경우 혈압을 완전히 정상화시키는 효과가 있으나, 160/100mmg 이상의 고혈압이라면 생활 요법만으로는 혈압의 정상화를 기대하기 어렵습니다. 그러므로 대부분의 고혈압 환자에게는 약물 치료가 필요합니다. 많은 분들이 혈압 약의 부작용이나 불편함을 두려워합니다. 혈압 약을 먹기 시작하면 계속 먹어야 하므로 될 수 있는 대로 약물 치료 시작을 미루어야 한다고 생각하시는 분도 있습니다. 그러나 최근의 혈압 약들은 복용하기 간편하고 부작용도 적은 제제로 개발되어 있습니다. 일찍 혈압 약 복용을 시작한다고 해서 시간이 지난 후에 더 많은 용량의 혈압약이 필요한 것도 아닙니다. 오히려 일찍 혈압 약을 복용하면 고혈압이 가속도가 붙는 현상과 고혈압 합병증의 진행을 예방할 수 있어 결과적으로 수명을 연장할 수 있게 됩니다.

현재 국내에서 사용되고 있는 혈압 약을 그 작용 기전에 따라 분류하면

- 이뇨제 계통 - 혈관 내 용적을 감소시켜 혈압을 저하시킵니다.
- 칼슘 차단제 계통 - 혈관 벽의 긴장도를 떨어트려 혈압을 저하시킵니다.
- 베타 차단제 계통 - 심장의 수축력과 맥박을 감소시킵니다.
- 안지오텐신 전환효소 억제제나 안지오텐신 수용체 차단제 - 혈압을 강력히 올리는 안지오텐신의 효과를 차단시켜 혈압을 떨어트립니다.
- 알파 차단제 - 신경절의 알파수용체를 차단시켜 혈압을 저하시킵니다.
- 알파 - 베타 차단제 - 알파 및 베타 수용체를 모두 차단시킴으로서 혈압을 떨어트립니다.

이와 같이 여러 종류의 약물이 있으나, 이 중 어떠한 약물을 선택할지는 환자의 나이, 당뇨나 신장병, 심부전, 심장 혈관 질환 등의 동반 질환 유무 등에 따라 다릅니다. 예컨대 작용 시간이 매우 짧은 칼슘 차단제로 노년의 수축기 고혈압을 치료하게 되면 뇌졸중 예방에는 도움이 되지만 심장 혈관 질환이 동반된 고혈압에서는 심혈관 질환의 사망률을 오히려 올릴 수도 있다는 보고가 있습니다. 이처럼 모든 고혈압 약제는 각각의 특징이 있으므로 개개인에 있어 적절한 고혈압 약물의 선택은 주치의와 상의하여야 합니다. 때로 약물 투여 후 부작용이 생기더라도 대부분이 심각한 부작용은 아니며 약물의 종류를 바꿔 치료하면 편안하게 혈압을 조절할 수 있습니다.

Chapter 16

심혈관계 질환 : 허혈성 심장질환

심완주 교수
고려대의대 심장내과

서론

우리 몸에서 평생 한 번도 쉬지 않는 부지런한 기관은 심장입니다. 심장은 평활근으로 이루어진 근육 펌프입니다. 이 바쁜 심장 근육에 혈액 공급을 하는 동맥을 관상 동맥(또는 심장 동맥)이라고 부릅니다. 허혈성 심장 질환은 관상동맥이 좁아지거나 막혀 생기는 질환을 말하며 크게 협심증, 심근 경색증으로 나눌 수 있습니다. 허혈성 심장 질환의 주된 원인은 관상 동맥의 동맥 경화입니다. 동맥 경화로 관상 동맥이 좁아진 상태가 협심증이며 관상 동맥이 완전히 막혀 혈액 순환이 끊어진 상태가 심근 경색증입니다. 심근 경색증은 보통 심장마비라고 알려져 있는 매우 위험한 질환으로서 재빨리 관상 동맥이 막힌 것을 열어주어야 하므로 지체 없이 응급실로 환자를 이송해야 하는 질환입니다. 국내에서 허혈성 심장 질환은 최근 증가하는 추세에 있는 질병으로서 지난 10년간 이로 인한 사망률이 6배나 증가하였다는 통계 보고가 있습니다. 증가하는 이유는 동맥경화를 잘 일으킬 수 있는 요인인 고혈압, 당뇨, 흡연, 고지혈증, 운동 부족 등이 늘어났기 때문입니다. 국내의 당뇨병, 고지혈증의 발생빈도가 늘고 있고, 특히 도시에 거주하는 분들은 운동이 부족한 상태이며, 많은 금연 캠페인에도 불구하고 흡연율은 크게 줄지 않고 있기 때문입니다. 이는 미국이나 유럽의 여러 나라에서 관상 동맥 질환이 줄어들고 있는 것과는 반대 현상입니다. 따라서 지금은 질병의 발생을 줄이기 위한 예방이 더욱 필요한 시점입니다.

협심증이나 심근경색증의 증상

협심증이나 심근경색증의 가장 특징적인 증상은 가슴의 통증입니다. 아픈 부위는 앞가슴 중앙으로서 아주 둔탁하게 아프고 목이나 턱, 양쪽 어깨나 팔로 아픈 것이 뻗치는 듯 느껴집니다. 환자들이 통증을 표현할 때는 "가슴에 맷돌을 올려놓은 듯하다" 또는 "고춧가루를 뿌린 듯하다" "쥐어짜는 듯하다"라고 말합니다. 협심증은 혈관이 좁아진 상태이므로, 심장에 무리가 갈 때(심장 박동 수가 많아지는 것은 관상 동맥이 좁아져 있을 때 심장에 스트레스로 작용합니다) 가슴이 아픈 증상을 느끼고 쉬게 되면 좋아집니다. 관상 동맥이 좁아진 부위와 정도에 따라 사람마다 증상이 달라, 간단한 집안일을 할 때도 증상이 나타나는 환자부터 심한 운동을 할 때만 협심증 증상이 나타나는 환자까지 다양합니다. 대부분의 환자는 가슴이 아플 때 하던 일을 중단하고 쉬어야만 증상이 소실됩니다. 흉통이 지속되는 시간은 3~15분 정도입니다.

심근경색증은 혈관이 완전히 막혀 있는 상태이므로 안정한다고 증상이 좋아지지 않습니다. 통증은 30분 이상 지속되며, 식은땀을 흘리거나 안색이 창백하게 되는 소견을 동반합니다. 심장 자체에 혈액 순환이 안 되면 심장의 펌프 기능이 저하되면서 숨이 차는 증상이 동반될 수 있고 이때 부정맥이 생기면서 갑자기 사망할 수도 있습니다. 건강하던 사람이 운동중이나 수면 중에 갑자기 사망하게 되는 주원인이 바로 심근경색증입니다.

최근에는 방송과 신문에서 허혈성 심장 질환에 대한 많이 홍보하여 많은 사람들이 흉통의 위험에 대해 잘 알고 있습니다. 때문에 때로 심장병으로 인한 흉통이 아닌 경우에도 필요 없이 걱정을 하시는 분들이 많습니다. 협심증이 원인이 아닌 흉통의 경우 운동과 관련이 없으며, 수초 간 따끔따끔하게 아프고 손으로 누르거나 몸의 자세가 변화하면 아프며 스트레스를 받을 때 심해지는 특징이 있습니다. 또 흉통이 가슴 이곳 저곳으로 옮겨 다니기도 하고, 한숨을 쉬면 편안한 경우도 있습니다. 이러한 통증의 대부분은 늑간신경통이 원인입니다. 가슴 아픈 증상이 물을 한 모금 마시면 좋아질 때는 식도의 경련을 의심할 수 있습니다.

원인과 진단

허혈성 심장병의 대부분은 관상 동맥의 동맥 경화가 원인입니다. 위험 인자는 당뇨병, 고혈압, 고지혈증(LDL 콜레스테롤이 높을 때)과 흡연이며 이외에 비만, 운동부족, 허혈성 심질환의 가족력, A형 성격 등이 동맥 경화 발생의 요인입니다. A형 성격이란 의심이 많고 완벽주의자 성향이 있으며 성격이 급하여 때때로 불같이 화를 내는 타입을 말합니다. 모든 사람이 다 협심증에 걸리지 않도록 주의를 해야겠지만 가족 중에 협심증이나 심근 경색증의 병력이 있으면 젊은 나이부터 위험 인자를 교정하는 노력이 필요합니다. 여성은 완경기 이전에 허혈성 심장 질환에 걸릴 확률은 매우 낮습니다. 여성의 몸에서 분비되는 여성호르몬이 동맥 경화 예방에 도움이 되기 때문입니다.

허혈성 심장 질환 환자 중 약 10%는 협심증의 원인이 관상 동맥의 협착 없는 수축입니다. 이러한 협심증을 혈관 수축성 협심증이라고 하며 동맥 경화로 인한 협심증보다 약물에 반응이 좋고 예후가 좋습니다. 협심증은 환자의 상태에 따라 안정형 협심증과 불안정형 협심증으로 구분할 수 있습니다. 불안정형 협심증은 적절히 치료하지 않으면 환자의 삼분의 일 정도가 심근 경색증으로 진행하게 됩니다.

허혈성 심장 질환은 진단하기 위한 검사는 여러 가지가 있으며 각각의 검사에서 얻을 수 있는 정보는 다릅니다. 다음은 허혈성 심장 질환 환자에게 시행하는 검사 종류입니다.

기본 검사

심전도와 혈액 검사로 심장의 기본적인 정보를 얻고 혈중의 콜레스테롤 치수, 당뇨 동반 여부 등을 검사합니다.

운동부하 심전도 검사

운동을 하면서 심전도를 계속 모니터하여 운동으로 심장 박동이 증가되었을 때 운동 전에 비하여 심전도에 어떠한 변화가 있는지를 관찰합니다. 운동을 하여 심장의 박동 수와 혈압이 증가하면 심장 근육의 혈액 공급이 적절히 증가해야 되는데 관상 동맥이 좁아진 경우에는 심장 근육에 필요한 만큼 혈액공급이 원활하지 못하여 심전도에 이상 소견이 나오게 됩니다.

심장 초음파 검사

초음파로 심장의 구조와 기능을 평가합니다. 심장 근육의 혈액 순환이 감소되면 심장의 수축력이 감소되는데, 이러한 심장의 기능을 직접 평가할 수 있는 검사입니다. 심근 경색이 생기면 막힌 관상 동맥으로 혈액 순환이 이루어지던 심장의 일부가 움직이지 않는 소견이 관찰됩니다.

동위원소 검사

동위원소를 정맥에 주사하여 심장 근육의 혈류 상태를 전체적으로 평가하는 검사입니다. 혈액 순환이 떨어진 심장 부위에 동위원소가 분포되지 않는 소견이 보이게 됩니다.

관상 동맥 조영술

심장의 동맥은 대동맥에서 나오는데 오른쪽 관상 동맥이 한 줄기 나오고 왼쪽 관상동맥이 한 줄기 나온 다음 두 부분으로 갈라집니다. 이 중 어떠한 동맥의 어떤 부위에 몇 %의 협착이 있는지를 관찰하는 검사가 관상 동맥 조영술입

그림 1. 관상동맥조영술로 좁아진 혈관을 알수 있습니다.

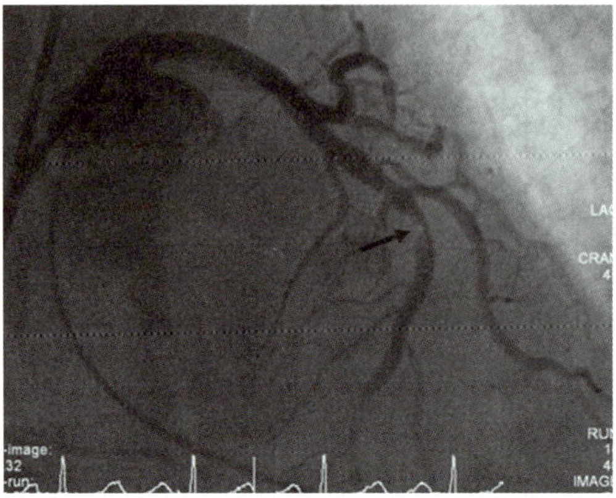

니다. 사타구니 동맥이나 손목의 요골 동맥에 주사바늘로 튜브를 넣어(직경2mm의 구부러지는 튜브임) 심장의 관상동맥까지 밀어 넣어 직접 관상 동맥에 조영제(물감)를 넣고 엑스레이로 혈관 사진을 찍습니다. 이 검사를 통해 혈관이 좁아진 부위를 알 수 있습니다.(그림 1)

위와 같이 각 검사가 주는 정보는 심장의 수축 운동 정도, 심장 근육의 관류 정도, 운동 능력, 심장 동맥의 좁아진 부위 평가 등으로 서로 다릅니다. 협심증이 의심되는 환자는 대개 여러 종류의 검사가 필요하게 됩니다.

허혈성 심장질환의 예방과 치료

허혈성 심장질환을 예방하기 위해서는 동맥경화증을 예방해야 합니다. 동맥경화증의 예방 방법은 고혈압의 생활 습관 조절 치료 방법과 동일합니다. 고혈압의 치료 부분을 참고하시기 바랍니다. 이러한 여러 가지 생활 습관의 개선은 또한 이미 병이 생겨 약물을 투여중인 환자의 경우에도 협심증이 심근경색증으로 진행되는 것을 막기 위해서도 꼭 필요합니다.

협심증의 치료 방법은 크게 약물 치료와 수술적인 치료로 나눌 수 있습니다. 협심증의 진단을 받으면 먼저 약물 치료를 받게 됩니다. 이때 사용되는 약물은 다음과 같습니다.

- 아스피린 - 혈소판이 서로 뭉쳐 혈전을 형성하는 것을 막아서 혈관이 막히는 것을 예방합니다.
- 나이트레이트 제제 - 심장의 관상 동맥을 확장시키는 효과가 있습니다. 통증이 있을 때 니트로글리세린을 혀 밑에 넣어 투여하면 3분 이내에 흉통이 없어지게 됩니다. 만일 협심증 환자의 가슴 통증이 니트로글리세린에 반응이 없으면 심근 경색증으로 진행하는 것을 의심해야 합니다.
- 베타 차단제 - 심장의 수축력과 심박동 수를 감소시켜 심장의 산소 요구량을 감소시킵니다. 즉 운동을 하여도 심박동 수의 증가를 둔화시킴으로서 협심증의 발생을 예방합니다. 협심증 환자의 사망률을 낮추는 효과가 있습니다.
- 칼슘 차단제 - 혈관이 수축하려면 칼슘이온이 근육 세포로 들어가야 합니다. 이때 칼슘 차단제는 칼슘이온 통로를 차단하여 혈관 수축을 막아 협심증 증상이 나타나는 것을 막습니다. 혈압 조절에도 효과적인 약입니다.
- 스타틴 제제 - 협심증 환자에게 동맥 경화를 유발시키는 고톨레스테롤 혈증을 치료합니다. 콜레스테롤을 낮추는 작용뿐만 아니라 혈관의 내피 기능을 호전시킵니다.

그림 2. 좁아진 혈관을 스텐트로 지지대를 넣어 넓혀 줍니다.

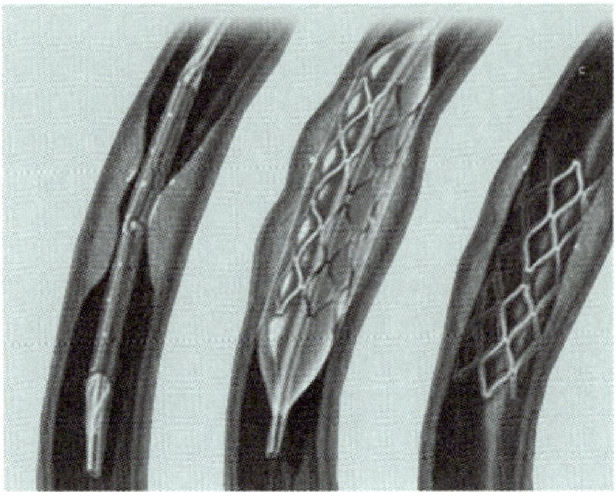

만일 협심증이 약물 치료로 반응이 없거나, 관상 동맥의 주요 부분이 좁아져 급사의 위험이 있는 경우에는 풍선으로 좁아진 부위를 넓히고 스텐트라는 지지대를 집어넣는 수술적인 치료가 필요합니다. 관상 동맥을 풍선으로 넓힐 때는 가슴을 열지 않고 사타구니 동맥을 통하여 넓힙니다. 그러나 때로 관상 동맥의 좁아진 부위가 너무 길거나 여러 부위의 동맥이 막힌 경우에는 대동맥에서 막힌 부위 밑의 동맥을 이어주는 관상 동맥 우회로 수술이 필요합니다.

심근 경색증은 관상 동맥이 완전히 막혀 심장 근육의 혈액 순환이 끊어진 상태로, 협심증보다 응급한 질환입니다. 따라서 혈액 순환이 정지된 심장 근육에 혈류를 재개하는 것이 가장 중요합니다. 심장 근육은 20분 이상 혈액 순환이 완전히 끊어지면 괴사가 시작됩니다. 또 혈관이 막혀져 있는 시간이 길어질수록 심장의 손상이 더욱 광범위하게 퍼집니다. 급성기에 심장은 매우 불안정한 상태가 되므로 30~40%의 환자는 병원에 도달하기 전에 사망합니다. 따라서 될 수 있으면 빨리 관상동맥을 막고 있는 혈전(핏덩어리)을 녹이기 위해 혈전용해제를 투여하거나 풍선으로 확장시켜주어야 합니다. 앞가슴 중앙이 심하게 아프고 식은땀을 흘리고 숨이 차는 증상이 20분 이상 지속되면 속히 심장 전문

그림 3. 좁아진 관상동맥의 우회술

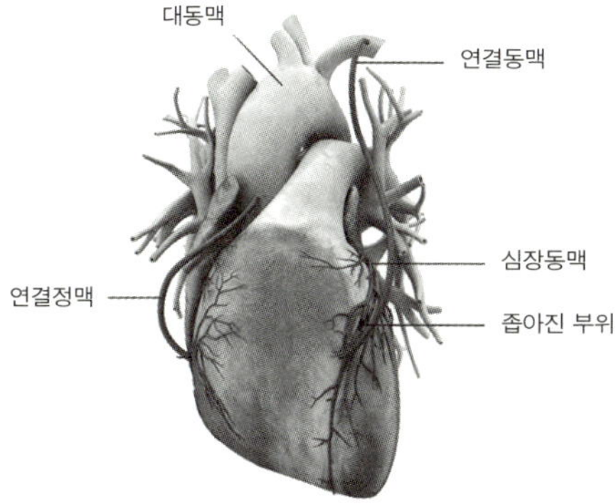

의가 있는 병원의 응급실로 가야겠습니다. 특히 협심증으로 치료받던 환자가 이와 같은 증상이 있으면 매우 응급한 상태입니다. 최근 대부분의 삼차 병원에서 응급으로 막힌 심장 혈관을 뚫어주는 시술이 가능합니다. 일단 병원에서 입원 치료를 받은 급성 심근 경색증 환자의 사망률은 많이 낮습니다. 그러나 아직도 병원에 도달하기 전 제대로 치료도 받지 못하고 급사하는 환자가 약 30%라는 보고가 있어, 심근 경색증은 속히 시술이 가능한 병원으로의 이송이 매우 중요한 질환입니다. 협심증과는 달리 심근 경색증은 운동과는 관계없이 시작되며 하루 중에도 새벽에, 여름보다는 겨울과 초봄에 그 발생률이 높은 것으로 알려져 있습니다. 심근 경색증이 생기면 6시간 내에 막힌 혈관을 열어주어야만 예후를 호전시킬 수 있으며 대개 2~3일 간은 철저한 감시 하에 중환자실에서 치료받게 됩니다. 급성기에는 심각한 부정맥이나 심장파열, 심부전의 합병증이 생길 수 있으며 7~10일간 입원하고 퇴원한 후에도 지속적인 관리가 필요합니다.

과거와는 달리 지금은 허혈성 심장 질환의 진단과 치료 방법에 많은 진전이 있습니다. 그러나 우선 중요한 점은 허혈성 심장병이 생기는 것을 1차적으로 예방하는 것이겠습니다. 금연을 하고, 고혈압을 효율적으로 치료해야 하며, 고지혈증도 예방하고 철저하게 치료하며, 당뇨병을 효과적으로 조절하며, 적당한 운동과 식이 요법으로 비만을 예방해야겠습니다. 또한 과도한 스트레스를 피하고 마음을 안정시키며 긍정적인 자세로 살아가는 것이 중요할 것입니다.

Chapter 17

내분비계 질환 : 당뇨병

이유미 교수
연세대학교 의과대학 내과학교실

역학

현재 우리나라 전체 인구 4,800만 명 중 5%인 240만 명 정도가 당뇨병 환자인 것으로 추정되고 있으나, 이 중의 반 이상은 아직 자신이 당뇨병 환자임을 모르고 지내고 있습니다. 사망 원인 순위로 볼 때 지난 10년 동안 암 다음으로 많이 증가한 질환인 당뇨병은 과식, 운동 부족, 음주, 흡연, 비만 등 잘못된 생활 습관이 주요 위험 요인입니다. 이렇듯 당뇨병은 성인에게 있어 매우 위험하고도 경계하지 않으면 쉽게 걸리는 질병입니다. 그 원인에는 유전적인 요소보다는 환경적인 요소가 많은 부분을 차지하기 때문에 생활 습관의 바른 교정을 통해 당뇨병을 1차적으로 예방하거나 또는 경한 당뇨병, 합병증이 없는 당뇨병으로 진행하는 것을 막는 2차 예방도 가능합니다.

정의와 증상

당뇨병이 있으면 요 중에 당이 측정되지만 소변으로 당이 배출되는 경우가 당뇨병 외의 원인 때문일 때도 있으므로, 정식 진단은 다음과 같은 기준으로 하게 됩니다.

미국 당뇨병 학회에서 2010년 개정한 당뇨병 진단 원칙을 보면 다음 4가지 중 한 가지에 해당할 때 당뇨병이라고 합니다.

- 다음, 다뇨, 체중 감소의 증상이 있으면서 공복하지 않고 검사한 혈당이 200 mg/dL를 넘을 때
- 8시간 이상 공복하고 측정한 혈당이 126 mg/dL이상일 때
- 경구혈당부하 검사 상 2시간째에 혈당이 200 mg/dL를 넘을 때
- 당화혈색소가 6.5% 이상일 때

그러나 아쉽게도 실제 당뇨병 발병 초기에는 많은 사람들이 특별한 증상을 느끼지 못합니다. 병이 진전된 후에도 단순히 나이가 드는 것 때문에 또는 과로 때문에 오는 증상으로 여기기도 해서 진단이 늦어지는 경우가 상당히 많습니다.

비교적 흔히 나타나는 증상을 점검해 보면 다음과 같습니다.

• 다뇨 - 신체가 과다한 혈당을 배출하려는 현상 때문에 소변을 자주 보게 됩니다.
• 다음 - 뇨 배설량이 많아지므로 갈증이 많아집니다.
• 체중 감소 - 체내에서 혈당이 잘 이용되지 못하기 때문에 잘 먹어도 체중이 감소합니다.
• 잦은 감염 - 고혈당이 되면 몸 안에 방어 기능을 가진 백혈구들의 기능이 떨어지기 때문에 정상인에게 흔하지 않은, 진균에 의한 잦은 감염이 있을 수 있다. 특히 여성의 경우는 질 감염이 잦아서 음부가 가렵고 냉이 많아지는 현상을 보입니다. 또 상처도 쉬이 낫지 않는 경향을 보입니다.
• 비특이적 증상 - 만성 피로, 구토증, 오심 등이 있을 수 있고 혈당이 자주 변동되어 시력이 저하되는 경우도 있습니다.

합병증

당뇨병이 결국 문제가 되는 까닭은 체내 모든 혈관이 고혈당에 의해서 망가지기 때문입니다. 작은 혈관 큰 혈관 할 것 없이 모두 손상이 오는데, 특히 대혈관의 합병증은 협심증을 초래하는 관상 동맥 질환, 뇌경색, 말초혈관폐색증 등 생사를 좌우하는 병들로서 그 심각성이 큽니다.(그림 1) 특히 완경을 지난 여성들의 경우에는 동맥 경화증을 악화시킬 수 있는 고혈압, 고지혈증의 발생이 증가하기 때문에 동맥 경화증의 가장 위험한 인자 중 하나인 당뇨병이 병행되는 경우에는 그 위험도가 더욱 높아집니다. 당뇨병이 없는 여성보다도 당뇨병이 있

그림 1. 당뇨병으로 오는 합병증

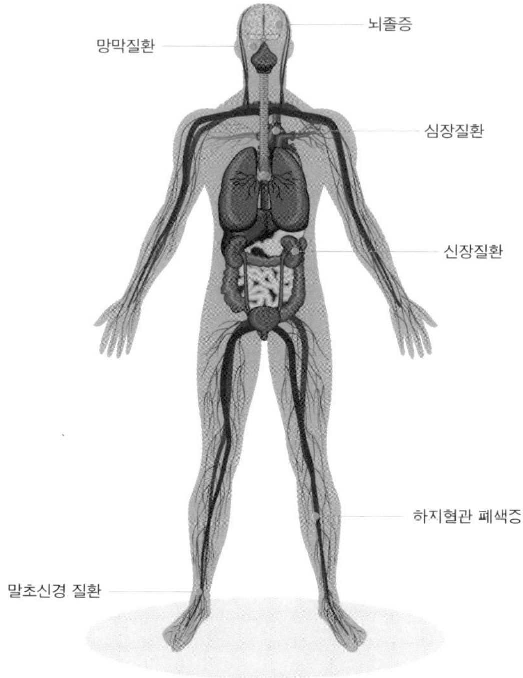

는 여성의 경우는 심장 질환으로 사망하는 경우가 23%나 증가합니다. 하지 혈관 폐색증의 경우는 당뇨병이 없는 여성에 비해서 7.6배가 많습니다. 또한 미세혈관 합병증으로 인해서 결국에는 시력손실, 신부전 등이 초래될 수 있는데, 이는 상당히 삶의 질을 저하시킵니다.

만성 합병증의 효과적인 예방 및 치료를 위해서는 당뇨병의 진단 초기부터 주기적인 검진을 통해 만성 합병증의 발생을 조기 발견할 수 있도록 해야 합니다. 철저하게 혈당을 조절하면서 당뇨 합병증의 조기 진단과 예방을 위한 별도의 검사를 정기적으로 하는 것이 가장 중요합니다.

치료

식이 요법

탄수화물의 경우에는 단당류인가 다당류인가, 섬유소의 함유량 정도, 익힌 상태에 따라서 체내 흡수되는 속도나 양에 차이가 많이 납니다. 예컨대 식빵, 흰쌀밥, 떡, 빵, 잘익은 단과일, 탄산음료, 설탕 등은 단당에 가깝고 섬유소 함량이 적기 때문에 바로 혈당치를 최고로 올리며 이는 췌장에서 과도하게 일을 하도록 스트레스를 주게 됩니다. 그러므로 입에 달고 먹기 좋은 음식 치고 이로운 것이 없다고 생각하면 쉽습니다. 지방은 직접적으로 혈당을 올리는 것은 아니지만, 비만을 초래하기 때문에 결국 인슐린 저항 상태에 놓인 당뇨병 환자에게 고지혈증이 더해져 동맥 경화증이 발생하기 쉬워집니다. 물론 지방이라고 모두 나쁜 것은 아닙니다. 어떤 지방 성분이 주로 포함되어 있는지가 질병 발생과 연관이 있습니다. 즉 버터, 치즈, 붉은 고기, 초콜릿처럼 포화 지방산이 많은 식품이 문제가 되며 생선 종류에 포함된 불포화 지방산은 오히려 고지혈증을 막아주는 역할을 합니다. 불균형적인 식사뿐 아니라 불규칙적인 식사도 문제인데, 한 번에 과식을 하게 되면 체내에 주는 부담이 크게 되고서 비만을 초래하게 되는 등 여러 가지 현상이 동반되어 문제가 됩니다.

여성은 체중 조절을 위한 식이 요법에 있어서 남성과 몇 가지 차이점이 있습니다. 여성은 남성에 비해서 체중이 쉽게 증가할 수 있는 생리적 특징을 가지고 있습니다. 왜냐하면 남성호르몬은 근육을 다량 보유하고 지방이 적은 남성의 몸을 유지해 주는 호르몬인 반면, 여성호르몬의 경우는 그와 반대의 작용을 하는 호르몬이기 때문입니다. 또한 지방이 축적되는 부위나 순서에도 차이가 있어서 여성의 경우는 우선 다리나 엉덩이에 살이 붙고 그 다음에 배 쪽, 가장 나중에 팔이나 상체에 살이 붙고 체중이 감소할 때는 언제나 그 반대 순서로 빠지게 됩니다. 그러다가 완경 이후에 여성호르몬이 감소된 상태에서는 남성들처럼 복부 쪽에 먼저 지방이 축적됩니다. 이로써 당뇨병뿐만 아니라 각종 성인병들이 발생할 기반이 마련됩니다. 그렇기 때문에 단순히 굶거나 다이어트를 반복하면 오히려 강력한 요요현상에 의해서 체중 감량에 실패할 수 있습니다. 이는 건강에도 해로울 수가 있기 때문에 장기적인 안목을 가지고 평소 표준 체중을 유지하며, 자신의 표준 체중과 활동 정도를 파악하여 1일 총열량을 계산해서 적절한 열량 섭취를 하고, 우리 몸에 필요한 영양소들이 고루 포함되도록 식사해야 합니다. 순차적인 체중 감소를 목표로 하면서 이에 병행되는 규칙적인 운동이 있다면 건강을 지키는 데에는 문제가 없을 것입니다.

운동 요법

규칙적인 운동은 매우 중요합니다. 유산소 운동이 바람직하며, 1회 운동 시 적어도 30분~1시간, 일주일에 최소한 3일~5일 정도를 꾸준히 실시해야 합니다.

당뇨 환자들은 혈당이 운동에 따라 민감하게 변하기 때문에 식후 30분부터 식후 3시간 사이에 운동을 하면 저혈당을 예방하면서 식후 혈당 상승을 억제할 수 있습니다. 운동 중 혈당 조절을 위해 물을 충분히 섭취하고 저혈당 발생을 대비해서 빠르게 흡수되는 탄수화물 음식을 준비합니다.

당뇨 환자에게는 빨리 걷기(30분에 3km 걷기)가 안전하며 저강도의 달리기 또는 자전거 타기도 좋습니다. 허리와 다리 관절에 문제가 있을 경우 수영이 권장됩니다.

약물 치료

당뇨병 환자는 개개인에 따라 치료 방법이 다릅니다. 인슐린 저항성이 주로 문제인지 아니면 인슐린 분비에 문제가 있는 것인지 검사를 통해서 판단해야 하고, 비만한지 말랐는지 등 체격 조건에 따라서도 치료 방법의 조정이 필요합니다. 물론 어떤 원인으로 발생하였건 간에 바른 생활 습관의 확립이 어느 명약보다도 나은 최고의 처방이란 것을 잊어서는 안 됩니다.

가장 흔한, 인슐린 저항이 원인이 된 경우에 있어서는 인슐린 저항 개선제를 쓸 수 있겠으며, 인슐린이 모자라는 경우에는 인슐린을 쓰거나 또는 췌장의 인슐린 분비를 촉진하는 약제를 쓸 수 있습니다. 식사 시 당의 흡수를 제한시켜 주는 약제도 있습니다. 이러한 것 외에도 합병증을 예방하기 위한 약제들과 이미 당뇨병 합병증이 발생한 경우에는 이를 조절하기 위한 각 약제들이 추가됩니다. 이러한 약물을 이용한 혈당 조절은 반드시 주치의의 처방에 정확히 따라야 합니다.

우리나라에서는 특히 많은 환자들이 주치의의 처방 없이 판매된 양약, 한약, 건강보조식품, 민간 요법을 남용해서 합병증이 악화되거나 당뇨약과 인슐린의 효과가 변화되어 오히려 혈당의 조절이 힘들어지는 경우가 많습니다. 따라서 이러한 약이나 요법을 사용할 때에는 주치의와 사전에 상의가 필요합니다.

Chapter 18

내분비계 질환 : 갑상선 질환

이유미 교수
연세대학교 의과대학 내과학교실

서론

갑상선은 목 앞쪽 피부 바로 아래에 위치한, 대표적인 내분비 기관의 하나로서 갑상선 호르몬을 분비합니다. 갑상선 호르몬의 가장 중요한 역할은 기본적인 체내 대사를 조절하는 것입니다. 그 외에도 혈압을 유지해 주고 각종 조직들의 정상적인 성장과 발달을 담당하고 생식기능에도 중요한 영향을 줍니다. 갑상선 질환은 여성에게 뚜렷이 많이 발생합니다.

많은 환자들은 "제게 '갑상선'이 있습니다"라고 말합니다. 그러나 이는 갑상선이라는 내분비기관을 지칭하는 말일 뿐입니다. 그보다는 갑상선의 무슨 질환인지가 중요합니다. 갑상선 질환은 크게 갑상선 호르몬의 분비에 이상이 생기는 기능적 이상, 갑상선에 혹이 생기는 경우로 나눠볼 수 있습니다.

기능적 이상과 관련된 갑상선 질환

갑상선 기능항진증

갑상선 기능항진증은 갑상선을 공격하는 자가 항체가 생겨서 필요이상의 갑상선 호르몬이 생성되어 체내 기초 대사가 매우 항진되는 병입니다. 이를 "그레이브스씨 병"이라고도 합니다. 이 병에 걸리면 잘 먹어도 1~2달 내에 10kg 이상의 체중이 급격하게 감소되며 기초대사가 증가하여 매우 땀을 많이 흘리고 더위를 무척 타며 배변 횟수가 잦아집니다. 손이 떨리는 증상이 동반되고, 매우 심한 피로감을 느끼고 온몸에 힘이 빠지는 증상이 있을 수 있습니다. 심장이 과도하게 뛰게 되기 때문에 가슴이 두근거리는 빈맥 현상이 두드러집니다. 이러한 증상은 특히 이미 기존에 심장 이상이 있던 분들의 심장 기능을 급격하게 악화시키는 원인이 되기도 합니다. 이미 완경으로 골다공증의 위험이 높은 여성의 경우 골대사가 동시에 항진되어 골다공증을 악화시키는 요인이 되기도 합니다. 외형적으로는 눈이 앞으로 튀어나오거나 갑상선이 전반적으로 커지는 것이 관찰될 수 있습니다. 그러나 노년층은 젊은 사람에 비해서 이러한 외형적 변화가 거의 없으면서 부정맥이나 체중 감소만 나타나는 경우가 왕왕 있어서 처음에 다른 검사를 하다가 후에 갑상선 이상이 발견되곤 합니다. 따라서 세심한 관찰과 주의가 필요합니다.

진단 후에는 항갑상선제를 써서 일단 체내 과도한 갑상선 호르몬의 기능을 진정시키게 되며, 이러한 약물들은 약 1~2년을 투여하다가 서서히 그 용량을 줄여나가면서 기능이 정상화되는 시점에 따라 중지하게 됩니다. 자주 재발하는 경우나 약물 치료를 할 수 없을 때에는 방사선 동위원소 치료나 수술을 할 수도 있습니다.

갑상선 기능저하증

갑상선 호르몬이 부족한 갑상선 기능저하증일 때는 그 증상이 앞서 말한 증상과 모두 반대로 나타납니다. 체내 기초 대사가 많이 저하되기 때문에 한 마디로 몸의 모든 기능이 느려지고 떨어집니다. 일단 매우 쉽게 피곤을 느끼며 체온이 떨어지며 쉽게 추위를 탑니다. 체내의 대사산물이 원활하게 배출되지 못하기 때문에 몸 곳곳에 그 산물들이 쌓이게 되어 체중이 증가하게 됩니다. 피부도 거칠어지고 머리카락도 거칠어지면서 빠지기도 합니다. 심박동이 매우 느려지게 되며 말투도 느려지고 목소리도 가라앉는 경향을 보입니다. 장운동도 느려지기 때문에 변비가 오게 됩니다. 외형적으로는 얼굴이 매우 푸석해 보이며 전체적으로 부은 듯한 느낌을 주고, 갑상선이 보상 작용을 하기 위해 대개 커져 있는 양상을 보이게 됩니다. 혈액 검사에서는 빈혈이 관찰될 수 있고 특징적으로 콜레스테롤이 증가하게 되는 현상을 보입니다.

치료는 갑상선 호르몬을 보충해 주면 됩니다. 단 기저 심장 질환이 있거나 있을 가능성이 높은 경우에서는 소량부터 시작하여 서서히 증량을 해야 합니다.

불현성 갑상선 기능 이상

갑상선의 기능적 이상이 위와 같이 뚜렷한 증상을 보이게 되면 진단하기도

용이하고 치료도 빨리 할 수 있습니다. 하지만 증상은 뚜렷하지 않으면서 검사상에서만 갑상선 기능 검사에 이상이 보이는 경우들도 있는데 이를 불현성 갑상선 기능 이상증이라고 합니다. 나이가 들면서 동반되는 증상들과 거의 비슷하기 때문에 그냥 지나치기가 쉽습니다. 하지만 약간의 기능 항진이 있는 경우에 심장 부정맥과 골다공증이 악화될 수가 있으며 약간의 기능 저하가 있는 경우에는 변비라든지 만성 피로와 우울증을 초래할 수가 있기 때문에 조금이라도 의심이 되면 갑상선 기능 검사를 해보는 것이 좋습니다. 이러한 불현성 기능 이상을 교정했을 때 여러 가지 비특이적인 증상들이 좋아지면서 삶의 질이 증진된다는 보고들이 있습니다.

갑상선염

갑상선에 염증이 발생하는 경우들이 있습니다. 이는 아급성, 만성으로 나뉘게 되는데, 아급성 갑상선염은 바이러스 감염이나 임신과 관련되어 일시적으로 오는 것으로써 처음에는 염증으로 인해서 갑상선 호르몬이 다량 깨져서 나오기 때문에 갑상선 기능 항진증이 나타나고 3~6개월 후에는 새로운 갑상선 호르몬이 생성되기까지 일시적으로 갑상선 호르몬 부족으로 인한 갑상선 기능 저하증이 나타납니다. 만성 갑상선염은 매우 흔한 질환으로서 소위 "하시모토씨 병"이라고도 합니다. 이는 수십 년에 걸쳐서 일어나는 현상으로 처음에 특별한 기능이상을 보이지 않다가 사람에 따라서 차이는 많지만 대개 나이가 들어서 갑상선 기능 저하증으로 나타나게 됩니다. 이 단계에는 앞서 언급한 갑상선 기능 저하증에 준하여 치료하면 됩니다.

갑상선 종양

근자에 건강 검진이나 개인 병원에서 목 부위의 초음파도 많이 하게 되면서 유난히 갑상선 혹이 많이 진단되고 있습니다. 이 혹의 진단 및 치료, 그 의미를 살펴보겠습니다.

사실 갑상선 기능 이상보다도 더욱 흔한 것이 갑상선에서 발견되는 결질입니다. 인구의 5~10%에게서 만져지는 갑상선 혹이 발견되며 연령이 증가 할수록 그 발견되는 확률은 높아집니다. 최근에는 초음파가 매우 발달되어 불과 몇 mm에 불과한 촉지 불가한 혹들도 진단되고, 건강 검진에서 경부 초음파를 일상적으로 하게 되면서 우연히 발견되는 갑상선종이19~67%까지도 보고됩니다.

그런데 '혹'하면 누구나 혹시 이게 암이 아닐까하는 우려를 하게 됩니다. 갑상선 결절의 대부분은 양성 결절이지만 암도 있습니다. 따라서 손으로 촉지되거나 또는 초음파로 결절이 발견되었을 때 우선은 다음과 같은 사항에 해당되는지 확인해 봐야 합니다. 갑상선 부위에 방사선 노출력이 있거나, 갑상선 암 가족력이 있거나, 갑자기 커진 경우이거나 목소리의 변화가 동반되고 주변 임파선이 같이 만져지는 경우 암일 가능성이 있습니다. 그러나 가장 중요한 검사는 실제로 세포를 뽑아서 현미경으로 그 모양 및 양상을 확인하는 것입니다. 그 세포들의 모양에 따라서 갑상선 유두세포암, 갑상선 여포세포암, 갑상선 수질암, 갑상선 임파종, 갑상선 미분화암 등 그 종류가 다양합니다. 이때 가능하다면 근치적 수술로 치료합니다. 예후를 생각할 때 갑상선 암에서 가장 중요하게 여겨지는 것이 나이입니다. 즉 대개 45세 이상일 때 재발 고위험군에 들기 때문에 더욱 세심한 치료가 요구됩니다. 그래서 고위험군이거나, 주위 전이 또는 원격 전이가 있는 경우에 수술 후 고용량의 방사선 동위원소 치료가 반드시 병행되어야 하며, 약물 유지 요법 즉 평생 갑상선 호르몬을 투여를 하여 다시 재발하지 않도록 해야 합니다. 대부분은 갑상선 유두세포 암으로써 다른 고형 암들에 비해서는 예후가 좋은 편입니다. 즉, 10년 평균 생존율이 80%를 육박하므로 희망을 가지고 열심히 치료를 하는 것이 중요합니다.

Chapter 19

신경계 질환 : 두통

문희수 교수
강북삼성병원 신경과

두통은 전체 인구의 90% 이상이 경험할 정도로 아주 흔한 증상입니다. 여자 66%, 남자 57%는 1년에 적어도 한 번 이상 두통 때문에 고통을 받는다는 통계 자료도 있습니다. 두통은 이렇게 흔한 증상이지만 사람들은 자기 혼자만 고통을 받는 것처럼 생각하고 머릿속의 심각한 질병을 떠올리며 고민하게 됩니다. 최근에는 온갖 의학 정보가 넘쳐흘러서 이제는 건강 염려증까지 두통의 원인이 됩니다.

두통과 관련된 흔한 질문들

머리가 아프면 어떤 병을 우선 생각하게 되나요?

머리가 아프면 사람들은 먼저 머릿속에 뇌종양과 같은 좋지 않은 병이 생겼을까봐 걱정하게 됩니다. 그러나 현실적으로 뇌종양은 흔하지 않습니다. 실제 두통은 수없이 많은 원인에 의해서 나타나는 하나의 증상으로서, 사람들이 걱정하는 뇌 질환은 그 원인 중 일부입니다. 따라서 뇌 질환에 대해서는 지나치게 걱정할 필요가 없습니다. 더욱이 최근 의학의 발달로 많은 뇌 질환은 치료가 가능합니다. 두통에 대한 지나친 걱정이 오히려 두통의 원인이 될 수도 있습니다.

두통의 원인은 종류가 아주 많습니다.

두통의 원인은 아주 많아서 현재 300종류 이상 알려져 있습니다. 그런데 이 중에는 뇌종양, 뇌혈관 질환, 뇌염, 뇌막염 등 신경과 질환도 있지만 명백한 기질적 뇌 질환을 찾을 수 없는 경우가 더 많습니다. 원인을 찾을 수 있는 경우를 이차두통(secondary headache)이라고 하는데 여기에는 기질적인 뇌 질환 뿐 아니라 감기 등 열을 동반하는 질환이나 약물이나 알코올 등에 의한 경우도 있습니다. 그러나 두통 환자 중에서는 특별한 원인을 찾지 못하는 경우가 더 많은데 이런 것을 원발두통(primary headache)이라고 합니다. 원발두통과 이차두통은 진단 및 치료 방법과 예후가 다르기 때문에 잘 구별하여야 합니다.

두통 양상만으로는 원인을 구분하기 어렵습니다.

두통 환자는 자신의 증상을 설명하면 의사가 정확한 원인을 찾거나 걱정되는 뇌 질환의 여부를 정확하게 알려줄 것으로 기대합니다. 그러나 두통의 양상은 개개인에 따라서 다르며 매우 복잡하고 다양합니다. 따라서 두통 증상만으로 뇌 질환에 의한 이차두통인지 확실하게 구분하는 것은 어렵습니다. 흔히 두통 부위가 부분적이면 그 부위에 질병이 있다고 생각하기 쉽지만 편두통과 같은 원발두통에서도 국소적인 통증이 나타납니다. 또한 사람들이 걱정하는 것과는 달리 만성두통은 이차두통보다는 원발두통일 때가 많습니다.

환자의 두통은 의사의 골칫거리입니다.

우선 원발두통인지 이차두통인지를 구별해야 하고 이차두통이 의심이 되면 원인 질환이 무엇인지 추정하고 이를 찾기 위한 최선의 검사 방법을 선택해야 합니다. 원발두통이라고 생각하고 검사를 미루다가 후에 여러 종류의 뇌출혈, 뇌기생충 질환, 뇌종양 등의 질환이 발견되는 경우도 있어 신경과 전문의의 진찰을 받은 후 적절한 검사와 치료를 받는 것이 중요합니다. 이차두통 중 뇌막염이나 소량의 지주막하 출혈의 경우에는 CT나 MRI에서 이상 소견이 보이지 않는 경우도 흔합니다. 이런 경우에는 뇌척수액 검사나 뇌혈관촬영을 시행해야 합니다. 또한 검사에서 이상 소견이 보이지 않는 원발두통의 경우 증상만으로 어떤 유형의 두통인지 판단해야 합니다. 그래서 두통은 의사의 골칫거리입니다.

다음과 같은 경우에는 위험한 기질성 뇌 질환을 의심할 수 있으므로 주의해야 합니다.

- 새로운 형태의 심한 두통이 갑자기 시작될 때
- 두통이 수일이나 수주에 걸쳐 점차 심해지는 경우
- 열이 나고 경부 강직, 또는 발진 등의 전신성 질환 등이 동반되는 경우
- 과로, 긴장, 기침, 용변 후 또는 성행위 후에 두통이 나타나는 경우
- 50세 이후에 처음으로 두통이 시작되었을 때
- 다음과 같은 신경 증상이 동반될 때: 행동의 이상, 졸림, 의식 소실, 기억력 감소, 발열과 구토, 운동, 감각 이상 증상, 시야 장애, 복시(둘로 보임), 보행 장애, 균형감 상실

두통의 종류

두통의 종류는 우리가 일반적으로 알고 있는 것보다 무척 광범위하여 일일이 다 소개할 수 없지만 그 중에서도 흔히 접할 수 있고 쉽게 오류를 범할 수 있는 것들을 중점적으로 소개하겠습니다.

편두통 Migraine

머리의 한쪽 편만 아프다고 모두 편두통은 아닙니다. 두통이 있기 수 시간 내지 하루 전에 신경이 예민해지고, 피로감, 식욕부진 등이 전구 증상으로서 나

타나기도 합니다. 편두통은 조짐 증상이 있는 것과 없는 것으로 구분할 수 있는데 전구 증상이 없는 경우가 전체 편두통의 80%이상으로 더 흔합니다. 조짐 증상으로는 시각 조짐이 가장 흔한데, 이 경우 눈앞이 일그러져 보이거나 지그재그 선이 시야 일부에서 생겨나 점차 퍼져나가기도 하고, 가운데 부분이 보이지 않기도 합니다. 이는 수분 동안 지속되다가 좋아집니다. 조짐 중에 또는 조짐 후 1시간 이내에 두통이 발생하는 경우가 많으며, 편측 또는 양측 머리에서 맥박이 뛰는 것 같은 박동성 두통과 함께 안구통, 오심과 구토를 흔히 동반하고 밝은 빛이나 예리한 소리에 과민해 질 수 있습니다. 편두통은 일상생활에 지장을 줄 수 있을 정도의 심한 두통이기 때문에 학교생활이나 사회생활이 어려워집니다. 또한 발작적이고 반복적인 성향으로 두통이 없는 무증상기에도 두통에 대한 불안감으로 평상시의 생활이 제한될 수 있기 때문에 정확한 진단과 함께 적절한 치료가 필요합니다.

편두통은 여자에게 더 많습니다. 초경을 시작하면서 편두통 유병률이 증가하여 생리 전후에 편두통이 심해지고 폐경이 되면서 호전되는 경우가 많은데 이는 여성호르몬과 편두통이 밀접한 관계가 있음을 입증하는 근거가 될 수 있습니다.

편두통의 발병 기전으로는 아직 명확하게 밝혀져 있지 않지만 쉽게 설명하면 다음과 같습니다. 편두통 환자는 일반인에 비해 주위자극에 쉽게 흥분하는 소위 예민한 뇌를 가지고 있습니다. 평상시에는 괜찮다가도 신체내부나 외부 환경의 변화에 의해 뇌가 자극되어 흥분하면 뇌혈관이 팽창하고 이에 혈관 주위의 삼차신경이 자극되면서 통증신호를 뇌간과 대뇌까지 전달합니다. 통증체계가 흥분하면 편두통과 이와 동반된 구토와 같은 자율신경계 증상을 호소하게 됩니다. 편두통은 정확한 진단과 각 환자에게 맞는 적절한 치료가 중요합니다. 약물 치료에는 두통이 있을 때 빨리 통증을 없애주는 급성기 치료와 두통의 빈도와 강도를 줄이기 위한 예방 치료가 있습니다. 급성기 치료제로는 트립탄과 같은 편두통 특이 약물과 다른 통증에도 광범위하게 사용되는 비특이 약물이 있습니다. 예방 치료에는 칼슘통로차단제, 베타차단제 등이 사용됩니다. 일단 두통이 시작되면 되도록 초기에 복용하는 것이 효과적입니다. 약을 복용하면 달력이나 수첩에 투약 날짜 및 횟수 등을 기록하여 조절하는 것이 좋습니다. 대다수의 일반 두통약에 카페인이 다량 함유되어 있기 때문에 자가 처방으로 무분별하게 복용하는 경우에는 오히려 약물에 의한 만성 두통이 생길 수 있으므로 신경과에서 정확한 진단을 받은 후에 처방에 따라 복용하는 것이 바람직합니다.

편두통은 정신적 스트레스나 쵸콜릿, 치즈, 아이스크림, 중국 음식 등에 의해 악화될 수 있고 수면 부족, 식사를 굶는 것, 소음이나 밝은 불빛이 해가 되는 경우도 있으니 주의하여야 됩니다. 편두통의 유발 인자 또는 악화 인자를 줄이려고 노력해야 하며 평상시 꾸준한 운동과 적당한 휴식과 영양 섭취를 하는 것도 큰 도움이 됩니다.

긴장형두통 Tension-type headache

긴장형두통은 가장 흔한 두통입니다. 스트레스나 과로, 긴장 등으로 두경부의 지속적인 근육수축에 의한 연관통으로 발생한다고 생각되어 근육수축성 두통, 스트레스성 두통이라고 불린 적도 있습니다. 비박동성이며 양측 두부에 띠를 두른 듯한, 조이는 느낌을 받습니다. 오전보다는 오후에 더 심한 경향이 있습니다. 직업적으로는 사무직이나 수험생 등 정신적 작업을 하는 경우에 호발합니다. 목이나 어깨가 무겁거나 아픈 수가 많고, 근육이 굳어져 있거나 압통이 있는 수가 많습니다. 편두통이 동반되어 있는 경우도 많습니다. 치료를 위해서 일반적으로 간단한 진통제를 복용하는 경우가 많지만 환자의 상태에 따라 근이완제, 항불안제를 소량 사용하기도 합니다. 또한 수면 장애가 없도록 조절해 주는 것도 중요하며, 정신적 긴장을 풀고 규칙적이고 여유 있는 생활 패턴을 갖는 것이 치료에 중요합니다.

약물과용두통 Medication overuse headache

많은 만성두통 환자들이 두통 조절을 위해 자주 약물을 복용하고 있지만, 역설적으로 이러한 만성적 약물 복용으로 인하여 두통이 유발되거나 악화됩니다. 한 통계에 의하면 만성적 약물 복용으로 인한 두통이 전체 두통 환자의 5~10%나 된다고 합니다. 이 중 원래의 두통이 편두통인 경우가 65% 이상으로, 편두통 환자가 진통제를 과다하게 복용하면 아주 치료하기 힘든 약물과용두통으로 전환되어 소위 '긁어 부스럼'을 만들게 됩니다. 우리나라는 약을 쉽게 구입할 수 있고 여러 가지 성분이 같이 들어 있는 복합 약물이 많아서 투약 전 정확한 교육이 시급한 실정입니다. 만성두통에 시달리고 있다면 자꾸 새로운 진통제를 찾지 말고 전문의의 도움을 받는 것이 두통을 치료하는 지름길임을 명심하세요.

그 밖의 두통

주로 중년 남성에서 비교적 흔한 군발두통(cluster headache)은 편측 두통과 함께 같은 쪽에서 결막이 충혈 되면서 눈물이 흐르는 증상이 동반되고 심하면 눈 주위가 부어오릅니다. 특징적으로 야간에 자는 도중에 발생하는 경우가 흔하고 많을 경우 하루에 5~6회씩도 발생할 수 있습니다. 약 1~2개월 지속되다가 저절로 없어지며 다시 그 계절이 돌아오면 재발하는 경우가 흔합니다. 이렇듯 두통이 무리지어 발생하는 양상에서 군발두통이라는 이름이 유래했습니다. 뇌경색이나 뇌출혈에 동반되어 두통이 발생하는 경우 의식 장애, 언어 장애, 편마비 등이 증상으로 나타나 쉽게 진단이 가능합니다. 그러나 지주막하출혈의 경우 '망치로 때리는 듯한' 갑작스러운 격심한 두통이 유일한 증상일 수 있기 때문에 주의를 요합니다. 만약 격심한 두통이 갑자기 발생했다면 반드시 병원에 가서 진찰을 받으셔야 합니다. 그 외 뇌종양 등에 의해 뇌압이 증가될 때 두통이 발생할 수 있는데 특히 자고 일어났을 때 심해질 수 있습니다. 또한 삼차신경통, 설인신경통, 포진후신경통 등의 질환들도 두통을 일으킬 수 있는데 이들의 두통 양상은 '칼로 찢는 듯한, 전기 오르는 듯한' 짧고 예리한 통증이 특징입니다. 그 외 고혈압, 호흡기 질환, 심장 질환, 또는 그 치료제에 의한 두통이 있을 수 있으므로 무작정 아플 때 진통제를 복용하는 것은 옳지 못합니다.

Chapter 20

신경계 질환 : 중년여성의 손발 저림증

오지영 교수
건국대학교병원 신경과

손발 저림증과 중풍기

"손발이 자꾸 저리는 것도 중풍기라던데 예방약은 없나요? 저희 시어머님이 중풍으로 한 3년 자리보전하시다 돌아가셔서 겁이 나서요."

50대 초반으로 보이는 한 아주머니가 외래로 찾아오셔서 걱정스런 표정으로 조심스럽게 물어봅니다.

"어느 부위가 어떻게 저린지 설명해 주시겠어요?"

"오른손가락 엄지부터 세 손가락 마디 끝이 저릿저릿하면서 어떤 때는 손 전체가 저리는 것 같기도 하고 밤이 되면 더 저려서 깨서 한참을 주물러야 좋아지기도 해요."

"무슨 일을 하세요?"

"그냥 집안일이죠, 뭐. 얼마 전에 딸아이가 손자를 낳아서 기저귀 빨래하느라 요즘 손을 많이 쓰기는 해요."

"다른 병을 앓고 계시지는 않나요?"

"없어요. 아주 건강했어요."

이 정도의 간단한 질문만으로도 대부분의 신경과 의사들은 이 아주머니의 증상이 흔히들 말하는 '중풍기'가 아니라 '손목굴증후군' 이라고 불리는 말초신경병증임을 짐작하게 됩니다.

손목굴증후군이란?

손목굴이란 그림 1에서 보듯 손목 주름 바로 아래에 위치하는 터널처럼 생긴 구조물로 이 사이로 여러 근육 인대와 함께 정중신경이 지나갑니다. 손목굴증후군이란 바로 이 손목굴 안의 압력이 여러 가지 원인에 의해 증가하면서 정중신경이 눌리게 되어 생기는 증상들을 일컫는 말입니다. 정중신경은 우리 몸의 수많은 신경 중 하나로, 주로 손목이나 손가락을 굽히는 작용을 하고 엄지손가락에서 네 번째 손가락 바깥쪽 1/2까지의 손바닥 면 감각을 담당하는 중요한 신경입니다.

증상은 위의 예와 같이 정중신경이 감각을 담당하는 부위, 즉 엄지손가락에서 네 번째 손가락 바깥쪽 1/2까지 손바닥 면이 저리고 감각이 둔하거나 아픈 것이 특징입니다. 밤이 되면 더 심해지는 경우가 많고 손을 주무르거나 털면 증상이 일시적으로 좋아지기도 합니다.

그림 1.

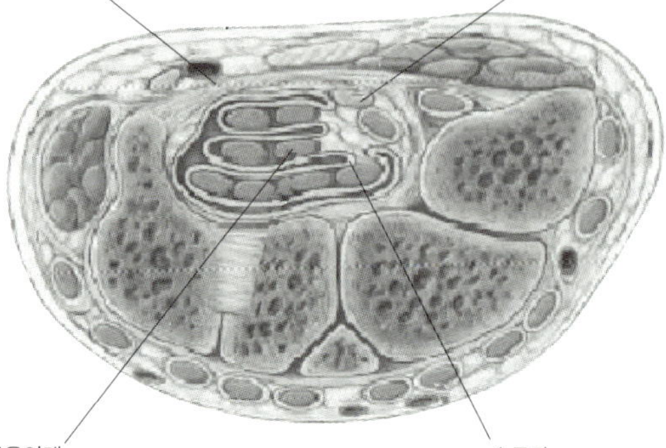

손목굴증후군의 원인

반복적으로 손목을 굽혔다 폈다하여 손목굴 안의 압력이 증가하는 것이 흔한 원인 중 하나입니다. 그래서 집안 일이 많은 가정주부나 음식점 주방에 종사하는 여성들이 찾아오시는 경우가 많습니다. 그러나 그 외에도 당뇨, 갑상선 기능저하증, 류마티스성 관절염 같은 전신 질환에 의해서도 발생할 수 있으므로 손목굴증후군으로 진단되면 이런 질환들의 병발 여부를 확인해야 합니다.

손목굴증후군의 진단

진찰을 해보면 정중신경이 감각을 지배하는 부위의 통각이나 촉각이 떨어져 있고 심한 경우에는 엄지두덩의 살이 빠져있는 것을 볼 수 있습니다. 증상을 유발시켜 보는 방법도 진단에 도움이 되는데 그림 2처럼 양 손목을 직각으로 굽혀 양 손등을 마주보도록 한 다음 잠시 기다리거나 손목을 가볍게 누르고 있어도 평소와 같은 저리고 불편한 증상이 나타나게 됩니다. 혹은 신경과 진찰에 쓰이는 작은 고무망치로 손목을 두드릴 때도 손가락 끝으로 저릿저릿하게 전기가 흐르는 듯한 느낌을 받을 수 있는데, 이것은 신경이 손상되었다가 다시 재생되면서 자극에 과민한 반응을 보이기 때문에 나타나는 증상입니다.

그림 2.

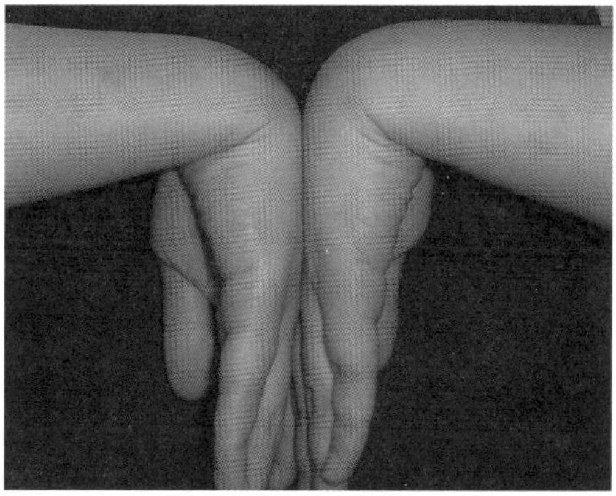

정확한 진단은 신경전도 검사와 근전도 검사라는 특수 장비를 이용한 검사를 통해 이루어지는데 정중신경을 약한 전기로 자극하고 몇몇 근육을 가는 침으로 자극하여 얻어진 결과로 신경이 얼마나 손상되었는지 가늠할 수 있고 목디스크나 다른 원인에 의한 손저림인지도 판단할 수 있습니다. 따라서 신경과 전문의의 진찰과 검사를 받는 것이 중요합니다.

손목굴증후군의 치료

치료는 크게 보존적 치료와 수술적 치료로 나눌 수 있습니다. 증상이 오래 지속되지 않고 간헐적으로 나타나거나 심하지 않은 경우에는 우선 보존적 치료를 시작하는데, 손목을 무리하게 사용하지 않도록 하고 가끔씩 손목 보호대를 착용하는 것이 좋습니다. 비스테로이드계 소염제와 신경병 통증을 완화시켜 수는 약물 치료가 있으며, 약물 치료가 효과가 없거나 부득이 어려운 경우에는 손목굴에 국소 마취제를 주입하는 방법도 있습니다.

수술적 치료는 신경이 오랫동안 눌려서 신경의 기능을 상실할 정도로 증세가 심한 경우에 고려해 볼 수 있습니다. 문제가 되는 손목 인대를 늘려주거나 수근관 내의 불필요한 조직들을 제거해서 신경이 눌리는 원인을 제거하는 것으로 가장 효과적인 치료 방법이라고 볼 수 있겠습니다. 최근에는 내시경을 이용한 수술도 가능해서 상처가 별로 남지 않지만 수술 후 증상이 재발되는 등의 합병증도 있으므로 수술 여부는 전문의와 충분한 상의를 거쳐 결정해야 합니다.

또 앞서 말했듯이 손목굴증후군을 초래할 수 있는 내과 질환들이 숨어있는 것은 아닌지 검사를 받아보고 만약 질환이 발견되면 원인 질환을 치료하는 것이 중요하겠습니다.

가끔 한쪽 팔 다리가 저린 경우

자고 일어났더니 한쪽 팔 다리가 저려서 왔다고 하시는 분들을 종종 보게 됩니다. 주로는 마르고 젊은 여성이나 신경이 예민한 중년여성 분들이 많은데 신경학적 검사나 뇌 자기 공명 영상(MRI), 신경 전도 검사, 혈액 검사 등 모든 검사를 해보아도 이상이 없는 경우가 대부분입니다. 증상도 길어야 몇 분 정도인데 왕왕 나타나기 때문에 큰 병이 있는 것이 아닐까 걱정을 하게 됩니다. 이런 경우는 한쪽으로 오랜 시간 누워 주무신 경우가 많습니다. 잠을 자는 동안 우리 몸은 신경이 오랫동안 눌려 손상되는 일이 없도록 무의식적으로 뒤척이게 되는데, 한 자세로 오랫동안 누워있는 경우에는 신경이 압박 손상을 받아 깨어났을 때 쥐가 나듯이 저리거나 심하면 팔을 움직이는데 어려움이 있을 정도가 되는 것입니다. 보통은 무심코 지나치지만 예민하거나 우울한 성향이 있는 분들은 이것을 큰 병으로 걱정하여 병원을 찾아오시고 검사를 받아보길 원하십니다.

Saturday night palsy 또는 Honeymoon palsy라고 불리는 신경 마비가 있는데 전자는 잠자리에 들기 전 술에 만취해 한 자세로 정신없이 잔 후에, 후자는 신혼기간 중 남편이 부인에게 팔베개를 해주느라 팔을 뻗은 자세로 꼼짝없이 누워 잔 뒤에 팔의 신경이 마비된 경우를 말하는 별칭입니다. 또 드물지만 유전적으로 가벼운 압박에도 신경이 쉽게 손상 받는 경우가 있습니다. 가끔씩 팔 다리의 마비가 있다가 좋아지는 증상이 반복적으로 나타나면서 가족이나 친척들도 비슷한 증상이 있다면 유전자 검사와 신경 전도 검사로 쉽게 진단할 수 있습니다.

또한 드물지만 뇌졸중 중 어떤 것은 운동 마비 없이 한쪽 팔 다리의 감각이 소실되거나 저리고 아픈 증상이 나타나기도 하므로 뇌졸중의 위험 인자인 고혈압, 당뇨, 고지혈증, 뇌졸중의 가족력 등이 있거나 증상이 수 시간 이상 지속되는 경우에는 빨리 신경과 전문의의 자세한 진찰을 받아야 합니다.

양 손발이 다 저리는 경우

만일 저린 증상이 장갑과 장화를 신은 듯이 손발 끝에 대칭적으로 있나면 다발성 말초신경병증을 의심해 볼 수 있습니다. 특히 당뇨나 만성 신장 질환을 앓고 계신 분들에게 매우 흔히 나타나는 증상인데 이는 이런 전신 질환에 의해 신경에 독성을 가진 대사물들이 침착되어 신경이 손상되기 때문에 발생합니다. 따라서 이런 경우 증상만 치료하는 것은 아무런 도움이 되지 못하며 증상 조절과 함께 원인이 되는 질환을 엄격히 치료하는 것이 가장 중요합니다. 유감스럽게도 원인 질환을 잘 조절한다고 해도 신경병증이 완전히 치료되는 것은 아닙니다. 그러나 악화되는 속도를 늦추고 증상을 완화시킬 수는 있습니다.

그 외 다른 원인

손발 저림의 원인으로는 바이러스 등의 감염, 면역 이상 질환, 약물이나 화학물질에 의한 경우, 유전성 질환 등 셀 수 없을 만큼 많은 요인이 있습니다. 이들 질환을 감별해 내기 위해서는 자세한 병력 청취와 혈액 및 신경 전도 검사 등 여러 가지 자세한 검사가 필요합니다. 따라서 이상이 생겼을 때 신경과 전문의의 진찰을 받는 것이 무엇보다도 중요합니다.

Chapter 21

중년여성과 건망증

정지향 교수
이대목동병원 신경과

대부분의 사람들은 50대 중반을 넘어서면 기억력 저하로 인해 당황스런 경험을 하게 됩니다. 비교적 기억력이 좋았던 사람들도 나이가 들면서 한 두 번씩 이러한 경험을 하는데요. 이러한 증상은 중년남성보다 중년여성에게 더 흔하게 발생합니다. 중년여성이라면 종종 부엌에 들어갔다가 왜 들어갔는지 잊어버리거나, 쇼핑몰에서 차를 어디다 주차했는지 잊어버리거나, 현금 인출기에서 돈을 찾을 때 비밀 번호를 기억하지 못했던 경험들이 있을 것입니다. 또한 예전에는 한번만 읽어도 이해했던 글을 이제는 여러 번 읽어야만 내용을 파악할 수 있다는 환자들도 있습니다. 그러나 이러한 종류의 기억력 저하 경험이 알츠하이머병 같은 퇴행성 뇌질환의 발병을 의미하는 것은 아닙니다.

기억이란 무엇인가?

새 정보를 학습하고, 저장, 필요에 따라 되살리는 과정이 기억입니다. 이는 대뇌의 신경세포 전달 물질의 저장을 통해 진행되는 과정입니다. 모든 기억들이 다 똑같이 유지되지 않죠. 어떤 것들은 단지 짧은 시간 동안만 뇌에 보존되었다가 버려집니다. 만약 우리가 머릿속에 그동안 걸었던 모든 전화번호들이나 봐왔던 모든 영화의 시간과 장소를 저장하고 다닌다고 상상해보세요. 그로 인해 정작 필요한 것을 찾는 일은 더 어려워 질 것입니다. 그에 반해 중요하다고 판단되거나 강렬한 감정이 개입된 기억들은 두뇌 속에 상당히 오래 저장됩니다. 이 정보는 뿌리 깊이 뇌 속에 박혀 우리의 일부가 됩니다. 그렇게 얻은 이미지, 경험, 그리고 지식은 우리의 심리적·사화적 자아의 본질 측면이 되지요. 우리의 기억에는 친한 친구의 이름과 사랑하는 사람들의 얼굴들과 같은 사실과 이미지, 운전과 같은 절차와 기술, 그리고 직장에서 사용되는 전문지식 등이 포함됩니다. 우리는 이런 중요한 것을 잊어버리기 시작할 때 걱정하게 됩니다.

기억의 종류에는 여러 가지가 있습니다. 그 중 일상생활에 영향을 미치는 기억의 종류는 단기 기억과 작업 기억입니다. 단기 기억은 수초, 수분 동안 기억할 필요가 있는 정보이며 그 후엔 사라집니다. 단기 기억은 약속 날짜와 시간을 달력에 기록할 때까지 기억할 필요가 있을 때 사용됩니다. 작업 기억은 좀 더 복잡한 형태의 단기기억이죠. 작업 기억은 특별한 목적 아래 사용됩니다. 예를 들어 어떤 것을 선택할 지 고려 중일 때 그리고 당장 결정을 내려야 할 때가 그러한 경우입니다. 예컨대 슈퍼마켓에서 빨래 세제를 고를 때, 어떤 용량을 고르는 게 경제적인지 고려 중일 경우 각각의 가격을 기억하고 무게 당 가격을 계산한 후에 큰 사이즈로 할지 중간사이즈로 할지 결정할 때까지는 필요하지만, 결정한 후 다음 코너로 이동하면서 바로 잊어버리는 것이 작업 기억인 것입니다. 반면 장기 기억은 알고 있는 모든 것의 총집합입니다. 여기에는 이름, 주소, 전화번호, 친구나 친척 이름과 같은 단순한 자료부터 10년 전에 일어났던 사건에 대한 기억처럼 좀 더 복잡한 정보까지 모두 포함되지요. 모든 장기 기억이 영원히 지속되는 것은 아닙니다. 사용되지 않거나 불필요한 장기 기억은 세월이 흐르면서 사라집니다. 그러나 개인에게 의미 있는 어떤 장기 기억은 놀라울 정도로 오래 갑니다.

장기 기억에는 서술적 기억과 절차 기억 두 종류가 있습니다. 서술적 기억은 언어로 표현하려고 할 때 의식적으로 노력을 해야 하는 기억으로, 예를 들어 다음 주의 점심 약속 시간과 장소에 대한 기억, 일반적인 지식이나 사실에 대한 기억 등이며 해마를 통해 대뇌 전반에 저장됩니다. 그에 반해 절차 기억은 몸의 행위를 통해 기억되는 것을 의미하고, 배우는 과정에 일정 부분의 시간이 소요되며, 쉽게 잊히지 않고, 뇌의 안쪽에 있는 기저핵을 통해 저장됩니다. 서술적 기억은 해마를 통해 저장되므로 노화나 알츠하이머처럼 해마를 변화시키는 영향에 더 취약합니다.

건망증

건망증이 있다는 것은 정상입니다. 시장에서 물건을 사서 집으로 돌아왔을 때, 지갑이 없는 것을 발견하고 가게로 다시 가서 찾아보았으나 없어서 지갑을 도둑맞았다고 낙담하고 다시 집으로 돌아와 식료품 꾸러미를 풀었는데 지갑이 그 안에서 발견되었을 때가 그 예지요. 지갑을 넣은 행위가 해마를 거치지 않고 무의식적으로 수행된 행동이기 때문에 의식적인 기억 과정에서 기억해 낼 수 없게 된 것입니다.

이처럼 가끔 경험하는 일상적인 기억 상실은 기억 장애와 같은 병적 소견과 무관합니다. 하지만 이러한 일이 반복되거나, 정도가 심할 때, 또 잘 알고 있던 정보와 관한 것이라면 의학적 문제가 있는지 의심해 보아야 합니다.

나이와 기억력 저하의 관계

나이가 들면서 발생되는 여러 변화를 노화라고 하는데, 뇌에도 이러한 노화 현상이 발생합니다. 뇌의 노화 현상의 원인은 신경세포의 대사 과정 중 발생하는 산화 물질들과 면역 인자 때문인 것으로 알려져 있습니다. 노화에 의해 신경 세포의 수가 감소하고, 신경 세포 간의 수용체 수가 감소하고, 이로 인해 신경 전달 물질의 전달 처리가 저하되면 기억의 저하가 발생합니다. 이런 변화들은 집중하고, 빠르게 정보를 처리하고, 효과적으로 기억을 저장하고, 쉽게 기억을 되살리는 기능에 영향을 미치며 나이가 들면서 심화되어 특히 50세 전후부터 나타납니다. 기억력 저하는 어느 정도 노화와 연관되어 발생하는 것이므로, 젊을 때의 아주 좋은 기억력에 비한다면 중년의 기억력은 당연히 낮습니다. 신경세포의 준비 정도(즉, 신경망의 형성 정도) 등에 따라 신경계의 기능 저하가 나타나느냐 또는 보상 작용이 잘 유지되느냐가 결정되고, 이는 나이와 연관되어 발생하는 기억력 저하의 정도를 결정합니다.

기억 검사의 필요성

만약 당신이나 주변의 가족들이 기억력에 대해 뭔가 문제가 있지 않을까라는 걱정을 심각하게 하고 있다면, 먼저 가까운 의사(자주 진료를 보는 의사나 주치의)와 상의하는 것을 권합니다. 가까운 의사는 당신과 당신의 병력에 대해 잘 알고 있기 때문에 당신의 건강에 대해 총체적인 평가를 할 수 있고, 기억 손실을 유발할 수 있는 좀 더 일반적인 의학 및 심리학적 원인을 고려하는데 유리하기 때문입니다. 그러나 어떤 경우에는 기억 장애를 유발하는 원인들이 쉽게 찾아지지 않을 때도 있습니다. 또 치매의 가족력이 있는 경우에는 치매 관련 전문 의사의 진찰이 필요할 수 있습니다.

치매 관련 전문 의사를 만나기 전에 아래 사항에 대해 생각을 한 후 진찰을 받는 것이 좋습니다. 아래 사항의 문진을 통해 기억 장애의 원인 질환(건망증, 경도 인지 장애 또는 치매)이 감별되는 경우가 있기 때문입니다.

- 얼마나 오랫동안 기억 문제를 갖고 있었는가?
- 문제가 점차적으로 일어났는가, 아니면 갑자기 발생했는가?
- 문제가 점점 좋아지고 있는가, 아니면 점점 악화되고 있는가? 혹은 그대로인가?
- 어떤 종류의 일들을 기억하는데 어려움을 더 느끼는가?
- 문제로 인해 독서, 요리 그리고 직장 업무와 같은 평소의 활동이 방해 받는가?
- 다른 사람들-친구, 가족 또는 동료-이 개인적으로 당신의 기억 문제에

대해 언급한 적이 있는가?

- 어떤 약을 복용하며, 어떤 건강 문제를 갖고 있는가?
- 우울증이 있거나 스트레스를 받고 있는가?
- 알츠하이머병 치매 또는 다른 치매의 가족력이 있는가?

경도 인지 장애 증후군

병적인 경우로 의심을 해야 하는 경우는 다음과 같습니다.

- 어떠한 사건을 회상할 때 사건 자체를 잊어버리는 경우
- 기억력 저하에 의해 심각한 금전적 손실 또는 사회적 실수를 하는 경우
- 새로이 배우는 사실에 대한 기억력 저하 이외에도 이전부터 잘 알고 있던 것들에 대한 기억력 저하가 있는 경우 (예를 들어서 오래 거주한 집의 전화번호 또는 주소 등등)

이러한 경우는 경도 인지 장애 증후군(Mild Cognitive Impairment)이라고 명명하는 병적 기억력 저하 상태로 정의할 수 있습니다. 경도 인지 장애 증후군의 증상은 병적 기억력 저하입니다. 따라서 기억력 저하로 인한 심한 곤란을 겪을 수는 있으나, 그 외 다른 일상생활의 변화는 없는 것이 특징입니다. 경도 인지 장애 증후군은 의학적으로 치매의 전 단계라고 할 수 있는데, 그 까닭은 경도 인지 장애 증후군으로 진단 받은 경우 매년 15%가 10년 간 추적 관찰을 하

면 89% 이상이 알츠하이머형 또는 혈관성 치매로 넘어갔다는 것을 알 수 있기 때문입니다.

경도 인지 장애 증후군을 진단하기 위해서는 자세한 신경 인지 검사와 신체 검사, 신경학적 검사 및 원인을 확인하기 위한 병리 검사 및 뇌 영상 검사가 필요합니다. 현재까지 경도 인지 장애에서 치매로 넘어가는 것을 완전히 막는 방법은 없습니다. 하지만 최근에는 유전자 치료나 병든 뇌신경 세포를 건강한 뇌신경 세포로 대체하는 치료 방법이 활발히 연구 중입니다. 경도 인지 장애를 발견하여 적극적으로 치료를 하면, 치매의 임상적 증상이 발현되는 것을 늦출 수도 있고 증상 악화를 막아 안정된 상태로 유지할 수도 있습니다.

치매의 초기 단계

경도 인지 장애의 다음 단계는 치매입니다. 치매란 어떤 질병의 이름이 아니라 뇌에 발생하는 여러 가지 병인에 의해 뇌가 담당하고 있는 여러 인지 기능의 저하가 발생하는 총체적 증후군이죠. 기억력 저하만을 보이는 경도 인지 장애 단계에서 초기 치매의 단계로 넘어가게 되면 다른 인지 기능들의 장애가 발생합니다. 예를 들어 언어 능력의 저하로 단어 구사력의 감소가 발생하고, 시공간 능력의 저하로 길을 잃고 헤매는 증상이 발생하며, 전두엽 집행 능력 저하로 일을 추진하고 수행해나가는 능력이 떨어지게 되고, 판단력의 저하로 일상생활에서 심한 혼돈을 느끼며 수행의 장애가 발생하고, 이로 인해 주변에서 문제점을 인식하게 됩니다. 이러한 인지 기능 장애의 발생의 정도는 치매를 야기하는 질병의 원인에 따라 달라집니다.

치매의 종류: 알츠하이머병 대 혈관성 치매

치매를 일으키는 병은 대략 50가지 정도 있으나, 그중 가장 흔한 치매는 알츠하이머병과 혈관성 치매입니다. 의학적으로 회복이 가능한 치매(뇌종양, 뇌수두증, 갑상선 기능 저하증, 비타민 결핍성 또는 알코올성 뇌중독증)와 어느 정도 회생이 가능하나 뇌의 병변의 정도 여부에 따라 결정되는 회복이 불가능한 치매(알츠하이머병, 혈관성 치매 등)로 나누지요. 그래서 회복이 가능한 치매인지를 확인하여 영구적 뇌손상이 발생하기 전에 치료를 하는 것이 중요합니다.

알츠하이머성 치매는 미국의 레이건 대통령이 걸리면서 세계인의 관심을 끌었던 병으로, 노인층에게 치매를 일으키는 가장 흔한 질환 중 하나입니다. 알츠하이머병의 명칭은 이 병을 최초로 발견한 독일 의사 엘로이 알츠하이머(Alois Alzheimer)의 이름에서 유래했습니다. 환자가 생존해 있는 동안 알츠하이머병을 확진하기는 어렵습니다. 이 병을 정확히 진단하기 위해서는 뇌 조직을 현미경으로 관찰하여 노인반과 신경 섬유 덩어리를 확인해야 하기 때문입니다. 그러나 임상 양상 및 신경학적 소견, 신경 인지 검사 소견 및 방사선학적 소견을 종합한다면 임상적으로도 65~85% 정도는 진단이 가능합니다. 알츠하이머병의 임상 양상은 초기 기억력 장애부터 시작하여, 언어 능력 장애, 시공간 능력 장애, 성격 및 행동 변화의 순서로 진행되는 것이 대부분인데, 경도 인지 장애 환자와의 차이점은 본인이 병식이 없거나 부인한다는 것입니다. 따라서 대부분 보호자에 의해 병원에 내원하게 됩니다. 또한 병의 초·중기까지 신경학적 변화가 거의 없기 때문에 아주 건강해 보이는 것이 특징입니다. 알츠하이머병의 위험 인자는 고령일수록(85세 이상인 경우 3명 중 1명), 여성이 남성보다, 사회 활동 대뇌 활동을 많이 하지 않을 경우, 반복적인 경도의 뇌 손상이 있을 경우, 치매 가족력이 있는 경우 등입니다. 현재 알츠하이머병을 완전히 완치할 수 있는 약은 없으나 증상을 호전시키거나 증상의 악화를 늦추는 효과가 있는 약들이 개발되어 사용되고 있습니다.

혈관성 치매란 뇌혈관 질환에 의한 뇌 손상이 누적되어 발생하는 인지 기능 장애를 말합니다. 주로 고혈압, 당뇨병, 고지혈증, 심장병, 흡연, 비만을 가진 사람에게서 많이 나타나며, 특히 고혈압이 가장 무서운 위험 요소입니다. 고혈압이 오래 지속되거나 당뇨병, 고지혈증이 있으면 말랑말랑한 혈관 벽이 두꺼워지고 탄성을 잃게 됩니다. 이러한 혈관이 터지거나 지질반 등이 침착되어 좁아지게 되면 뇌졸중이 발생하게 되는데, 큰 혈관이 막히면 반신불수 언어 장애 등 심한 장애가 생길 수도 있습니다. 이러한 경우 뇌 경색성 혈관성 치매가 생깁니다. 하지만 작은 혈관이 막히게 되면 손상되는 뇌세포의 양이 매우 소량이므로 눈에 띄지 않게 장애가 진행되고, 이러한 변화가 누적되면 소 혈관성 치매가 발생합니다. 따라서 혈관성 치매는 알츠하이머병과는 달리 대부분 신경학적 손상에 의해 신체적 장애가 동반되게 되고, 혈관이 침범된 부위에 따라 인지 기능의 장애가 다양하게 나타난다는 것입니다.

혈관성 인지 장애는 아직까지 예방이 불가능한 알츠하이머병과 달리 여러 혈관성 위험 인자들을 철저히 조절할 경우 예방이 가능하기 때문에 매우 중요하다고 할 수 있습니다. 또한 이미 발생한 이후에도 적절한 약물 요법 등으로 더 이상 진행하지 않도록 치료할 수 있고, 또 치료에 따라 호전될 가능성도 있습니다.

중년기 여성 기억력 저하의 흔한 원인

중년기에 알츠하이머병에 의해 기억력 저하가 발생하는 경우는 흔하지 않습니다. 가족력이 있는 경우 65세 이전에 기억력 저하가 된다면 초로기성 치매를 의심해볼 수 있으나, 그것만이 유일한 기억력 감퇴의 원인은 아닙니다. 훨씬 더 일반적인, 또한 치료 가능한 조건들이 건망증의 원인이 됩니다. 그 외에 흔한 원인은 잘 치료되지 않은 고혈압, 고지혈증, 당뇨병, 갑상선 질환(thyroid disease), 그리고 체중 증가에 의한 폐쇄성 수면 무호흡증이 있습니다. 또한 우울증, 알코올 중독, 불면증, 약물 남용 등이 원인이 되기도 하고 흡연, 영양 불균형 (poor nutrition), 운동 부족 , 새로운 것을 배우고 습득하려는 지적 생활 부족과 같은 나쁜 생활 습관들도 큰 원인이 됩니다.

완경기 전후에 호르몬 변화가 발생하면 여성들은 머리가 다소 둔해졌다고 느낄 수 있습니다. 여성호르몬인 에스트로겐의 수치가 낮아지면서 수면 장애와 정서 장애가 발생하고, 또한 주의 집중력, 단기 기억력 등의 기억 문제들이 발생합니다. 적절히 완경기 여성호르몬 대체 요법을 받을 경우 증상이 호전될 수 있습니다.

폐쇄성 수면 무호흡증은 매우 흔한 증상으로, 수면 중 호흡이 불규칙해지며 수백 번씩 살짝 깨는 상태가 나타나 수면을 방해하게 됩니다. 폐쇄 수면 무호흡증을 가진 사람들은 여덟 시간에서 열 시간씩 자고도 충분히 쉬지 못합니다. 때문에 낮에는 덜 각성된 상태로 있기 때문에 정보를 처리하여 배우고 기억하는 능력이 떨어지게 됩니다. 따라서 환자의 폐쇄 수면 무호흡증을 치료하면 환자의 주의력과 집중력(그리고 이에 따른 정보 학습과 기억 능력)이 향상됩니다.

여성의 비율이 높은 이유

뇌 세포는 신경 전달 물질을 주고받으면서 정보를 보내고 또 저장합니다. 이때 통로로 이용되는 것이 신경 줄기 간의 통로망인 시냅스(synapse)들이죠. 뇌 활동을 많이 할수록 이런 신경 전달 통로망들의 밀도가 증가합니다. 즉 신경 전선의 굵기가 강화되는 것입니다. 따라서 사회 활동과 그에 따른 대뇌 활동을 비교적 오래하는 남성들이 여성들에 비해 신경 세포의 기능이 활성화되고, 전달망들의 밀도가 증가하게 되어 노화와 연관된 신경 세포 기능의 저하를 여성보다 더 쉽게 보상할 수 있게 되는 것입니다. 또 다른 이유는 여성호르몬의 역할입니다. 여성호르몬인 에스트로겐은 신경 세포를 보호하는 역할을 하는 것으로 알려져 있는데, 여성의 경우에는 중년기 이후에 완경기를 통해 여성호르몬의 공급이 중단되면 신경계의 손상에 대해 보호 작용이 중단되므로 기능 저하를 보이게 됩니다. 반면 남성의 경우는 70대까지 일정 수준 이상 분비되는 남성호르몬에 의해 신경 세포가 보호되지요. 때문에 여성은 약간의 신경계 손상에도 남성보다 기능 저하를 보일 수 있게 되는 것입니다.

여기서 필연적으로 제기되는 의문은, '완경기 이후에 여성호르몬 대체 요법 치료가 노화 관련 기억 손상 및 알츠하이머병의 억제를 도울 수 있는가'입니다. 2003년 미국에서 진행된 Women's Health Initiative Memory Study (WHIMS)라는 대규모 임상 시험 결과는 완경기 이후의 여성호르몬 대체 요법 투여가 오히려 치매 위험도와 뇌 심장 혈관 질환을 증가시키는 것으로 나타났습니다. 그러나 이후 추가 연구를 통해 WHIMS 임상 연구 대상자들이 평균적으로 완경 후 15년이 지난 여성들이라는 점(완경 후 일정 기간이 지나면 여성호르몬 대체 요법 수용체가 변화되기 때문에 시간 경과 후 여성호르몬을 투여했을 경우에는 뇌신경 세포나, 혈관들이 정상적인 반응을 보이지 않는다)과 난소 수술 후 및 갱년기 여성들을 대상으로 지속적 여성호르몬 대체 요법 치료를 한 경우 알츠하이머병의 예방 효과가 있다는 연구가 새로이 보고되었습니다. 이에 따라 완경기의 여성들을 대상으로 여성호르몬 대체 요법 치료를 시행하여 인지 기능, 정서 개선 효과와 치매 예방 효과가 있는지를 보기 위한 새로운 연구인 KEEPS 연구(Kronos Early Estrogen Prevention Study)가 2005년부터 진행되어 지금은 마무리 단계에 있습니다.

중년기 여성 치매의 예방 방법

현재까지 치매를 완전히 예방할 수 있는 방법은 없습니다. 중년여성의 경우 남성보다 치매 유병률이 높고, 평균 수명이 길기 때문에 향후 90세를 바라보고 뇌 건강(신체 및 심장 건강을 포함)을 지키기 위한 준비가 필요합니다. 그러기 위해서는 혈관성 위험 인자(예를 들어, 고혈압, 고지혈증, 당뇨, 흡연)를 철저히 관리해야 합니다.

- 고지혈증 : 총 콜레스테롤 수치와 나쁜 콜레스테롤인 저밀도(LDL, Low density Lipoprotein) 콜레스테롤 수치가 높은 경우에는 경미한 인지 기능 손상, 뇌졸중, 그리고 알츠하이머병을 포함한 많은 뇌 기능 장애의 발병 위험이 있습니다.
- 고혈압 : 중년기의 고혈압은 노년기의 고혈압보다 향후 치매 위험도

를 훨씬 높입니다. 정상 혈압보다 기억 손상의 위험에 더 노출되어 있기 때문이죠. 65세 이전의 중년기에는 수축기 혈압과 이완기 혈압을 140/90mmHg 미만으로 철저하게 조절하여 뇌혈관을 튼튼하게 유지해야 하고, 뇌 기능 대사 후 발생되는 산화 물질, 염증 물질(즉, 뇌 내의 쓰레기)을 제거하고 뇌에 영양분을 공급하는 모세 혈관의 손상을 예방해야 합니다. 당뇨병을 가지고 있는 경우에는 고혈당에 의해서 해마 기능 저하로 기억력 저하 및 치매가 발생하기도 하지만, 의식 소실을 동반할 정도의 심한 저혈당이 반복될 경우 치매의 발생률이 더 높아지는 것으로 연구되어 고혈당 뿐 아니라 저혈당을 방지하기 위한 세심한 주의가 필요합니다.

- 갱년기 전부터 여성호르몬 대체 요법에 대해 지속적인 관심을 갖고 고민을 시작해야 합니다. 여성호르몬 대체 요법의 장단점을 이해하고, 향후 치매 예방 효과에 대한 새로운 결과(완경기 전후 여성에 대한 호르몬 대체 치료 연구인 KEEPS 연구)에 대해 확인하고 주치 의사와 상의해야 합니다.

또한 치매를 예방하고, 뇌건강을 증진시키는 두뇌 운동(Brain Fitness)생활 습관을 들여야 합니다.

두뇌 운동Brain Fitness

심장 혈관 질환을 예방하기 위한 생활 습관들은 뇌의 건강을 유지하는데도 역시 좋습니다.

기억 능력이 부분적으로 유전자에 의해 결정된다는 것이 사실이긴 하지만, 최적의 두뇌 조건과 기능을 보존하는 것은 우리가 직접 통제할 수 있는 많은 요소에 의해 좌우됩니다. 이런 요소들을 최적화 하려면 일찍부터 좋은 습관을 갖추어야 합니다.

- 고혈압과 고지혈증을 방지하고 관리해야 합니다.

  심장에 나쁜 것은 뇌에도 나쁩니다. 미세 혈관을 손상시킴으로써 뇌가 활동하는데 필요한 영양소의 공급을 감소시키지요. 이를 방지하기 위해 균형 잡힌 식사, 운동을 해야 합니다.

- 술은 조금만 마셔야 합니다.

  소량의 알코올 섭취(하루에 한두 잔)는 심뇌혈관 건강에 도움을 줍니다. 그러나 과도하게 섭취할 경우, 알코올은 신경 세포에 해롭고 영양 결핍을 불러올 수 있습니다.

- 밤에 잘 자야 합니다.

  대부분의 사람들은 약 여덟 시간 이상의 수면이 필요하지만, 필요한 수면 양은 사람마다 그리고 연령대에 따라 달라집니다. 과거 수년간의 흥미 있는 연구 결과들은 충분한 양질의 수면이 뇌가 새로 배운 것을 종합하고 정리하는데 도움을 준다고 시사하는데, 이는 장기적 기억에 매우 중요한 요소입니다. 좋은 수면은 충분한 회복을 시켜주는 수면이라고 할 수 있지요.

- 스트레스를 조절해야 합니다.

  일정 수준의 스트레스 속에서 사는 것은 삶의 일부입니다. 적당한 스트레스는 긴장 상태를 조성하고 일에 집중할 수 있게 해줍니다. 그러나 과도한 스트레스는 뇌의 주의 집중력을 약화시키고, 지속된 스트레스는 코티솔을 상승시켜 기억 기능에 중요한 역할을 하는 뇌의 해마에 손상을 불러올 수도 있습니다.

- 뇌 건강 식단을 유지해야 합니다.
  - 정제하지 않은 곡물과 함께 충분한 과일과 채소를 먹어야 합니다. 이는 신체 전반에 걸친 노화 관련 산화를 방지해주는 영양소인 항산화제와 복합 비타민 B의 좋은 공급원입니다. 또한 생선과 견과류를 통해 몸에 좋은 오메가 지방산을 일정 부분 섭취해야 합니다. 이러한 음식들은 콜레스테롤 수치를 적절하게 유지하고 피를 맑게 하는데 도움을 줍니다. 이런 효능들은 혈관 질환과 발작(누적되어서 뇌의 기능을 손상시키는 작고 조용한 발작들을 포함해서)의 위험을 줄여 줍니다.
  - 포화 지방이나 트랜스 지방이 포함된 음식을 최소한으로 먹어야 합니다. 이 지방들은 혈관 벽에 콜레스테롤과 지질이 축적되는 동맥 경화를 촉진합니다. 이렇게 축적된 지방(플라크)은 혈관을 가늘게 하고, 만약 떨어져 나오려 하는 혈관에 머물게 될 경우 혈액 흐름을 막아 발작을 일으킬 수 있습니다.
  - 과도한 칼로리를 피하고 적정 체중을 유지해야 합니다. 비만인 사람과 비교해서 정상 체중인 사람들은 뇌혈관 질환의 위험 요소인 성인 당뇨병이나 고혈압 등 노화 관련 질병에 덜 걸립니다.
- 비타민을 먹으면 좋습니다.

비타민 C 같은 항산화제의 적절한 사용은 신체와 뇌에서 생산되어 신경 손상을 가져올 수 있는 물질을 감소시킵니다. 충분한 비타민 B군도 섭취해야 합니다. 비타민 B의 결핍은 기억력 감퇴를 불러올 수 있기 때문입니다.

- 의약품의 사용을 주의해야 합니다.

널리 이용되는 많은 일반 의약품들도 뇌의 신경 전달 물질에 영향을 줍니다. 또한 이는 처방 의약품, 그리고 생약 보조제(herbal supplement)와의 상호 작용으로 뇌 기능을 방해할 수 있습니다. 항히스타민제, 항산화제, 그리고 수면제(벤조다이제핀) 등도 여기에 해당합니다. 이런 의약품들의 부작용을 알고 복용 전 의사와 상의하는 것이 좋습니다.

- TV 시청 같은 수동적 활동은 최소화해야 합니다.

TV 시청도 정신적 활동의 하나로 생각될 수도 있지만, 많은 연구 결과들이 TV를 많이 보는 사람들이 일반적으로 신체 및 인지 건강이 떨어진다는 것을 보여줍니다.

- 일주일에 3~4일 이상, 30분 이상 유산소 운동을 해야 합니다.

유산소 운동이 뇌 기능 향상에 도움을 준다는 것을 보여주는 증거들이 점점 더 늘어나고 있습니다. 2004년 일리노이 대학의 연구에 의하면, 에어로빅을 열심히 한 사람들은 별로 하지 않은 사람들에 비교해 인지 기능 수행 시 주요 뇌 영역의 활동이 더 높은 것으로 나타났습니다. 심혈관 운동이 시냅스 밀도를 증가시키고 활동적인 뇌 영역으로 들어가는 혈류를 증가시키기 때문으로 추측됩니다. 특별한 심장 질환 및 신체 질환이 없다면, 땀을 흘릴 수 있을 정도의 유산소 운동을 바로 시작해야 합니다. 특히 조깅, 자전거, 수영 등 육체 활동이 필요한 스포츠가 좋습니다. 만약 혼자 정기적인 운동을 하는 것이 어렵다면, 단체 운동 수업을 듣거나 헬스클럽에 등록하는 것도 좋겠지요. 만약 규칙적으로 운동할 수 없다면 신체적으로 활발한 활동(계단 올라가기, 걷기, 자전거 타기, 마당 가꾸기 등)을 매일 적어도 30분씩 하는 것을 목표로 해도 좋습니다. 그러나 최근 육체적 활동이 별로 없었다면 먼저 의사와 상담 후 운동을 결정하는 것이 좋습니다.

- 지적인 자극을 유지하기 위해 끊임없이 새로운 것을 배워야 합니다.

새로운 기술, 스포츠, 취미 활동 등 무엇이라도 좋습니다. 두뇌는 사용하지 않으면 쇠퇴합니다. 새로운 것을 배우지 않으면, 신경 세포 전달 통로인 신경망은 퇴화되어 없어지게 됩니다.

- 의미 있는 삶을 지속해야 합니다.

이것은 두뇌 건강을 최적화하는데 무엇보다도 중요합니다. 우리의 삶을 소중하게 만드는 무언가를 찾아야 합니다. 그것은 가족이나 친구, 어떤 목표, 어떤 생각이나 믿음에 대한 헌신일 수도 있고 그 실체는 인생의 시점마다 변화하겠지만, 지속적으로 인생에서 소중한 것을 찾으려는 노력을 하는 것이 중요합니다.

건망증 극복:
일상의 기억력을 향상시키는 실용적 전략

정리하기

정리는 일상의 망각에 의한 기억 저하를 개선하는 데 있어 가장 주요한 방법 중 하나입니다. 정리를 통해 정보와 기억력을 요구하는 일상의 상황들을 효과적으로 다루는 시스템을 구축할 수 있습니다. 어떤 정리 전략들은 빠르고 간단하게 구축할 수 있는데, 예를 들어 특정 사물을 놓는 장소는 당장 지정할 수 있겠지요. 다른 정리 전략들은 시간, 에너지, 신중한 생각 등을 토대로 계획적으로 진행할 수 있습니다.

- 휴대용 수첩을 이용해 중요한 일을 기록합니다.
  - 미팅과 약속 : 약속과 중요한 날짜를 휴대용 수첩에 기록하고 항상 지니고 다닙니다.
  - 매일의 할 일 : 약속을 적어 놓은 것에 덧붙여, 매일 또는 매주 해야 할 자질구레한 일들의 리스트를 작성합니다. 전화 걸 사람이나 사야 할 물건, 집이나 자동차 정비 등이 예가 되겠죠.
  - 이름, 주소, 전화번호 : 주소록에 친구, 가족, 일과 관련된 사람이나 회사의 최신 연락처를 정리합니다. 만약 어떤 사람에 대해서 특별히 기억하고 싶은 것(예를 들면, 그 사람의 아이들 이름)이 있다면 연락 정보에 기록해 둡니다. 만일 당신이 그 사람과 오랫동안 보지 못했다면 그 기록을 보는 것이 그 사람의 중요한 세부 정보에 대한 기억을 되살리는 힌트가 될 것입니다.
  - 자신에 대한 중요한 정보를 수첩에 기록해 둡니다 : 복용하는 약의 리스트와 언제 복용하는지, 병력, 담당 의사의 이름과 전화번호, 보험 회사, 응급조치, 주택 보험사의 연락처, 신용카드 정보, 가장 가까운 친구와 친척의 직장과 핸드폰 전화번호 등을 기록해두는 것이 좋습니다. 민감한 개인적, 재무적 정보에 암호를 걸어 놓는 것도 좋은 생각입니다.

• 개인적 물품들을 관리하는 시스템을 만듭니다.

◦ 집안에 중요한 개인 소지품(열쇠, 핸드폰, 안경, 지갑, 핸드백, 노트북 등)을 놓는 장소를 정해놓고 사용하지 않을 때에는 항상 그곳에 둡니다.

◦ 집안 내 물품을 관리하는 시스템을 만들면 물건들이 어디 있는지 기억하기 쉽습니다. 정돈을 잘하면 신경 분산을 최소화하여 눈앞에 있는 것에 더 집중할 수 있고, 새로운 정보를 흡수하고 유지할 가능성이 높아집니다.

◦ 보험 서류나 의료 기록 등 중요한 문서들을 체계적으로 정돈하고 명확하게 구분 표를 붙여서 캐비닛이나 다른 지정된 장소에 보관하는 것이 좋습니다.

◦ 여권, 유언장, 귀중한 자산의 영수증 원본, 기타 주요 재무 정보 등 더 민감한 정보들은 집 안의 방화 금고나 은행 금고에 보관해야 합니다.

◦ 자주 사용하지 않고 기억하는데 어려움을 겪을 수 있는 작업(예를 들어, 디지털 카메라 사용, CD 굽기, 가정 보안 시스템 초기화 등)에 대해서는 작업 방법을 적어서 관련된 기기 및 사용 설명서와 함께 보관합니다.

효과적 학습과 기억을 위한 행동

나이가 들수록 주의 집중을 유지하고 빠른 속도로 많은 정보를 흡수하는 것이 점점 어려워집니다. 사실 인지 기능 노화의 주요 이론 중 하나의 핵심은 정보 처리 속도의 저하가 노화 관련 기억력 저하의 근본적 원인이라는 것입니다. 즉 뇌의 처리 용량 감소가 정보 처리 과정에 병목 현상을 만들고, 이는 이전보다 더 적은 정보가 활성 기억에서 단기 저장고로 넘어가는 결과를 초래합니다. 그러나 이에도 불구하고 정보의 흡수와 기억 확률을 향상시킬 수 있는 방법은 존재합니다.

- 한 가지 일을 하고 있을 때에는 방해받는 것을 최소화합니다. 만약 무언가 읽거나 일하는 중에 다른 사람이 질문한다면, 끝날 때까지 기다려줄 수 있는지 물어보세요. 하고 있는 일을 마칠 때까지 전화를 받지 말고, 자동 응답기가 전화를 받게 하면 좋습니다.
- 집중 : 다른 사람이 말할 때, 그 사람을 보고 주의 깊게 들어야 합니다. 만약 이해하지 못한 부분이 있으면 다시 말해달라거나 천천히 말해달라고 요청해야 합니다. 확실하게 아는 것이 그 순간 당황스러운 경험을 하는 것 이상의 가치가 있습니다.
- 이해 : 어떤 것을 이해하는 것은 기억하기 위한 전제 조건입니다. 민약 당신이 어려운 개념이나 복잡한 수학 시스템의 내부 원리를 이해했다면, 그와 관련된 모든 세부 사항들을 이해하는 게 더 쉬워질 것입니다. 이해를 통해 새로운 사물과 이미 알던 사물 간의 유사성을 활용할 수 있게 되기 때문입니다. 새로운 것을 친숙한 것과 연관시키면 더 잘 기억할 수 있습니다.
- 반복 : 지금 듣고 있는 정보가 나중에 무언가를 하기 위해 기억해야 하는 것이라면, 그 말을 다른 말로 해보거나 답변에 포함시켜서 말해보세요. 예를 들어, 만약 친구가 "을지로에 있는 한식당이나 영등포에 있는 중국 식당을 갈 수 있어"라고 말했다면, "너는 을지로에 있는 한식당이나 영등포에 있는 중국 식당 중 어느 쪽이 더 좋니?"라고 되물을 수 있겠지요. 또한 더 효과적으로 기억하려면, 소리를 내거나 혼잣말로 반복해야 합니다.

예컨대 어떤 사람을 처음 만난다면 그 사람의 이름을 대화중에 사용하는 방법으로 반복하여 떠올려야 합니다.

- 메모 작성 : 필요한 정보를 정기적으로 적는 것 외에, 알아야 할 중요한 정보를 한 번 또는 때때로 다시 적습니다. 우리는 무언가를 하고 있을 때 갑자기 중요한 생각이 나곤 합니다. 예컨대 다음번 담당 의사를 만날 때 묻고 싶은 질문이나, 딸 생일 선물 아이디어나, 읽고 싶은 책이나 가보고 싶은 식당 등이 갑자기 떠오르죠. 30분 후 책상에 앉았을 때 그 생각을 다시 떠올릴 수 있을 것이라고 생각하지 말고, 가능한 한 즉시 메모해야 합니다. 반복적으로 적는 행위가 나중에 기억을 되살리기 위해서 메모를 볼 필요가 없을 정도로 기억을 강화시켜줍니다.
- 시간차를 둔 반복 연습 : 새로운 정보를 배우기 위해서는 단기간에 집중적으로 투자하는 것이 가장 좋은 방법이라고 생각하겠지만, 그렇지 않습니다. 장기간에 걸쳐 분산하여 배우는 것이 짧은 기간에 집중적으로 배운 것보다 더 오래 지속됩니다. 10분 간 10번 리허설을 하는 것보다 하루에 한번 3일간 리허설 할 때 더 효과적으로 기억할 수 있습니다.
- 인내 : 앞서 말한 것처럼, 나이가 들면서 기억 용량이 감소하는 큰 이유는 뇌의 정보 처리 속도 능력의 저하 때문입니다. 하지만 새로운 정보를 흡수하는데 더 오랜 시간이 걸린다는 것이 끝끝내 받아들이지 못한다는 의미는 아닙니다. 그러므로 인내심을 가지고 스스로에게 새로운 정보를 이해할 시간을 줘야 합니다.

치매를 의심하게 하는 10가지 징후

세계 알츠하이머 협회

❶ 직업이나 사회생활에 영향을 줄 정도의 단기 기억장애

누구나 때로 사람의 이름이나 전화번호가 기억나지 않을 수 있습니다. 그러나 건망증이 너무 자주 발생하여 업무나 일상생활에 지장을 줄 정도라면 진찰을 받아볼 필요가 있습니다.

❷ 늘 해오던 익숙한 일을 하는데 어려움이 있는 경우

누구나 가스 불 잠그는 것을 잊을 때가 있고 화장실 불을 켜 두고 나올 수 있습니다. 그러나 이런 일이 지속적으로 일어나거나 다른 사람들이 문제없이 해나가는 일상적인 것들이 자신에게는 자꾸 문제가 되면 한번쯤 확인해 볼 필요가 있습니다.

❸ 언어 장애

누구나 때로 말이 입 안에서만 뱅뱅 돌고 정작 필요한 말이 생각나지 않는 경우가 있습니다. 그러나 간단한 말이 제대로 안되거나 다른 사람이 조금 길게 말할 경우 내용을 이해하기 어렵다면 알츠하이머 치매의 초기 증상일 수 있습니다.

❹ 시간과 장소에 대한 지남력 상실

정상인도 날짜나 요일을 잊거나 혼동할 수 있습니다. 그러나 봄, 여름, 가을, 겨울을 구분하지 못하거나 지금이 몇 월인지를 잘 모르면 심각합니다. 또한 늘 다니던 길에서 집을 못 찾아오거나 화장실에서 자기 방을 못 찾는 일이 생기면 진찰을 받아 보아야 합니다.

❺ 판단력 상실

계절에 맞지 않게 옷을 입거나 입은 순서가 뒤죽박죽이면 의심을 해보아야 합니다.

❻ 물건을 잘못 놓기

누구나 지갑이나 열쇠를 엉뚱한 곳에 놓고 찾을 수 있습니다. 그러나 지갑을 냉장고에 넣거나 신발을 안방으로 가져온다면 분명히 무언가 잘못된 것입니다.

❼ 추상적 사고의 어려움

가계부를 정리할 때 수입과 지출을 맞추는 데 어려움이 있거나 간단한 암산에도 쩔쩔매는 경우 알츠하이머병을 의심해야 합니다. 알츠하이머병을 가진 환자는 숫자를 다루는데 어려움이 많습니다. 물론 이를 토대로 진단할 때에는 그 사람의 병 전 기능의 정도와 교육 수준을 고려해야 합니다.

❽ 기분이나 행동의 변화

치매 환자는 기분이 매순간 특별한 이유 없이 돌변하는 경우가 많습니다. 조용히 있다가 외부의 자극이 없이도 갑자기 울거나 화를 벌컥 내는 것이 특징입니다.

❾ 성격 변화

사람은 나이가 들수록 좀 괴팍해지거나 변덕스러워진다고 합니다. 알츠하이머병 환자는 특히 의심이 많고 편집증적으로 변하며 무서움을 많이 타게 됩니다.

❿ 자발성의 결여

일상적인 일들은 때때로 지루하게 느껴지는 것이 보통이지만, 옷을 차려 입고 외출하는데 관심이 전혀 없는 것도 치매의 증상일 수 있습니다.

Chapter 22

신경계 질환 : 뇌졸중

조필자 박사
선우&조 신경과 의원

뇌졸중은 우리나라 어르신들께서 가장 무섭게 생각하는 질병중의 하나입니다. 그 이유는 뇌졸중이 단일 질병으로 사망 원인 1위라는 사실보다도, 뇌졸중이 오면 장애가 있는 상태로 나머지 인생을 살아가야 하는 데 있다고 생각됩니다.

뇌졸중이란 뇌 기능 장애를 일으키는 뇌혈관 질환을 의미하는데, 우리나라에서는 '중풍'으로 더 잘 알려져 있습니다. 이 질환의 특징은 나이가 많아질수록 발생 빈도가 높아지고 증상이 갑자기 나타나며 장애가 장기화 된다는 점입니다. 최근 우리나라에서도 노령 인구가 급격히 증가하고 있기 때문에 이에 대한 대비가 무엇보다도 중요합니다.

일반적으로 뇌졸중은 갑자기 발생한다는 임상적인 특징 때문에 질병의 시작이라고 착각하기 쉽고, 이 때문에 많은 환자가 그 치료에 급급하게 됩니다.

그러나 사실 뇌졸중은 장기간 동안 진행된 뇌혈관 질환의 결과로서, 일단 손상된 뇌신경 세포는 재생이 되지 않는다는 특성 때문에 치료에는 한계가 있을 수밖에 없습니다.

따라서 뇌졸중은 뇌혈관 질환의 예방이 무엇보다도 중요하며, 또한 재발되지 않도록 지속적인 치료가 필요합니다.

뇌졸중은 크게 뇌혈관이 막히는 허혈성 뇌졸중과 뇌혈관이 터지는 출혈성 뇌졸중으로 나눌 수 있는데 발생 빈도는 지역별로는 물론 인종에 따라서도 차이가 있습니다. 우리나라에서는 1980년대 초까지 뇌출혈이 뇌경색보다 많이 발생하였으나, 1980년대 중반부터 점차 뇌경색이 더 많이 발생하게 되었고, 이러한 추세는 아직까지도 계속되고 있습니다.

이는 평균 수명 증가와 함께 고혈압의 증가, 식습관 변화에 따른 당뇨병과 고지혈증의 증가에 기인한 것으로 추정됩니다. 이와 함께 1980년대 초까지 드물었던 목 동맥 질환이 점차 증가하고 있는 추세입니다.

위험 인자

뇌졸중은 오랫동안 진행되어 온 뇌혈관 질환의 결과이기 때문에 그 원인 역시 뇌혈관 질환에서 찾아야 합니다. 뇌졸중에는 매우 다양한 인자가 영향을 줍니다. 이렇게 원인이 될 수 있는 다양한 요인을 의학적으로는 '위험 인자'라고 하는데 그 종류는 다음과 같습니다.

표1. 뇌졸중의 위험인자

중요 위험 인자	이외 중요한 위험 인자
나이 가족력 고혈압 당뇨 뇌졸중 및 일과성 뇌허혈 병력 심장 질환 흡연	고지혈증 혈중 섬유소원의 증가 비만, 대사 증후군 짜게 먹는 식습관 운동 및 신체 활동 부족

상기 위험 인자 중에서 인위적으로 어떻게 할 수 없는 것은 나이와 가족력이지만 나머지 위험 인자는 예방 및 치료가 가능하기 때문에 이에 대한 관심이 필요합니다.

특히 고혈압은 뇌졸중의 빈도가 5배나 높아질 수 있는 가장 중요한 원인으로서, 수축기 혈압이 높은 것과 확장기 혈압이 높은 것 모두 뇌졸중과 밀접한 관계가 있습니다.

당뇨병은 뇌졸중 환자의 14%에서 관찰되는데, 당뇨 환자의 뇌졸중 위험률은 정상인에 비해 남자가 2.5배 여자가 3배 높습니다. 더욱이 당뇨병이 있는 뇌졸중 환자는 당뇨병이 없는 환자에 비해 사망률이 높고 증상의 회복이 느릴 뿐 아니라 재발도 더 잘합니다.

뇌졸중의 병력이 있는 경우 재발 위험률이 그렇지 않은 사람에 비해서 10~20배 정도 높은데 이것은 일과성 뇌허혈과 함께 이미 진행된 뇌혈관 질환이 있다는 사실 때문입니다. 일과성 뇌허혈을 나타낸 환자는 앞으로 일과성 뇌허혈 발작이나 완전 뇌졸중 및 심근 경색증을 보일 위험이 높은데, 1년 이내에 뇌졸중이 발생할 확률이 가장 높습니다.

심장판막증, 부정맥, 심방세동, 심근 경색증. 울혈성 심부전증 등 심장 기능에 이상이 있는 환자에서는 뇌졸중의 위험률이 2배 정도 높습니다. 따라서 심장 판막 이상이나 심방세동이 있는 경우에는 심장에 대한 검사를 철저히 해야 합니다.

흡연은 동맥 경화의 원인이 될 수 있음은 물론, 혈액 응고를 촉진하고 심장을 자극하여 불규칙한 심장 박동을 유발함으로써 뇌졸중을 일으키게 됩니다. 흡연은 특히 젊은 환자의 경우 뇌졸중의 중요한 원인이 될 수 있습니다.

임상 증상

뇌졸중의 임상적 특징은 국소적인 뇌 증상이 갑자기 나타난다는 사실입니다. 때로 일과성 뇌허혈 때문에 전구 증상이 나타날 수도 있지만 대부분 예상하지 못한 상태에서 갑자기 편측 혹은 부분적인 신체 장애가 나타납니다. 그러므로 서서히 한쪽 팔다리에 마비가 오거나 언어 장애가 온다면 이것은 뇌졸중이 아니라 뇌에 생긴 다른 병일 가능성이 많습니다.

사람의 뇌는 각 부위마다 서로 다른 다양한 기능을 나타내고 있습니다. 따라서 뇌졸중의 증상은 뇌졸중에 의해 손상된 뇌의 부위에 따라 달라지기 때문에 매우 다양할 수밖에 없는데, 다음과 같은 것이 대표적인 증상이라고 할 수 있습니다.

대표적인 뇌졸중 증상

- 갑자기 한쪽 팔 다리에 힘이 빠진다.

• 발음이 어둔해지거나 언어 소통이 안 된다.
• 시야의 한쪽이 침침해진다.
• 갑자기 어지럽고 몸의 균형 잡기가 힘들다.
• 갑작스럽게 매우 심하게 머리가 아프다.
• 갑자기 혼수상태에 빠진다.

진단

뇌졸중은 수분 내에 갑자기 발생하며 대부분 편측 국소적이라는 특징 때문에 의사가 아니더라도 쉽게 의심할 수 있습니다. 어떤 면에서 보자면, 실제 임상에서 문제가 되는 것은 뇌졸중에 대한 공포 심리 때문에 상기 두 가지 특징을 보이지 않는데도 뇌졸중이라고 지레 짐작하는 데 있습니다. 따라서 뇌졸중의 진단에 있어서 병력과 신경학적 진찰은 이 두 가지 사실을 확인하는 과정이라고 할 수 있으며 여러 가지 검사는 뇌졸중의 진단 자체보다도 치료 방침을 결정하고 예후를 판단하기 위해서 뇌의 손상 부위 및 성격을 규명하는 것을 목적으로 시행하게 됩니다. 이들 검사는 각 검사별로 특징이 다르며 나름대로의 장단점이 있는데, 여기에서는 그 종류만 간단히 소개하고자 합니다.

뇌졸중일 경우 시행하는 검사

• 뇌 전산화 단층 촬영
• 자기 공명 영상(MRI) 및 자기 공명 혈관 조영

- 뇌혈관 조영술
- 경두 내 초음파 검사
- 단일 광자 방출 전산 촬영술
- 양전자 방출 단층 촬영

치료

뇌졸중이 의심되면 무엇보다도 병원으로 환자를 옮기는 것이 가장 시급한데, 그 이유는 다음과 같습니다.

- 뇌졸중 증세가 아주 심한 경우 적절한 응급 치료가 환자의 삶과 죽음을 좌우할 수 있습니다. 호흡 유지, 뇌압 조절, 혈압 조절 그리고 여러 보조적 치료를 빨리 하느냐 못하느냐가 예후를 결정하는 경우가 많습니다.
- 뇌세포는 다른 조직과는 달라 한번 손상되면 재생되지 않습니다. 뇌졸중 초기에는 완전히 손상된 중심부와 아직 완전히 손상되지 않고 기능 장애만 보이는 주변부가 있기 마련인데 이 주변부는 초기 적절한 치료로 회생이 가능하지만 시간이 지나면 회복되지 않습니다. 따라서 뇌졸중 초기 치료의 목표는 바로 이 주변부 뇌 조직을 살리기 위한 것으로서, 이 치료 여부가 후일 예후에 크게 영향을 미치게 됩니다.
- 뇌경색 환자의 경우 뇌경색이 곧 재발할 수 있습니다. 간혹 증상이 가볍거나 일과성 뇌허혈처럼 저절로 회복되어서 병원에 가지 않고 있다가 다

시 심하게 나빠진 후에야 병원에 가는 경우가 흔한데, 이때는 이미 늦어서 회복에 한계가 있을 수밖에 없습니다. 따라서 증상이 가벼울 때 그 원인을 빨리 조사하여서 심한 증상이 오는 것을 방지하는 것이 중요합니다.

- 지주막하 출혈 환자는 출혈이 생긴 며칠 후 재 출혈의 가능성이 특히 높은데 이 경우 아주 위중한 상태가 되는 경우가 많습니다.

허혈성 뇌혈관 질환(뇌경색증)의 치료

허혈성 뇌혈관 질환에는 경동맥이나 뇌혈관 자체에서 혈전이 발생해서 혈관을 막는 질환(뇌혈전증)과 심장이나 대동맥 등에서 형성된 혈전이 떨어져 나가서 뇌로 가는 동맥을 막는 질환(뇌색전증)의 두 가지가 있습니다.

이에 대한 치료로는

- 순환을 막는 혈전을 녹이기 위해 혈전 용해제를 투여하는 방법,
- 혈전이 커지는 것을 막아 더 이상 뇌 손상이 되지 않도록 하는 항혈액응고제의 투여
- 혈전이 진행되는 것을 예방하거나(항혈소판제) 색전증의 원인이 되는 질병을 치료하는 방법(심장 판막증의 수술, 경동맥 내막 박피술 등)이 있습니다.

그러나 이런 치료법의 선택은 어디까지나 환자의 상태, 질병의 성격과 시기 및 치료 목적에 따라 달라지기 때문에 의사와 자세히 의논한 다음 결정해야 합니다.

뇌출혈의 치료

뇌출혈은 크게 뇌실질 내 출혈과 지주막하 출혈로 나눕니다.

뇌실질 내 출혈의 가장 흔한 원인은 고혈압으로 추정되고 있으며 실제 고혈압이 동반되는 경우가 흔하기 때문에 혈압과 뇌압의 조절이 가장 중요한 치료입니다. 뇌실질 내 출혈량이 많아서 의식이 혼탁하거나 뇌압 상승으로 인해 사망 위험도가 높은 경우에는 수술로 이를 교정하기도 합니다. 그러나 소량 뇌실질 내 출혈일 경우에는 수술 치료가 보존적 치료보다 더 도움이 된다는 증거가 없습니다.

지주막하 출혈의 대부분 원인은 선천적 뇌혈관의 기형(동맥류)이기 때문에 중재적 방사선 시술이나 수술로 이를 교정해야 합니다.

뇌졸중의 예방

뇌의 신경 세포는 원칙적으로 재생이 되지 않기 때문에 예방이 무엇보다도 중요합니다. 일단 뇌졸중이 발생한 다음 재발을 방지하기 위한 예방 즉 이차적 예방은 주치의와 의논해서 개인별로 결정해야 하기 때문에 여기에서는 평소 생활속에서 실천 할 수 있는 일차적 예방 생활 습관의 원칙만을 기술하고자 합니다.

뇌졸중을 예방하기 위한 생활 습관

- 혈압이 오르지 않도록 생활한다.

- 체중을 조절한다.
- 운동을 규칙적으로 한다.
- 스트레스를 쌓아두지 말고 푼다.
- 성격을 부드럽게 한다.
- 담배를 끊는다.
- 술을 자제한다.

Chapter 23

안이비인후과 질환 : 중년여성의 눈 질환과 관리

박성희 교수
순천향의대 안과

눈의 기능(시기능 Visual function ; Vision)은 우리 몸의 가장 본질적인 기능인 5감각 중 으뜸으로, 여러 기능이 복합된 종합 감각입니다. 여기에는 시력, 시야, 색각, 입체시, 대비감도 등이 포함되어 있습니다. 이 중 가장 중요한 시력과 시야에 대한 설명하려 합니다.

먼저 시력(Visual acuity)이란 떨어져 있는 두 점을 두 개로 구별함으로써 물체의 존재와 형태를 인식할 수 있는 능력을 말하며, 눈의 기능 중 가장 쉽게 이해할 수 있는 것입니다. 중심 시력이라고도 하며 원거리 시력과 근거리 시력이 있습니다. 이 시력을 측정함으로써 눈의 상태를 간단하게 파악할 수 있습니다. 시력 측정은 국제 규격에 맞는 시표를 사용해야 하며 원거리 시력은 6m, 근거리 시력은 25~30cm에 떨어져 있는 공인된 시력표의 시표를 읽게 합니다. 우리가 흔히 시력을 측정한다고 함은 원거리 시력의 측정을 말합니다. 국내에서 제작된 시력표의 대부분은 4m용입니다. 근거리 시력은 신문이나 책읽기, 근거리 작업 등에 매우 중요합니다. 눈의 매우 다양한 질환과 시신경 경로 질환에 의해 시력 이상이 올 수 있습니다. 시야(Visual field)는, 한 점을 주시하고 있을 때 눈이 볼 수 있는 외계의 범위를 말합니다. 이 시야를 이용하여 우리는 보고 있는 물체보다 주변에 있는 물체를 통해 그 상호 위치 관계를 파악하게 됩니다. 일상생활의 예를 들면 이것은 운전할 때 매우 중요한 기능이 됩니다. 망막 질환과 녹내장, 그리고 뇌 질환을 포함한 시신경 경로의 질환에서 시야 이상이 올 수 있습니다.

눈의 여러 질환 중 미리 알고 조심하고 치료함으로써 실명 예방이 가능한 질환으로서는 약시, 녹내장, 당뇨 망막병증이 있습니다. 이 중 약시는 어린이에서만 생기고 어릴 때만 치료되는 병입니다. 나이가 들어감에 따라 눈에 여러 변화가 오게 되면서 시력을 포함한 눈의 기능에 이상이 오게 되는데, 실명 예방이 가능한 녹내장과 당뇨 망막병증을 포함하여 이들 질환에 대해 간단하게 설명하겠습니다.

노시(노시안)Presbyopia

흔히 시력이 좋다 하면 원거리 시력이 좋은 것을 의미합니다. 중년이 되면서 젊었을 때는 잘 보였던 가까운 곳의 글씨나 물체가 흐리게 보이게 되는 것, 즉 근거리 시력에 이상이 오게 되는 것을 노시라 합니다.

그림1. 안구 구조

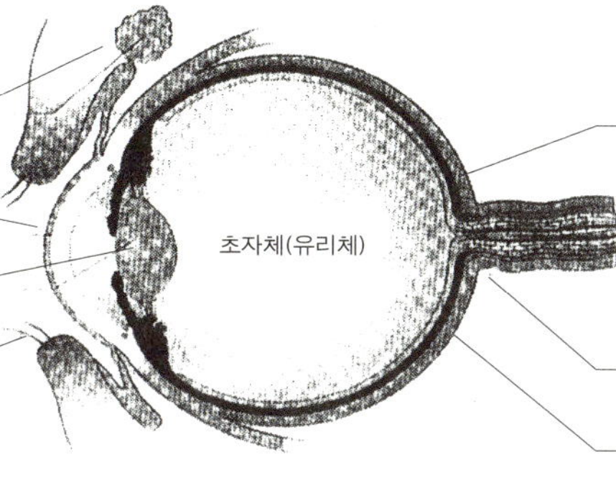

수정체는 두께가 4mm, 직경은 9mm로 바둑알 혹은 주판알(기억하시나요?) 모양으로 생겨서 중앙 부위가 제일 두껍고 주변으로 갈수록 얇아집니다. 그 중심에 핵이 있고 그 주위를 피질이 둘러싸고 있으며, 제일 바깥에는 수정체낭이 있습니다. 이는 섬모체소대에 의해 섬모체근에 연결되어 있습니다. 수정체는 각막과 함께 눈의 주된 굴절 기관으로, 창문(투명성)과 안경(굴절력)의 역할을 합니다. 우리가 6m 이상 떨어진 물체를 명확하게 볼 수 있으려면 그 상이 빛의 형태로 각막과 수정체의 굴절에 의해 눈 속으로 들어가서, 사진기의 필름과도 같은 망막이라는 구조물 중 황반(macula)의 중심오목(fovea)에 정확하게 맺혀야 합니다. 이와 같은 목적을 위해서 수정체는 무색투명해야 하고 약 +20디옵터(diopter)의 굴절력을 가져야만 합니다. 먼 곳의 물체를 선명하게 볼 수 있다면 이 상태를 굴절 이상이 없는 '정시'라고 합니다. 수정체의 굴절력이 정상이 아닐 때에는 근시, 원시, 난시 등과 같은 수정체성 굴절 이상이 생길 수 있습니다.

우리가 항상 먼 곳만 보는 것은 아닙니다. 근거리의 물체를 정확하게 보려고 하면, 그 상 역시 망막에 정확하게 맺혀야 하는데 이를 위해 수정체는 어느 정도의 탄력성을 지니고 있어야 합니다. 섬모체근이 수축하여 섬모체소대가 늘어나고 이에 따라 탄력성이 있는 수정체 중심부의 앞뒤가 두꺼워지면서 좀 더 통통한 모양이 되어 결과적으로 수정체의 굴절력이 증가하는데, 이러한 과정을 조절(accommodation)이라 합니다.

나이가 들어가면 수정체낭의 탄력성이 없어지고 핵이 점점 단단해져 섬모체소대가 늘어나도 수정체의 중심부가 두꺼워지기 어렵습니다. 이로 인해 조절력은 점차 약해지게 됩니다. 이런 과정은 생후부터 바로 시작되기에, 60세가 되면 조절력은 1디옵터 정도만 남게 됩니다. 이러한 상태가 조절 이상이라고 하는 노시 또는 노시안으로, 정상적인 노화 현상입니다. 보통 굴절 이상이 없는 눈, 즉 젊었을 때 좋았던 눈이 40대 중반이 되어 근거리 시력이 떨어지는, 조절 이상이 생기는 것은 원시가 되는 것이 아니라 노시가 되는 것입니다. 조절력의 감소는 본래 지니고 있는 근시, 원시, 난시 등의 굴절 이상과 관계없이 누구나 겪는 과정이지만 정시는 40대에, 근시는 좀 더 늦게, 원시는 좀 더 빨리 노시의 증상을 느끼게 됩니다. 그리하여 근시는 가까이의 물체를 볼 때 마이너스 안경의 도수를 줄여서 쓰거나 안경을 벗고 보게 되며, 원시는 플러스 안경의 도수를 올리거나 정상인보다 일찍 돋보기를 사용하게 됩니다.

증상

40대를 전후하여 가까이의 물체가 흐려 보이거나 때로는 이중으로 번져 보이며, 보려고 하는 물체를 눈에서 좀 멀리 떨어뜨려 보면 선명하게 볼 수 있습니다. 책이나 신문을 오래 보려고 하면 머리가 아프고, 눈에 어쩐지 불편함을 느끼게 됩니다. 조명이 어두운 곳에서 보려고 할 때, 작은 글씨를 보려고 할 때 증상은 좀 더 심해집니다.

진단

40대를 전후하여 앞의 자각 증상이 있고, 플러스 안경(돋보기를 의미함)으로 근거리 시력이 잘 보이게 되는 경우에 진단을 할 수 있습니다.

치료

평소 안경 혹은 콘택트렌즈 착용 여부와 관계없이 먼저 정확한 굴절 검사를 하여 근시, 원시, 난시의 정도를 확인합니다. 굴절 이상도 태어난 후 항상 일정한 것이 아니고 계속 변화하므로 현 상태의 굴절력에 맞추어 원거리 시력을 교정해야 합니다. 원거리 시력을 교정한 도수의 안경을 쓴 채로 근거리 시력표를 보면서 볼록 렌즈를 첨가하여 근거리 시력을 다시 교정하게 됩니다. 근거리 시력표와의 거리를 조절할 때는 각 개인의 근거리 작업 거리에 따른 습관, 작업 종류, 연령, 팔 길이를 고려하여 최저 도수의 볼록 렌즈로 선명하고 편안한 근거리 시력을 갖도록 안경 도수를 처방 받습니다. 안경을 맞출 때는, 평소 안경을 쓰지 않았던 경우는 돋보기용 안경을 따로 만들고, 이미 교정 안경이나 콘택트렌즈를 사용했던 환자는 한 개의 안경으로 원거리와 근거리를 모두 잘 보이게 하는 이중 초점 렌즈 또는 다초점 렌즈를 선택합니다.

다초점 렌즈는 안경 하나로 원거리, 중간거리, 근거리 모두 볼 수 있어 편하고 겉으로 보아서는 렌즈에 보이는 선이 없으므로 착용시 젊어 보인다는 장점이 있습니다. 그러나 가격이 비싸고, 처음 착용할 때 적응기간이 필요하며, 이전에 안경을 써보지 않았던 사람은 특히 익숙해지기 어렵다는 단점을 가지고 있습니다. 안경을 따로 맞추기 전에 먼저 주로 독서 등 근거리 작업을 하고 있는 곳의 조명을 밝게 해주기만 해도 노시의 증상이 완화됩니다. 조절력은 나이가 들수록 점차 약화되므로 2~3년마다 정기적 검사를 하든지 아니면 사용하고 있는 안경이 이전에 비해 잘 보이지 않게 되면 다시 굴절 검사를 하여 새로운 안경 처방을 받아야 합니다. 최근에는 각막의 레이저 치료 등으로 노시를 치료하는 수술방법이 시도되고 있습니다. 그러나 이와 같은 치료들의 장기적인 효과에 대해서는 아직까지 확실하지 않습니다.

노시의 증상이 나타날 때 간혹 '내가 벌써 늙어가나' 하여 한동안 안경 착용을 거부하거나, 시기적으로 갱년기 우울증과 겹치게 되어 심리적으로 더욱 우울해질 수도 있습니다. 나이가 들어감에 따라 이에 대한 마음의 준비를 미리 해두는 것도 지혜가 됩니다. 또한 이 시기는 노시뿐만 아니라 녹내장이 호발하기 시작하는 연령이므로, 단순히 노시를 위한 안경 검사를 하기보다는 녹내장 조기 검사를 포함하여 눈에 대한 전반적 검사를 하는 것이 좋습니다. 우리나라 사람들은 다른 나라 사람들에 비해 독서량이 현저히 부족한데, 노시가 오면 더욱 책을 멀리 하게 되는 경향이 있습니다. 안경을 쓰게 되면 눈을 덜 찌푸리게 되므로 눈가의 주름을 덜 생기게 할 뿐만 아니라 독서의 즐거움을 배가시킬 수 있습니다. 또한 겉만 젊게 보이는 것보다는 독서용 안경을 쓰고 책을 가까이 하는 모습이 더욱 아름답게 보일 것입니다.

백내장Cataract

앞에서 설명했듯, 사진기의 렌즈에 해당하는 눈 속의 구조물인 수정체는 아주 투명해야 합니다. 이것이 뿌옇게 흐려져서 시력의 저하를 일으키는 질환이 바로 백내장입니다.

백내장을 일으키는 원인은 매우 다양합니다. 대부분은 원인 불명이지만 유전성인 경우와 태아가 어머니의 배속에서 감염된 경우, 대사 이상 질환에 의한 경우도 있으며 눈에 다른 질환이 발생해서 생기는 경우, 독성 약물 특히 스테로이드제제에 의한 경우, 외상에 의한 경우도 있습니다.

백내장은 생기는 시기에 따라 크게 선천 백내장과 후천 백내장으로 나눕니다. 두 종류 중 흔히 볼 수 있는 것이 후천 백내장으로 이 중 나이가 들면서 50세 이후에 발생하는 노년 백내장(senile cataract)이 전체 백내장 가운데 가장 흔합니다. 이는 일종의 노화현상으로, 간혹 40대에 발생한 초로 백내장(presenile cataract)과 같은 범주에 포함됩니다.

백내장의 경과는 개인에 따라 차이가 많습니다. 몇 개월 이내에 성숙 백내장이 되어서 물체를 겨우 희미하게 알아 볼 수 있거나 빛만 감지할 수 있을 정도로 시력이 급격하게 떨어지기도 하지만, 초기에 진단을 받은 대부분의 환자는 병이 수년간 서서히 진행되므로 주기적인 검사가 필요합니다.

당뇨병이 있는 환자는 당뇨 조절이 잘되지 않는 경우에 백내장이 발생할 수 있고, 이전에 있었던 백내장의 진행이 빨라지기도 하며, 당뇨망막병증의 진행 경과 중 합병증으로 생길 수도 있습니다.

증상

시력 감소가 주된 증상입니다. 수정체 혼탁의 위치와 정도에 따라 감소 정도가 다르며, 밝은 곳에서 시력이 떨어지는 등 주위 조명에 의해 달라지기도 하며, 때로는 독서를 할 때처럼 같은 가까운 거리에서의 시력 감소가 더 현저할 수도 있습니다. 간혹 물체가 번져 보이기 때문에 둘로 보인다고 단안복시 현상을 호소할 수도 있고, 일시적으로 근거리 시력이 좋아졌다가 백내장이 더욱 진행되면 다시 시력이 저하되는 수정체 근시를 보이기도 합니다.

진단

심한 경우는 밝은 곳에서 눈의 동공 부위를 들여다보거나 단지 작은 전등불로 동공 부위를 비추어 보기만 해도 알 수 있지만, 혼탁이 심하지 않거나 수정체의 중심이 아닌 주변부에 있을 때는 동공을 크게 하는 산동제 안약을 점안하고 세극등 기계로 검사해야만 정확한 진단을 내릴 수 있습니다. 간혹 눈을 진찰한 의사에 따라 백내장의 진단이 달라지는 경우가 있는데, 이것은 산동제의 사용 유무에 따른 검사 방법이 달라서일 수도 있지만, 임상적으로 시력의 저하를 가져오지 않을 정도의 매우 경미한 수정체의 혼탁이 있을 때 굳이 백내장이란 진단을 내리지 않기 때문이기도 합니다.

치료

치료 방법에는 약물 요법과 수술 요법이 있습니다.

약물 치료는 병이 초기에 진단이 되었거나 아직은 수술할 시기가 아니면서 몸에 다른 질환이 있어 가능한 한 수술을 미루어야 할 경우에 백내장의 진행을 지연시키기 위해서 합니다. 안약과 경구 투여의 방법이 있습니다.

수술 요법은 백내장이 진행이 되어 일상생활에 지장을 줄 정도로 시력의 저하가 있을 때 시행합니다. 수술 방법으로는 백내장 낭내적출술과 백내장 낭외적출술이 있습니다. 현재의 백내장 수술에서는 거의 모두 낭외적출술을 시행하며, 이 중에서도 초음파 수정체 유화술의 방법으로 혼탁한 수정체의 핵과 피질을 제거합니다. 약 +20디옵터의 굴절력을 가지는 수정체를 제거하면 수술 후의 눈의 상태는 심한 원시 상태가 되므로 수술 후 안경이나 콘택트렌즈를 착용해야만 사물을 명확하게 볼 수 있게 됩니다. 거의 대부분의 환자에서 없어질 굴절력을 수술 전 미리 계산하여 백내장수술 중 동시에 인공 수정체를 삽입하여 부족한 만큼의 굴절력을 보충해 줍니다. 낭외적출술 중 한 방법인 초음파 수정체 유화술은 수술 시 절개하는 상처의 부위가 3~4mm로, 매우 작은 구멍을 내어 혼탁한 수정체를 제거할 수 있습니다. 수술 중에는 말랑말랑한 연성 재질로 되어 있는 인공 수정체를 반으로 접거나 돌돌 말아서 작은 절개 부위를 통해 삽입하여 남겨진 수정체낭 안에서 저절로 펴지게 합니다. 수술 종료 시 절개 부위를 실로 봉합하지 않는 경우(무봉합 수술), 수술 후 난시 변화도 적고 회복이 빠르다는 장점이 있으므로 근래에는 백내장 수술 대부분이 이 방법으로 행해지고 있습니다. 평소에 높은 도수의 안경이나 콘택트렌즈를 사용하던, 즉 심한 근시나 원시와 같은 굴절 이상을 지닌 환자에게 백내장이 생기면 수술 시 백내장 치료와 동시에 굴절 이상을 정상으로 교정할 수 있는 도수의 인공 수정체, 다초점 인공 수정체, 난시 교정 인공 수정체 등 다양한 인공 수정체를 삽입합니다. 이를 '굴절 백내장 수술'이라 합니다. 이 경우 수술 후 새로운 세상을 맞이하는 기쁨을 누릴 수 있게 됩니다. 백내장 수술 시 동시에 일반적인 인공 수정체

삽입을 한 경우, 수술 후 원거리 시력은 개선되지만 근거리 시력은 정상 중년인과 마찬가지로 노시 상태가 됩니다. 그러므로 독서, 바느질 등 근거리 작업을 위해서는 돋보기안경이 필요하게 됩니다. 만약 평소에 근거리 작업이 우선 순위이며, 운전 등 원거리 시력의 개선이 필요하지 않을 경우 수술 전 미리 의사와 상의하여 인공 수정체의 도수를 조정할 수도 있습니다.

녹내장Glaucoma

녹내장은 조기에 발견하면 실명을 예방할 수 있는, 당뇨망막병증과 함께 성인에게 매우 중요한 질환중 하나입니다. 이를 적절히 치료하지 않으면 영구적인 시신경 손상이 초래되어 시력 혹은 시야의 장애가 생깁니다.

녹내장을 일으키는 원인은 매우 다양합니다. 원인 미상인 경우도 많지만 안질환의 합병증으로서 당뇨안 합병증, 안내염, 눈 수술의 후유증을 들 수 있고, 그 외에 외상, 스테로이드 등 약물로 인할 수도 있습니다. 중장년 이후에 생기는 녹내장은 원인 불명이지만 노화가 진행되면서 눈에 구조적 문제가 생기기 때문으로 추측됩니다.

녹내장이라는 질환을 이해하기 위해서는 시력, 시야, 그리고 안압 및 방수 생성과 배출에 관한 구조를 알아야 하겠습니다.

눈 속에는 방수로 채워져 있는 전방과 후방이란 구조물이 있습니다. 방수는 수정체를 매달고 있는 섬모체소대와 연결된 섬모체라는 조직 중 섬모체돌기의 상피 세포에서 만들어져서 후방을 채웁니다. 그 후 동공을 통해서 앞으로 흘러

그림 2. 전안부의 구조, 방수의 유출 경로

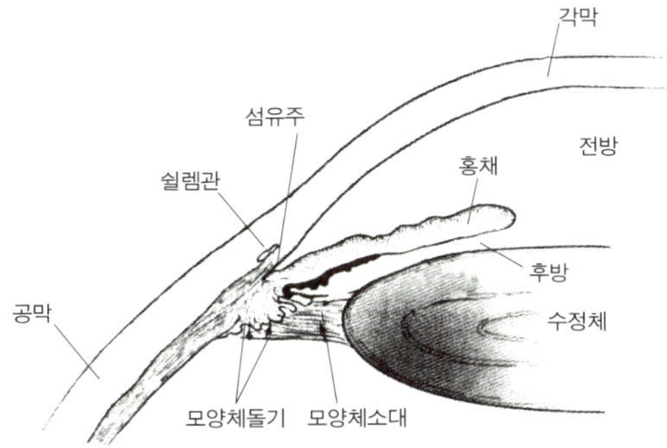

나와 전방을 채우고, 주변부 각막과 홍채로 만들어진 전방각의 구조물에 있는 섬유주조직을 통해서 대부분 배출됩니다. 일부는 포도막-공막유출로를 통해서 배출됩니다. 눈 속이라는 제한된 공간 내에서 이 방수에 의해 생기는 압력을 안압이라고 부릅니다. 밖으로 배출되어야 할 방수가 여러 가지 원인에 의해 차단되었을 때 안압은 올라가게 되고, 이 안압이 계속 올라가 있게 되면 주위 조직이 눌리게 되어 정상적 기능을 못하게 됩니다. 그리하여 각막은 부종으로 뿌옇게 되어 투명도를 잃게 되고 시신경은 압박으로 위축이 일어나서 시력과 시야의 장애가 따르게 됩니다.

과거에는 녹내장을 정상보다 높은 안압(21mmHg 이상)에 의해 시신경 손상 또는 이에 따른 시야 장애가 초래되는 질환으로 정의했습니다. 하지만 최근에는 녹내장성 시신경 손상에 높은 안압 이외에도 다른 요소들이 관여한다고 알려졌습니다. 따라서 안압이 높지 않아도 녹내장의 특징적인 시신경유두의 변화, 또는 이에 따른 시야 장애가 초래하게 되는 정상 안압 녹내장을 진행성 시신경병증으로 정의하고 있습니다. 일반적으로 녹내장 분류에서 대부분을 차지하는 개방각형 녹내장은 먼저 시야의 손상이 서서히 일어난 후 나중에야 시력 변화를 느끼게 되므로 조기에 진단되지 않는 한, 돌이킬 수 없는 말기에 다다르게 됩니다. 그리하여 이에 대해서 '소리 없는 실명'이란 말이 생겨났습니다.

증상

개방각 혹은 폐쇄각 녹내장, 안압 상승 동반 유무 등 녹내장의 종류와 녹내장의 진행 상태에 따라 증상은 매우 다양하게 나타납니다. 즉, 환자는 무증상부터 안통, 두통, 오심, 달무리처럼 물체 주위로 그림자가 보이거나 시력 저하, 시야 장애까지 다양한 증상을 나타내지요. 타각적 소견으로는 안압 상승으로 인한 눈 충혈과 각막 투명도 상실(이로 인해 녹내장이라는 단어에는 푸를 '녹' 자가 들어가지요), 동공반사 저하 등을 들 수 있습니다.

진단

모든 녹내장에서 시행하는 기본적인 검사입니다.

안압 측정

정상 안압의 범위는 10~21mmHg이며, 연령과 개인에 따라 차이가 있습니다. 하루 중에도 측정하는 시간에 따라 달라지는, 일차 변동이 있습니다. 검사하는 기계에 따라서도 정확도가 달라지므로 안압이 올랐다고 무조건 걱정해야 하는 것은 아닙니다. 또한 앞에서 이미 언급한 바와 같이 안압 상승이 녹내장의 진단에 중요한 요소가 되지만 안압이 정상이면서 녹내장의 시신경 변화가 있는 정상 안압 녹내장이란 종류도 있으므로 진단 시 여러 검사가 필요합니다.

시신경유두 검사

녹내장은 특징적으로 유두 함몰이 증가하는 시신경유두의 변화를 일으킵니다. 눈에 어떤 증상이 있어서 안과 병원에 내원했을 때 일반적으로 흔히 시행하는 검안경 검사와 안저 촬영은 증상이 없는 녹내장 환자의 조기 발견에 큰 도움이 됩니다. 이때 녹내장을 의심할 만한 시신경유두 함몰을 보이면 다음 단계로 시야 검사와 더불어 시신경유두와 망막 신경 섬유층을 분석하는 여러 정밀 검사(예; 빛간섭 단층 촬영 등)를 할 수 있습니다.

시야 검사

녹내장에 의한 시신경유두의 변화는 시야 이상 즉 시야 결손을 가져오게 됩니다. 녹내장이 의심될 때 진단을 위해서 필수적으로 시야 검사를 해야 하며, 진단 후 예후 판정, 치료하는 과정에서 약물과 수술적 치료에 대한 반응 효과를 보기 위해서도 정기적인 시야 검사를 시행해야만 합니다.

전방각경 검사

전방각의 형태를 관찰함으로서 녹내장의 진단적 분류가 가능합니다. 이 검사는 또한 치료 방법의 선택에 도움을 줍니다.

치료

치료에는 크게 약물 요법과 수술 요법이 있습니다. 녹내장의 종류, 안압의 상승 여부 상태, 시신경 변화의 정도에 따라 치료 방법을 다양하게 합니다. 약물 요법으로 방수 생산을 억제하거나 방수 유출을 증가시키는 약을 사용합니다. 안약은 작용 기전이 다른, 안전하고 효과가 높은 제품들이 많이 있으며 치료 효과의 정도에 따라 한 종류 이상을 사용하는 병용 요법이 있습니다. 먹는 약은 안압 하강 효과는 높으나 복용시 간혹 손발이 저리는 등 전신 부작용이 나타나기도 합니다. 안압이 급격하게 상승할 때에는 주사제가 도움이 됩니다. 폐쇄각 녹내장의 경우 급성 발작기에는 응급 상태이기 때문에 먼저 약물 요법을 시작하여 안압을 떨어뜨린 후 전방각경 검사를 하여 주변부 홍채 유착의 유무를 확인한 후 레이저 홍채절개술(laser iridotomy) 혹은 섬유주절제술을 시행하게 됩니다. 개방각 녹내장의 경우 약물 치료가 기본이며, 약물 치료에도 불구하고 안압 하강이 만족스럽지 못하거나 시야 결손이 악화될 때는 섬유주절제술(trabeculectomy) 등 수술을 해야만 합니다.

당뇨 망막병증 Diabetic Retinopathy

당뇨병의 합병증으로서 눈 속 신경 혈관 조직인 망막에 영양을 공급하는 혈관의 황폐에 의해 발생합니다. 약해진 혈관들은 삼출물이나 피를 누출시키고, 국소적인 확장과 부서지기 쉬운 혈관 신생 등의 이상을 나타냅니다.

15년 이상 당뇨병을 가진 환자의 60%가 망막병증을 보이며, 어린이나 사춘기에 당뇨병이 있는 경우 더욱 높은 빈도로 나타납니다. 당뇨 망막병증은 실명의 가장 큰 원인이며, 당뇨병 환자는 비당뇨병보다 실명 위험이 2.5배 높기 때문에 당뇨 환자는 당뇨병으로 진단됨과 동시에 안과 환자가 됩니다. 이 경우 정기적 안저(망막) 검사가 필수적으로 시행돼야 합니다.

망막 소견으로, 비증식성 당뇨 망막병증(nonproliferative diabetic retinopathy)인 경우 미세혈관자루(microaneurysm)를 포함한 다양한 망막 혈관 이상, 출혈, 삼출물 및 망막 부종을 보이며, 더 악화되면 비정상적인 신생 혈관으로 망막유리체 출혈 혹은 망막 박리까지 나타나는 증식성 당뇨 망막병증(proliferative diabetic retinopathy)으로 진행됩니다.

증상

망막 변화가 심하게 진행된 경우에도 증상이 없거나 날파리증 정도로만 느껴질 수 있으며, 더 나아가 시력 저하, 시야 이상, 심하게는 실명까지 가능하므로 자각적 증상이 없다고 안과 검사를 안 하거나 연기하면 안 됩니다.

진단

모든 당뇨 환자는 정기적인 안저 검사를 받아야 하며 망막 상태에 따라 검사 간격이 정해집니다. 동공에 안약(산동제)을 점안한 후 안저 검사를 합니다. 여기에는 직상/도상 검안경 검사, 세극등 현미경에 접안(특수)렌즈를 사용하는 안저 검사를 비롯하여 단순 안저 촬영, 형광 안저 혈관 조영술, 빛간섭 단층 촬영, 초음파 촬영 등이 포함됩니다. 이러한 검사들을 망막병증의 진행 상태에 따라 시행하게 됩니다.

치료

정기적인 검사를 하는 중 망막 상태에 따라 레이저 광응고술, 유리체 절제술, 망막 박리 수술, 안구 내 항체주사(Avastine, Lucentis)를 시행할 수 있습니다. 무엇보다도 중요한 것은, 당뇨 망막병증으로 인한 실명을 당뇨 초기부터 철저한 당뇨 치료와 정기적인 안과 검사 및 적합한 치료로 예방할 수 있다는 것입니다.

나이 관련 황반변성 Age-related Macular Degeneration

황반변성이란 시력에 매우 중요한 영향을 끼치는 망막의 황반(macula)에 연령 증가로 드루젠(drusen) 등 여러 변화가 일어나 점차 실명에 이르게 되는 것입니다. 세계적으로 실명을 유발하는 주요 원인(약 2천500만~3000만)으로 50세 이상의 노년층에게 주로 발생하는데 앞으로 노인 인구가 증가함에 따라 발생 빈도의 증가가 예상됩니다. 망막의 변화 상태에 따라 건성(90%)과 습성(10%)으로 나누며, 습성은 황반변성으로 인한 실명 원인의 90%나 차지합니다.

나이 관련 황반변성의 위험 요소로는 50세 이상(연령 증가에 따라 위험도 증가), 성별(여성에 많음), 인종(백인에 많음), 가족력, 흡연(2~5배 위험률 증가), 콜레스테롤 수치, 심혈관계 질환 동반 여부 등이 있습니다.

증상

물체가 찌그러짐, 선이 굽어져 보임, 침침하게 보임, 작은 회색 점들이 나타나 사라지지 않음, 중심이 보이지 않음 등을 호소하지만 초기에는 전혀 증상이 없기도 합니다.

진단

암슬러 격자(Amsler grid)로 황반변성의 자가 진단을 할 수 있습니다. 당뇨망막병증에서 안저 검사로 시행하는 모든 검사가 황반변성의 검사에도 해당되며, 그 외에 인도시아닌 안저 혈관 조영술도 포함됩니다.

치료

나이 관련 황반변성의 원인은 노화이기 때문에 치료가 어렵습니다. 그래서 예방이 매우 중요하므로 앞에서 말한 위험 인자들을 피하도록 하며, 변성의 주범으로 의심되는 자외선에 과다하게 노출되는 것을 방지하기 위해 외출 시 모자와 선글라스를 착용합니다. 일단 확진이 되면 약물 요법을 시행합니다. 주로 건성 황반변성에는 경구 복용 약을 쓰며, 시력 저하가 심각하거나 적응증이 되면 레이저 치료, 광역학 요법(PDT), 안구 내 항체주사를 할 수 있고, 경우에 따라 수술로는 유리체절제술, 황반전위술, 망막 상피세포 자가이식술을 하기도 합니다.

눈물 관련 질환

중년기 이후에는 눈물 부족과 눈물 과다를 일으키는 질환이 매우 흔합니다. 먼저 눈물 생산을 하는 눈물샘(lacrimal gland)의 이상으로 눈물이 부족한 경우와 눈물길인 눈물 배출 기관(nasolacrimal pathway)의 이상으로 눈물을 과다하게 흘리는 경우가 있습니다.

눈물 부족 – 건성안Dry Eye

눈물이 부족하거나 눈물막이 과도하게 증발되어 눈알 표면이 손상되면 눈 불쾌감, 이물감, 건조감을 비롯하여, 잦은 충혈이 일어납니다. 독서나 컴퓨터 등의 모니터 작업을 오래하기 힘들게 되고, TV 시청도 하기 싫어 눈을 감고 소리만 듣게 됩니다. 진단은 병력 등을 포함하여 각결막의 건조 상태, 눈물 양 검사, 눈물막 파괴 시간 등의 임상 검사를 토대로 하며, 치료는 증상의 정도에 따라 인공 눈물 점안, 가습기 사용, 안검염 등의 방법이 있습니다.

눈물 과다 – 속눈썹 이상, 눈물길 폐쇄Nasolacrimal pathway Obstruction

눈물 과다의 경우 눈꺼풀의 속눈썹이 각결막을 찌르거나 이물감 등의 증상과 더불어 눈물이 흐르게 됩니다. 위아래 눈꺼풀의 코 쪽 구석에 위치하는 눈물점에서 시작하여 콧속으로 눈물길이 열리는 곳까지 어느 부위라도 좁아지거나 막히게 되면 눈물이 눈에 고이거나 흘러넘치게 되며, 심하면 끈끈한 점액질로 변하면서 눈물주머니의 염증을 동반하게 됩니다. 원인은 다양하지만, 중년여성의 경우 원인 불명으로 흔하게 올 수 있습니다. 진단은 병력과 눈꺼풀 주위의 소견과 눈물길 검사를 토대로 하며, 밝혀진 원인에 따라 치료를 합니다.

Chapter 24

안이비인후과 질환 : 여성의 적, 어지럼증

정덕희 교수
서울송도병원 성인센터

서론

조깅이 체중 조절에 무척 도움이 된다고 합니다. 하지만 걷는 것이 어려운 어지럼증 환자에게는 단순히 체중 조절을 위해 달리는 이들이 그저 부러울 뿐입니다. 어지럼증의 원인 질환은 대개 귀 속 깊숙이 있는 평형 기관에 비정상적으로 이석 찌꺼기가 생기는 체위성 현훈이거나, 내이 기관의 압력 변화에 의해 유발되는 메니에르씨 질환입니다. 이러한 질환들이 중년 이후의 남성보다 여성에게 약 2배 가량 많이 발생된다는 사실을 생각하면, 어지럼증을 "여성의 적"이라고 생각해도 무방할 것 같습니다. 어지럼증에 관련된 원인 요소는 짠 음식이나 패스트푸드와 같은 식이 습관, 뇌혈관의 과민성, 외상, 자가 면역 질환, 감기

끝에 생기는 내이염, 내이 구조물의 선천적 요인 등 너무나 다양하므로 증상이 나타난 다음에 그 원인을 찾는 것은 매우 어려운 일입니다.

요즈음 여성들의 사회 진출과 전문직 취업이 늘면서 사회적 스트레스도 어지럼증의 주요한 원인으로 인식되기 시작했습니다. 증상 또한 매우 과장되어 주위 가족들은 뇌경색이나 출혈과 같은 후유증을 걱정하게 합니다. 그러나 의외로 뇌 질환에 의한 어지럼증의 빈도는 그리 많지 않을 뿐더러 다른 운동-감각기의 신경학적 증상을 동반하므로, 속귀에서 유발되는 어지럼증과 쉽게 구별할 수 있습니다. 어지럼증 환자의 대다수를 차지하는 속귀에서 발생한 어지럼증은 자연히 소실될 확률도 높지만 재발율도 높으므로 일단 증상이 발생되면 신체 전반에 걸친 평형 기능을 평가해 보고 치밀한 향후 치료 계획을 세우는 작업이 필요합니다. 아울러 뇌 질환이든 귀 질환이든 어지럼증의 일차 치료로써는 약물에 의한 일시적인 증상완화 보다는 개개인에 맞춘 평형 운동 치료를 지속할 것을 적극적으로 권합니다. 물론 이런 운동법에 산책과 같은 "걷기"는 필수적으로 포함되어야 합니다. 예방적 차원에서는, 어지럼증은 기온의 변화가 많은 이른 봄이나 늦은 가을철에 많이 발생한다는 점을 감안할 때 보온에 신경을 쓰고 짠 음식을 피하고 스트레스를 줄여 즐겁고 활기찬 사회생활을 하는 것이 바람직할 것입니다.

귀울림, 이명

중년은 여성들이 가사 노동에서 벗어나 자기 성찰을 위한 시간적 여유로움을 갖게 되는 시기입니다. 비교적 혼자만의 시간을 많이 갖게 되기 때문에 이러한 시간을 적절히 소화하지 못하면 우울증이 많이 발생된다고 합니다. 해서 혹자는 건강한 사회 활동이나 독서를 권장하기도 합니다. 그러나 이맘때쯤 깊은 사색이나 독서를 할라치면 찾아 드는 또 하나의 불청객이 "귀울림" 증상입니다. 이는 또 하나의 "여성의 적"인 셈입니다.

이 때 나타나는 귀울림 증상은 이유를 모르는 경우가 많지만, 스트레스에 의한 불면증과 관련된 심리적인 요인이 가장 큽니다. 이외에도 소음 환경에 많이 노출되었든가, 과다한 약제의 사용, 각종 귀 질환이 원인이 될 수 있습니다. 따라서 중년여성이라면 건강 검진을 통해 반드시 청력을 측정해 볼 것을 권유합니다. 물론 청력이 떨어졌다고 해서 모두 보청기를 착용해야 하거나 "이제는 노인이 되었구나!"하는 자괴감에 빠질 필요는 없습니다. 우리는 보다 활동적인 사회활동을 하는 환자와 적극적인 사고방식을 갖는 환자의 경우 이명 재활 치료의 효과가 보다 높게 나타낸다는 점에 주목해야 할 것입니다. 하지만 귀울림의 원인을 찾지 못할 경우는 심리적 안정이나 휴식을 충분히 하는 관찰 기간 후에 재검사를 실시하는 것이 좋습니다. 겁이 난다고 무턱대고 많은 검사를 하다가는 오히려 경제적 손실뿐만 아니라 신체적-육제적 피로도 감수해야 하기 때문입니다. 그리고 이 병원 저 병원을 찾아다니기 보다는 가까운 이비인후과 전문의를 믿고 상담하는 자세가 반드시 필요합니다. 그렇다면 이런 귀울림에 대해 어떤 주의가 필요할까요? 가장 우선해야 할 것은 시끄러운 소음과 불필요한 항생제의 남용을 피하고 잔잔한 음악과 명상을 통한 심리적 안정감을 되찾는 것입니다. 은행잎 추출물과 같은 혈행 개선제가 도움이 된다는 보고도 있어 사용을 고려해 볼 수는 있겠지만 이런 약제로 기능이 떨어진 청각 신경을 되살릴 수는 없으므로 치료보다는 예방에 훨씬 노력을 기울여야 할 것입니다. 경우에 따라서는 보청기처럼 생긴 잡음 발생기를 귀 속에 삽입하여 귀울림을 상쇄하여 느끼지 못하게 하는 방법도 고려해 볼 만합니다.

중년층에게 흔한 이석증과 재활 치료

양성 돌발성 두위현훈을 일반적으로 이석증이라고 부릅니다. 내이에는 소리를 듣는 달팽이관과 함께 머리의 움직임을 감지하는 평형 기관이 존재합니다. 특히 머리의 회전을 담당하는 반고리관이라는 평형 기관에 비정상적으로 이석이 끼게 되면 몸의 자세에 따라 세상이 빙글빙글 도는 느낌과 속 울렁증이 수 초간 동반되는 어지럼증이 나타납니다. 갑작스럽고 심하게 어지럼이 나타나기 때문에 대개 환자분들은 매우 당황하거나 심한 걱정에 휩싸이게 되지요. 확률은 매우 낮지만 일부 뇌혈관 질환에서도 유사한 현상이 발생될 수 있습니다. 그러나 대부분은 이석 찌꺼기의 이동에 의해 나타나는 것이므로 크게 걱정할 질환은 아닙니다. 더욱이 이석증은 진단이나 치료가 비교적 간단하고 치료 효율이 95%까지 이르므로 전문의와의 상담이 매우 중요합니다.

이석증 형태 중에 빈도순으로 보면 후반고리관형, 측반고리관형, 그리고 전반고리관형이 각각 약 65%, 33%, 2% 정도입니다. 각 이석증의 형태는 눈에 물안경 같은 비디오 고글을 착용하고 시행하는 간단한 이학적 검사만으로 쉽게 구별해 낼 수 있습니다. 때로는 분명한 이석증이 의심되지만 외래 방문 시 간단한 이학적 검사만으로 구별해 낼 수 없는 경우도 발생되는데, 이는 이석이 어지럼을 충분히 발생시킬 정도에 이르지 못한 경우이거나 이석증이 발생되고 나서 전문의 상담이 너무 지체된 경우, 혹은 수면제와 같은 약제를 사용하고 방문한 경우에 해당될 수 있습니다. 따라서 정확한 치료를 위해서는 증상이 나타나자마자 가능한 빨리 약을 먹지 않은 상태로 이비인후과 전문의와 상담하시는 것이 중요합니다.

이석증은 대부분 재활 치료가 가능합니다. 비정상적인 이석의 위치를 바로 잡는 것이 치료이므로 약제를 사용할 이유가 없습니다. 대표적인 재활 치료로는 이동된 이석을 다시 원래 위치로 이동시키기 위해 몸을 특정한 순서와 위치에 따라 돌리는 방법들이 사용됩니다. 대표적으로 후반고리관형 이석증에 사용되는 에플리 법, 시몬트 법, 측반고리관형에 사용되는 바비큐 회전법, 모든 이석증에 사용할 수 있는 습성화 방법 등이 있습니다.

변형된 에플리 법

테이블에 앉은 자세에서 시작하여 먼저 머리를 병변 쪽으로 45도 돌립니다. 이후 머리를 테이블 수평면 보다 20도 이상 하방으로 떨구고 약 40초간 자세를 유지합니다. 그리고 머리를 반대쪽으로 45도 돌려 충분한 시간동안 자세를 유지합니다. 이때 반드시 어지럼증이 나타나는지를 확인하도록 합니다. 만약 이때 어지럼이 나타난다면 부적절한 재활 치료였을 가능성이 있으므로 처음부터 다시 시작하도록 합니다. 다음 동작은 몸통을 마저 90도 모로 돌려 얼굴을 최

그림 1. 에플리 법

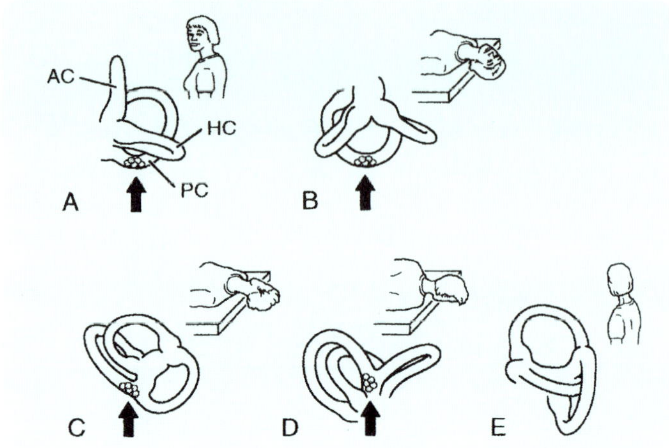

대한 바닥을 볼 수 있게 하여 충분한 시간을 유지합니다. 이어서 일어나 앉도록 합니다. 최종 자세를 취했을 때 어지럼증이 나타나서는 안 되며 만약 이러한 증상이 나타난다면 반복 치료합니다.

시몬트법

환자를 검사 테이블 장측 모서리에 앉히고 머리를 정상 귀 쪽으로 45도 돌린 후, 병변 쪽으로 빠르게 눕힙니다. 충분한 시간 동안 자세를 유지하고 이어서 머리를 고정시킨 채로 180도 반대편으로 빠르게 돌려 눕힙니다. 다시 앉은 자세로 변환하여 머리를 고정시킨 채로 180도 반대편으로 빠르게 돌려 눕힙니다. 다시 앉은 자세로 변환하여 머리를 정면으로 돌려 충분한 시간을 유지합니다. 180도 돌아누웠을 때 어지럼증이 나타난다면 부적절한 재활 치료였을 가능성이 있으므로 처음부터 다시 시작하도록 합니다. 역시 최종 자세를 취했을

그림 2. 시몬트법

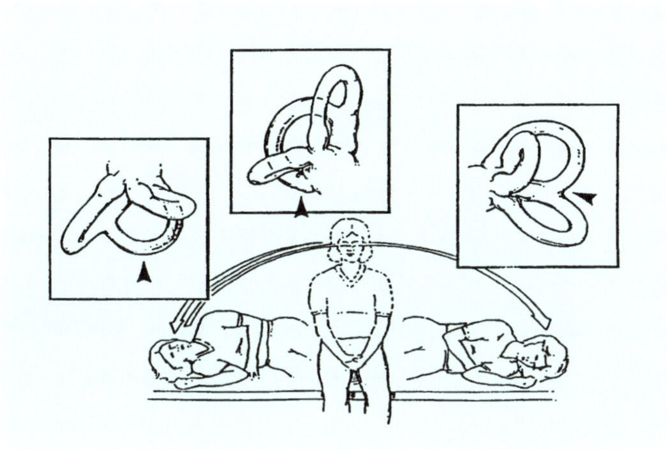

때 어지럼증이 나타나서는 안 되며 만약 이러한 증상이 나타난다면 반복 치료합니다.

바비큐 회전법

측반고리관형 이석증을 치료하는 방법으로, 몸통과 머리를 90도씩 일정 방향으로 회전시키는 모든 방법을 통칭하여 바비큐 회전법이라 합니다. 여기에는 180도 회전법, 270도 회전법, 360도 회전법 등이 있으며 180도 자세가 바뀐 복와위와 270도 자세에서 어지럼증의 소실 여부로 치료 성공 여부를 판가름할 수 있습니다. 단, 180도 회전법 이후에는 48시간 동안 자세를 고정시켜야 하는 단점이 있는 반면에 270도 이상 회전법에서는 이러한 자세 고정이 필요치 않기 때문에 보다 선호됩니다.

그림 3. 바비큐 회전법

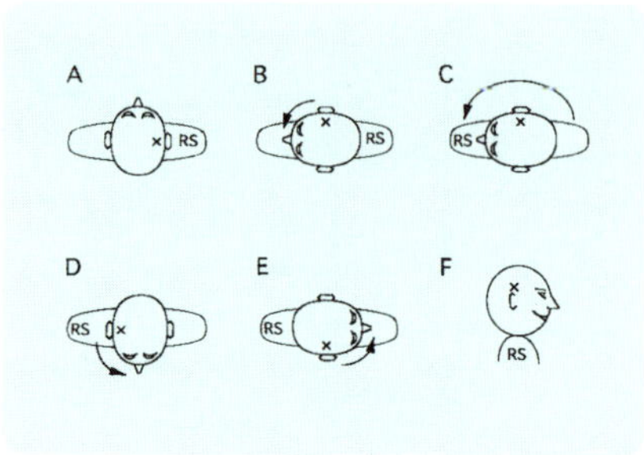

그림 4. 습성화 방법

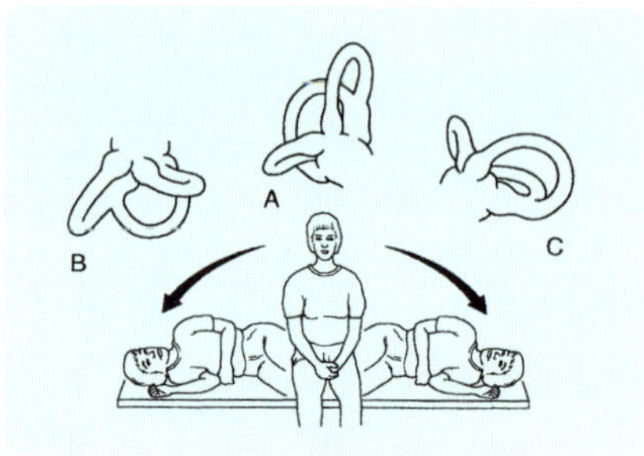

습성화 방법

고소공포증의 치료처럼 자극을 점차 강하게 반복 주입함으로써 높은 곳에서도 쉽게 적응하게 하는 방법과 치료 원리가 유사합니다. 2내지 3주 간 하루에 수차례씩 머리와 몸통을 측면으로 눕힘으로써 이석의 확산과 제거 및 중추의 습성화를 유도하고자 하는 방법입니다. 일회 치료 요법보다는 지속적인 치료가 필요하다는 점에서 환자가 치료하려는 의지가 뚜렷해야 효과를 볼 수 있습니다. 병변 쪽을 구별한 필요가 없다는 장점이 있어 일반인들이 가정에서 쉽게 사용하는 치료법이기도 합니다.

Chapter 25

중년여성의 피부 질환

오지원 교수
강원대 의대 피부과

노화는 왜 생기는가?

여기에는 크게 두 가지 이론이 있습니다. 첫째는 유전자의 계획표에 의해 이미 예정된 과정으로 진행한다는 것입니다. 그러나 인간의 노화 유전자에 대하여는 현재까지 별로 알려진 것들이 없습니다. 둘째는 주위 환경이 인체를 구성하는 유전자와 단백질을 손상시킨다는 이론입니다. 이러한 유해 물질 중 잘 알려진 것이 산소입니다. 산소는 인간이 살아가기 위하여 반드시 필요하지만, 전자와 반응하면 분자의 구조가 불안정화 되어 reactive oxygen species(ROS)로 변환됩니다. 이러한 ROS가 세포 손상 및 노화에 관여한다는 학설은 오래 전부터 알려졌습니다. 그 밖에도 인체의 단백질을 구성하고 있는 아미노산의 구조 변화(라세미화) 및 단백질의 비효소적 당질화 등도 세포 공격을 유발하는 요인으로 알려져 있습니다. 이상의 두 가지 요인이 서로 영향을 주어서 노화가 초래됩니다.

노화가 진행되는 동안 우리 몸에서 일어나는 면역 체계의 변화는 무엇인가?

인체는 인체 내부와 외부의 여러 가지 손상으로부터 보호하기 위하여 면역 체계를 가지고 있습니다. 즉, 외부의 손상에 대한 방어 작용을 함과 동시에, 체내의 이상 반응에 대한 감시체제를 유지하는 것입니다. 나이가 들면 이런 역할을 담당하는 데 중요한 세포인 T 임파구와 및 B 임파구의 기능이 떨어져집니다. 그래서 나이가 들수록 감염이나 악성 종양이 발생할 가능성이 커지는 것입니다.

피부의 노화

피부의 노화 과정은 두 가지 서로 다른 현상에 의하여 진행됩니다. 첫째, 본질적 노화는 모든 사람에게 공통적으로 나타나는 피할 수 없는 시간의 산물입니다. 그러나 두 번째의 광노화는 이러한 본질적 노화에 만성적인 광선 노출이 더해진 상태입니다. 살아가는 동안 광선에 얼마나 노출되는가는 개인마다 정도의 차이가 크게 나며, 신경을 잘 쓴다면 광선에 노출되는 것을 어느 정도는 피할 수도 있습니다. 그러므로 노화를 방지하고 싶다면, 광노화에 의한 생리학적 그리고 형태학적 변화를 잘 이해하여서 광선에 의한 피부 손상을 최소화시키도록 노력해 보는 것이 중요합니다.

본질적 노화 피부란 무엇인가?

일반적으로 피부의 노화가 진행될수록 피부 두께가 얇아지고, 피부를 구성하는 세포들의 수가 감소합니다. 혈관 및 혈류 흐름도 감소하며 털의 색이 소실되고 탈모 및 피지선 및 땀선도 감소합니다. 따라서 피부의 기능도 변화하는데, 피부 장벽 기능의 약화 및 피부 보호 기능의 저하, 감각의 둔화, 상처 치유 능력의 저하, 피부 면역 기능의 약화, 피지 및 땀 생성력의 저하, 온도 조절 능력의 저하, 비타민 D 합성 능력의 저하 등이 나타납니다.

광노화 피부란 무엇인가?

비록 적은 양일지라도 장기간에 걸쳐 일광을 받게 되면 피부가 손상을 받습니다. 이때 나타나는 특징은 건조 증상, 피부색의 변화, 잔주름, 피부 탄력성의 저하, 혈관의 확장 및 자반증, 면포 그리고 피지선의 이상 증식입니다. 그러나 태양 광선에서 방출되는 자외선(UV) 중 특히 어느 파장 대에서 이러한 손상을 일으키는지는 정확히 밝혀져 있지 않습니다. 과거에는 UVB가 상대적으로 피부암 등을 유발할 수 있어 더욱 병인에 중요하다고 여겨졌으나, 현재는 UVA도 광노화 과정에 상당히 깊이 연관된다는 보고들이 나오고 있습니다. 30년 간 하루에 5시간 일광에 노출되면 피부노화는 약 1년 6개월 정도 더 진행한다는 연구 보고가 있습니다. 최근 한 연구에 의하면 높은 온도에 노출되어도 피부의 노화 현상이 진행된다고 합니다.

흡연은 피부노화에 어떠한 영향을 미치는가?

흡연은 광노화 과정을 매우 악화시키며 특히 여성의 경우에는 더 심합니다. 즉, 일생 동안 총 몇 갑의 담배를 피웠는가가 얼마만큼의 주름을 생기게 하고, 얼마만큼 피부색이 검어지게 하는가 하는 문제들과 직접적으로 연관됩니다. 70세까지 하루에 30개비의 담배를 피우면 피부 나이는 14년 더 늙는다고 합니다. 흡연 여성의 피부는 보통 광노화 과정에 비하여 더 깊은 손상을 일으켜서, 심부 진피층까지 손상됩니다. 또한 피부 표면의 표피층의 수분 함량도 감소시키므로 피부의 건조증 및 위축을 매우 심하게 초래합니다. 따라서 깊은 주름이 생겨납니다. 또한 피부 면역력도 현저히 감소하여 비흡연자에 비해 피부암에 걸릴 확률도 매우 증가합니다.

노화와 피부 질환과의 관련성은?

노화가 진행될수록 피부 질환이 더 잘 발생하며, 특히 피부 종양의 빈도가 현저히 증가합니다. 그 대표적인 것이 악성 흑색종으로, 연령의 증가에 따라 현저히 발생 빈도가 증가하는 매우 예후가 나쁜 피부암입니다. 그뿐 아니라 다른 양성 종양의 빈도도 노화 과정에 따라 현저히 증가하며, 특히 쥐젖, 체리혈관종, 지루각화증, 흑자 등의 질환은 60세가 넘으면 거의 모든 사람에게서 관찰됩니다.

대상포진은 몸에 남아있던 수두바이러스가 재활성화되어 나타나는 질환으로 나이가 많아질수록 발생 빈도도 증가하며, 특히 75세 이상 노령층의 약 15% 정도에서 발생하는 매우 흔한 질환입니다. 대상포진이 40세 이전에 발병하면 합병증으로 신경통이 잘 나타나지 않지만, 60세 이상인 환자의 약 50%정도는 통증으로 매우 고생합니다.

가려움증도 매우 흔하게 나타납니다. 대부분은 피부 건조증 때문이지만, 때로는 가려움증의 1차적 원인을 찾을 수 없는 경우도 많습니다. 이러한 가려움증의 원인을 피부 장벽 기능이 떨어져서 자극 물질에 대한 방어력의 저하 및 노화에 의한 신경 기능의 변화가 초래한 이상 감각 반응으로 설명하는 학자도 있습니다.

노화가 진행되면 당뇨병, 혈관 질환, 신경학적 이상 증상들이 나타나므로 전신 질환에 의해 나타나는 2차적 피부 질환의 증상들도 흔히 관찰됩니다. 또한 개인 위생 상태도 저하되므로 이로 인한 무좀 등 진균 감염이나 지루성 피부염도 증가하게 됩니다. 체내에서 약물을 대사시키는 능력도 감소되기 때문에, 약물을 전신적으로 복용한 경우 젊은 사람들에 비해 현저히 약물에 대한 내성도 떨어집니다. 이는 먹는 약뿐 아니라 바르는 약에도 해당됩니다.

치료

노화 시 나타나는 개별적 질환의 치료에 대해서는 여기서 언급하지 않을 것입니다. 현재까지 피부 노화는 한번 생기면 돌이킬 수 없다고 알려져 있으므로, 치료보다는 예방에 더 큰 노력을 기울여야 합니다.

자외선으로부터의 보호

6개월간 매일 일광 차단제와 보습제를 사용하면 잔주름이나 피부의 거칠음, 피부의 색소 이상증이 현저히 감소하며 전반적인 피부 상태가 눈에 띄게 호전됩니다. 이는 자외선에 의한 손상이 차단되기 때문에 피부 스스로가 회복되는 능력이 최대로 발휘되기 때문입니다. 2002년 WHO 권고안에 의하면, 일기 예보에 나오는 자외선 지수에 관심을 가지고 오전 10시에서 오후 4까지는 야외 활동을 최소화해야 합니다. 모자는 챙이 4인치가 넘는 넓은 것이 좋고, 의복은 짜임새가 조밀할수록, 색깔이 진할수록 자외선 차단 효과가 높습니다. 선글라스는 자외선이 완벽히 차단되는 렌즈로 선택해야 합니다. 자외선 차단제는 항상 사용해야 하지만, 여러 가지 제한적인 문제점이 있으므로 자외선 차단제만 믿어서는 안 됩니다. 자외선 차단제 선택 시 SPF 30 이상의 광범위 자외선 차단제를 사용해야 하며 avobenzone, benzophenone, anthranilate or zinc oxide, titanium dioxide 등의 성분이 포함된 것이 좋습니다. 자외선 차단제는 외출 15~30분 전에 바르고 외출 직전에 한 번 더 발라야 하며, 적당한 농도를 사용하는 것이 중요하기 때문에 teaspoon rule을 적용해야 합니다. 즉 얼굴과 목, 오른팔, 왼팔 각각에 대해 1/2 티스푼보다 약간 많게 도포하고, 가슴, 배, 등, 오른쪽 다리, 왼쪽 다리 각각에 대해서는 1스푼보다 약간 많게 도포하는 것이 좋습니다. 수영을 하거나 땀을 많이 흘리게 되면 차단제가 땀에 의하여 지워질 가능성이 있어 다시 발라야 하고, 미용 목적으로 미용실이나 해변에서 피부를 일부러 태우는 것은 절대적으로 피해야 합니다. 결론적으로 어렸을 때부터 자외선의 노출을 가능한 한 피하는 것이 가장 손쉬운 피부 노화 방지법입니다.

트레티노인

상기 약제를 바르면 피부 전체의 톤, 잔주름, 깊은 주름, 거칠음 뿐 아니라 색소 침착이 호전됩니다. 피부의 두께도 정상으로 회복되므로 피부의 장벽 기능을 정상화시킬 수 있습니다. 이러한 효과는 도포된 약제의 양과 관련이 있으며, 최소한 10~12개월 정도 사용해야만 효과가 나타나기 시작합니다. 의사 지시 없이 사용하는 경우에는 오히려 피부가 건조해지고 당기면서 각질이 생기는 등의 부작용을 먼저 경험할 수 있어서 반드시 피부과 의사의 지도 하에 사용하여야 합니다.

알파-하이드록시 산AHA

유제품이나 여러 가지 과일 또는 사탕수수 등에서 추출된 화합물인 AHA를 매일 수 개월간 국소 도포하면 잔주름, 거칠음, 및 색소이상이 호전됩니다. Ditre박사가 미국피부과학회지에 보고한 논문에 의하면, 백인에게 약 25% AHA를 함유한 로션을 6개월간 매일 국소 도포하면 진피 및 표피의 두께가 정상 회복되며, 진피 내의 콜라겐 및 탄력 섬유의 양도 상당히 증가된다고 합니다. 그러나 피부색이 서양인에 비하여 짙은 편인 한국 사람의 경우에는 오히려 피부에 갈색의 색소 침착을 일으킬 가능성이 매우 크므로 함부로 사용하지 않는 것이 더 좋습니다.

항산화제

항산화제로는 비타민A(레티놀), 비타민C(아스콜빅산), 비타민E(토코페롤), 베타카로텐, 바이오플라보노이드 같은 물질이 알려져 있습니다. 이들 물질을 복용했을 경우 노화 기전에 관여하는 산화 물질을 제거한다는 것이 잘 알려져 있습니다. 그러나 국소 도포 했을 경우의 효과가 있는가에 대해서는 논란이 많으므로 화장품에 이러한 물질이 함유되었다고 해서 맹신하는 것은 좋지 않습니다.

호르몬 치료

완경기 여성에게 에스트로겐 치료를 할 경우 감소되었던 피부와 진피의 두께가 현저히 증가 됩니다. 진피 내의 콜라겐 양도 증가하고, 표피의 각질 형성 세포의 분화 능력도 현저히 증가합니다. 그 결과 피부의 처짐이 감소되고 피부 건조증이나 주름도 많이 개선됩니다. 피지선의 활동도 늘어나고 피부의 수분 함량도 증가되었다는 보고가 있습니다. 그러나 국소적인 에스트로겐 호르몬의 도포로 어떤 변화가 오는지에 대한 연구는 별로 알려진 바가 없습니다.

열량 섭취의 제한

일반적으로 노화 과정의 속도를 지연시키기 위해서는 열량 섭취를 제한하는 것이 좋다고 합니다. 쥐 실험에서는 진피 내 콜라겐의 파괴를 상당히 감소시켰다고 밝혀져 있으나, 인체 피부의 기능 및 형태학적 변화에 어떤 영향을 주는지에 대해서는 아직 연구된 바가 적습니다.

Chapter 26

중년여성에게 흔한 알레르기 질환

남영희 교수
동아대의대 알레르기 내과

박해심 교수
아주의대 알레르기 내과

최근 20~30년 동안 알레르기 질환이 급격히 증가하고 있어 사회적인 이슈가 되고 있습니다. 이는 급격한 환경 변화 때문에 일어납니다.(그림 1 A,B) 다른 만성 질환과 마찬가지로, 알레르기 질환의 발병에는 유전적 요인과 환경적 요인 두 가지가 매우 밀접하게 관여합니다. 그렇다면 알레르기란 무엇일까요? 대부분의 사람들에게는 아무런 문제가 되지 않는 물질(항원, 알레르겐)이 특정 사람의 면역계에 과도한 반응을 일으키는 것으로, 흔한 알레르기 질환에는 알레르기 비염, 천식, 아토피 피부염, 두드러기 등이 있습니다.

알레르기 질환은 한 환자에게 동시에 혹은 시간 차이를 두고 발생하는 '알레르기 행진'이라는 자연 경과를 보입니다.(그림 2) 면역 과민 반응 체질이 있는

그림1. 알레르기 질환 (A: 천식, B: 아토피 피부염)의 유병률

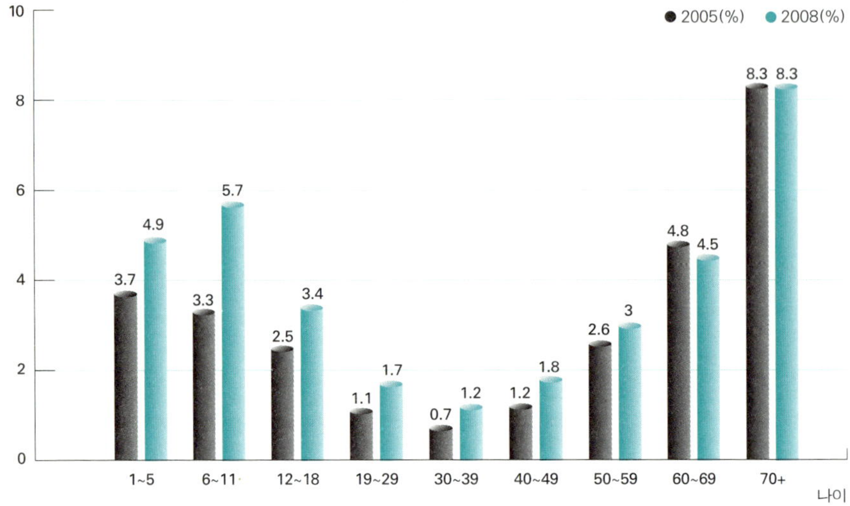

연령대별 천식 의사진단 유병률 현황

출처 : 보건복지가족부

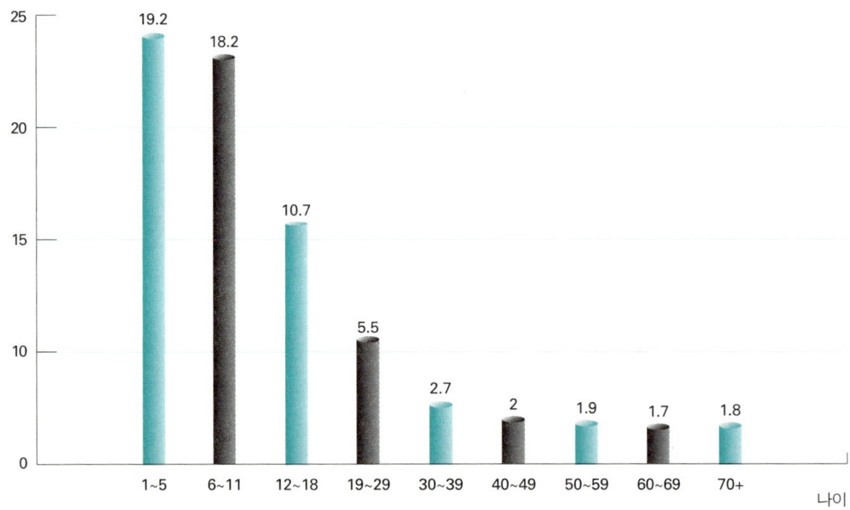

2008년 연령대별 아토피피부염 의사진단 유병률 현황

출처 : 보건복지가족부 / 단위 : %

그림2. 알레르기 행진

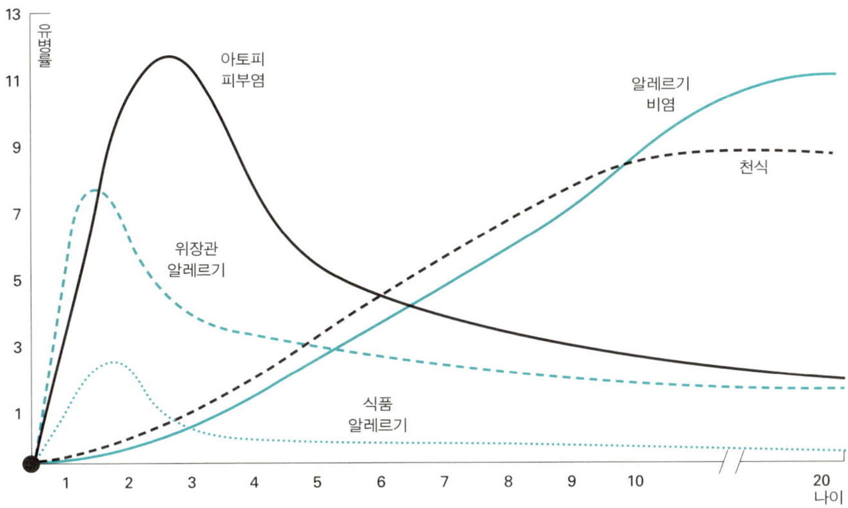

아기는 우유 알레르기와 얼굴이 가려운 습진성 병변부터 시작하여 점차 목과 사지로 퍼지는 아토피 피부염이 생기며, 이후 잦은 호흡기 감염을 보이다가 만 2세가 지나면서 기침을 발작적으로 하고 쌕쌕거리는 숨소리(천명)가 심해지고 호흡 곤란을 보이는 전형적인 천식 증상이 나타납니다. 반 정도는 사춘기가 지나면서 증상이 호전되지만, 일부에서는 성인까지 천식 증상이 이어집니다. 하지만 일부 알레르기 질환은 성인에게 더 많이 발병하므로, 중년의 건강관리에 더욱 주의가 필요합니다. 천식 중에서도 특히 아스피린 과민성 천식, 중증 천식과 만성 두드러기는 중년여성에게 더 흔하며, 소아에게 흔한 질환인 아토피 피부염도 중년여성, 특히 갱년기를 지나는 여성에게 흔합니다.

노화와 알레르기 질환

면역 노화

나이가 들면 피부에 주름이 생기고, 기억력이 감퇴하고, 신체 기능들이 떨어지면서 '예전만 못하다'라는 말들을 자주 합니다. 면역 체계에도 노화(면역 노화, 면역 노쇠)가 일어나서, 감염, 암, 자가 면역 질환의 발생이 증가합니다. 예방주사(백신)에 대한 반응이 떨어지고, 상처 치유도 늦어집니다. 또한 면역 반응이 잘 작동하기 위해서는 아연, 비타민 D, 철분 등과 같은 영양소가 필요한데, 나이가 들면서 체내 보유량이 감소하고, 영양소 대사에도 이상이 생겨 결국 이들 영양 성분들이 결핍되며 면역 반응에 이상이 생기게 됩니다.

신체적 변화

세포뿐만 아니라 신체의 각 기관들도 노화를 겪게 됩니다. 담배를 피우면 폐 기능이 떨어진다는 것은 잘 아는 사실이지만, 담배를 피우지 않더라도 폐의 노화가 진행되면서 폐 기능이 떨어지게 됩니다. 이러한 이유로 기도 수축과 염증을 동반하는 천식의 경우, 40세 이후에 발생한 천식 환자는 중증 천식으로 진행할 수 있습니다. 피부의 경우에도 피부 표피가 위축되고, 수분이 감소하며, 면역 체계의 노화와 피부 장벽 기능의 변화로 접촉성 피부염, 성인형 아토피 피부염 등이 발생 할 수 있으며, 만성 경과를 거치는 경우가 흔합니다.

비염과 천식

원인 및 증상

최근 보건복지부 보고에 의하면 전체 성인의 15~20%가 알레르기 비염이며, 이 비율은 계속 증가할 것이라고 추정했습니다. 천식의 경우 알레르기 천식이 가장 흔하지만 중증 천식은 중년여성에게서 더 흔하며, 아스피린 과민성 천식은 여성이 2배 이상 높습니다.

알레르겐을 코로 흡입하면 발작적 재채기, 맑은 콧물, 코 막힘, 눈과 코 주위의 가려움증 등 특징적인 비염 증상이 나타납니다. 알레르겐이 코를 지나 기관지까지 도달하면 반복적인 호흡 곤란과 천명, 기침, 흉부 압박감 등과 같은 기관지 천식의 일반적인 증상이 나타난다. 이처럼 비염이 잘 조절되지 않고 지속될 경우 천식으로 진행하기도 합니다. 실제로 비염은 천식 환자에게 흔히 동반되는 질환입니다. 알레르겐 노출 후 일시적인 증상의 발생, 계절에 따른 증상의 변화, 알레르기 질환의 가족력이 있으면 비염과 천식을 의심해야 합니다.(표 1) 아스피린 과민성 천식의 경우 이러한 천식 증상들이 아스피린이나 다른 비스테로이드 소염제를 복용하거나 주사한 후에 발생하게 됩니다. 아스피린을 포함하는 비스테로이드 소염제는 진통제뿐 아니라 감기약으로도 자주 처방되어, 약 복용 후 천식 증상이 악화될 경우 의사에 의한 정확한 진단이 필요합니다.

일반적으로 중년 이후(40세 이상), 발생한 천식일수록 증상이 심하고 오래가는 편입니다. 장기적이고 안전한 약물 치료를 시작하여 정상적인 생활을 유지해야 합니다.

표1. 천식을 의심할 수 있는 증상들

• 밤에 기침이나 쌕쌕거림이 나타나고, 쉽게 없어지지 않고 자꾸 반복된다.
• 추운 날, 바람이 많이 부는 날에 가슴이 답답하고, 쌕쌕거리거나 기침이 난다.
• 감기를 앓고 나서 숨이 차거나 한 달 이상 기침이 지속된다.
• 밤에 잠을 자다가 기침을 하거나 숨이 차서 깬 적이 있다.
• 운동 중에 숨이 차거나 쌕쌕거려 중단한 적이 있다.
• 담배 연기, 매연 등을 맡고 가슴이 답답하며, 숨이 차고, 기침이 심하게 난 적 있다.

검사 및 진단

비경을 통해 비강 내부를 관찰합니다. 단순 부비동 촬영, 비액 검사는 비염에 대한 일반적인 검사입니다. 폐 기능, 객담 검사, 기관지 유발 시험은 천식의 진단에 유용한 검사입니다. 아토피는 이들 질환의 중요한 위험 요소로 피부 시험이나 피 검사를 통해 확인할 수 있습니다. 원인에 따라 병의 경과 및 치료가 다르므로 각자의 비염 및 천식의 원인, 악화 요인, 중증도를 확인하기 위한 검사가 필요합니다.

치료 및 예방

항히스타민제와 비강 내 스테로이드제는 비염의 주요 치료 약제이며, 기관지 확장제와 흡입용 스테로이드는 천식의 대표 약제입니다. 그밖에 다양한 경구 약제가 있어 증상에 따른 약제 선택을 하면 호전됩니다. 회피 요법이나 약물 치료에도 불구하고 증상이 계속되거나 약물을 지속적으로 사용할 수 없는 경우에는 알레르겐 면역 요법을 고려할 수 있습니다. 면역 요법은 원인 알레르겐을 소량부터 단계적으로 증량 투여하여 알레르겐에 대한 과민 반응을 감소시켜 알레르기 증상을 경감하거나 소실시키는 가장 근치적인 치료 방법입니다.

정확한 원인 알레르겐 확인 및 면역 요법의 진행을 위해 알레르기 전문의의 진료를 받는 것이 필요합니다.

약물 치료에 앞서 원인이 되는 알레르겐과 악화 요인들을 제거하고 회피하는 것이 무엇보다 중요합니다. 아스피린은 감기약, 진통제로도 처방이 되고, 뇌혈관 질환과 심근 경색의 예방 효과가 보고되어 그 사용이 증가하는 추세입니다. 천식과 만성 부비동염이 있는 경우, 아스피린 과민성의 위험이 높으므로 약 처방을 받을 때 아스피린 과민증이 있음을 알리고, 의사에 의한 안전한 약제를 미리 확인해 두는 것이 필요합니다.

아토피 피부염

원인 및 증상

아토피 피부염은 만성적으로 재발하는 소양성 피부염으로, 유전적 요인 (아토피 피부염의 가족력)과 면역 조절 기능 변화(천식, 알레르기 비염 등과 같은 다른 알레르기 질환이 있는 경우), 환경 요인(집 먼지 진드기, 화학 물질 및 오염 물질 증가, 피부감염) 등이 원인이 될 수 있습니다. 낮에 비해 초저녁이나 한밤중에 심해지는 피부 가려움과 피부 붉어짐, 진물, 각질 벗겨짐, 태선화, 피부 건조 등의 증상이 특징입니다. 성인 아토피 피부염 환자는 소아에게 흔한 몸(가슴, 등 배, 팔꿈치, 무릎 안쪽)의 피부 증상은 호전되지만 손에 습진이 있는 경우가 흔하고, 얼굴, 머리와 목 부분에 만성 습진이 있는 경우가 많습니다. 아토피 피부염의 심한 정도(중증도)를 평가하고 원인을 확인하여 개개인에 적합한 치료를 선택해야 하므로, 치료에 앞서 이를 확인하는 과정이 무엇보다 중요합니다.

치료 및 예방

건조한 피부의 보습 유지, 피부염 치료를 위한 스테로이드 연고, 가려움을 치료하기 위한 적절한 약물(항히스타민제) 사용이 필요합니다. 병의 상태에 따라 피부 관리와 환경 관리만으로도 좋아지는 경우가 있고, 염증 관리를 위해 약물 치료가 필요한 경우도 있습니다. 피부 관리는 증상의 경중에 관계없이 기본적으로 실시해야 하는데, 미지근한 물로 약산성이면서 보습 효과가 있는 세정제를 사용하여 샤워를 하는 것이 좋습니다. 샤워가 끝나면 몸이 완전히 마르기 전에 즉시 전신에 보습제를 발라 피부 건조를 방지합니다.

두드러기

원인 및 증상

두드러기는 남자보다 여자에게 2배 정도 많이 발생하며, 급성보다는 6주 이상 증상이 지속되는 만성 두드러기가 많습니다. 만성 두드러기는 원인이 밝혀지지 않는 특발성이 가장 많지만, 중년에게서 많이 발견되는 자가 면역 질환과 관련된 경우(갑상선 질환, 루프스 질환 등)도 10~30%에 달합니다. 이 경우 피부가 매우 가렵고 피부가 융기된 홍반성 병변(팽진)을 특징으로 합니다. 환자의 40%는 심부 피부 혈관의 확장과 부종으로 혈관 부종이 동반되기도 합니다. 대부분 얼굴(입술, 눈 주위)에 흔하지만, 인후두에 발생할 경우 호흡 곤란 등 심각한 반응이 생길 수 있습니다. 두드러기와 혈관 부종의 원인에는 음식 및 식품 첨가제, 약물, 감염, 자가 면역 질환(특히 갑상샘 자가 면역 질환) 등 여러 가지가 있을 수 있고 이에 따른 치료 기간 및 예후가 다를 수 있어 단순히 두드러기라 넘기지 말고 만성 두드러기의 경우 정확한 원인을 확인하는 것이 중요합니다.

치료 및 예방

약물 치료는 증상에 따라 항히스타민제, 면역조절제, 스테로이드 등 단계적으로 적용합니다. 급성 두드러기는 조절이 잘 되는 편이나, 만성 두드러기의 경우 50% 이상의 환자가 1년 이상 증상이 지속되기도 하여 꾸준하게 치료하는 노력이 필요합니다. 하지만 두드러기의 원인이나 악화 요인(스트레스, 알코올, 아스피린, 비스테로이드 소염제 등)을 알고 있다면 이를 피하는 것이 가장 좋습니다.

맺음말

알레르기 질환에는 다양한 환경적 혹은 유전적 요소들이 관여하고, 환자마다 다양한 증상과 임상 경과를 보여 의료인들조차 진단과 치료가 어려운 질환으로 생각합니다. 하지만 조금 더 관심을 가지고 보면 알레르기 질환을 의심해 볼 수 있는 상황을 알 수 있습니다. 특정 계절에 알레르기 기침, 콧물, 재채기, 가슴이 갑갑함, 피부 가려움과 습진이 악화된다면 꽃가루에 의한 알레르기 질환을 의심할 수 있습니다. 침구류, 카펫, 천으로 된 소파 등을 청소할 때 증상이 심해지면 집 먼지 진드기를 원인 물질로, 애완 동물과 접촉 시 증상이 악화되면 이 또한 질병의 원인으로 생각해 볼 수 있습니다. 또한 대부분의 환자는 먼지, 매연, 담배 연기, 찬 공기 등 불특정 물질에 노출 시 증상이 악화됩니다. 감기약이나 진통제, 항생제 등을 먹고 이러한 증상 들이 더욱 심해질 때는 약물 알레르기를 의심할 수 있어, 이러한 경우 전문의를 방문하여 확인이 필요합니다. 천식을 의심할 수 있는 증상은 감기 후 기침이나 가래가 오래가거나 가슴이 답답할 경우입니다. 단순히 감기가 오래간다고 생각하지 말고 천식 여부를 확인하는 것이 필요합니다. 알레르기 질환은 일과성 병이라기보다 만성 염증을 동반하는 질병입니다. 따라서 명확한 원인을 확인하여 초기에 적절한 치료하고 질병의 원인 물질이나 증상을 악화시키는 물질을 적극적으로 회피하고 제거한다면 증상 악화를 줄이고 병의 진행을 예방할 수 있습니다. 최근 국내 대학 병원에는 전문 알레르기 클리닉이 있어 이에 대한 검사와 치료가 충분히 가능합니다.

Part 3

아름다운 중년, 건강한 중년

Chapter 27

중년여성의 건강 증진을 위한 의학적 방향

안명옥 교수

차 의과학 대학교 보건복지대학원 | 산부인과, 예방의학, 보건학 전공

서론

여성이 일생을 행복하게 살기 위해서 건강함은 기본적 요소입니다. 태어나서부터 삶을 마감할 때까지 일생을 통해 여성의 몸은 변화하는데, 이 변화에 대한 여성 자신의 충분한 지식과 이해가 있고, 그 기본적인 여성의 건강권을 사회가 보장해야 건강을 영위하며 행복하게 살 수 있습니다. 과거로부터 모성으로서의 여성 건강의 중요성에 대하여는 끊임없이 인지되어 왔으나 정치, 사회, 경제학적으로 열등한 여성의 지위와 건강 방치는 여전히 실질적인 문제로 남아 있습니다. 이 책을 통해 우리 중년여성들이 자신의 몸과 마음과 영혼의 건강을 소중히 여기고 이에 수반되는 건강한 삶을 영위하며 기본권으로서의 건강권을

충분히 누리고 살 수 있기를 기대해 봅니다.

일생을 통해 여성의 몸은 신비한 변화를 거듭하는데, 이렇게 변화무쌍하고 소중한 몸임에도 불구하고 실제로 이에 대한 이해는 구체적이라기보다는 매우 막연하거나 피상적입니다. 여성의 건강은 본인들에게조차 다른 가족 구성원의 건강보다 중요치 않을 경우가 많고, 우선순위에서도 가장 아래에 자리매김 되고 있습니다. 여성의 건강은 본인은 물론 가정, 사회 건강의 요체입니다. 모성의 건강을 다루는 산과(Obstetrics)를 말할 때 사회의 재창출(Reproduction of Society)에 관여하는 학문이라고 철학적인 정의를 내리는 이유도 여성의 건강을 통해 인류의 미래에 대한 의학적, 보건학적 관심의 중요성을 강조하고자 하기 때문입니다.

건강Health 및 건강 증진Health Promotion

중년여성의 건강을 말하기에 앞서, 이번 고찰의 중심 언어인 건강의 개념과 높은 삶의 질을 유지하는 기본인 건강 증진에 대해 정리하여 보겠습니다. 건강을 정의할 때 가장 명쾌하고 포괄적인 기술로는 세계보건기구(WHO; World Health Organization)의 헌장 전문을 들 수 있습니다. "…건강이란 단지 질병이 없는 상태를 의미하는 것뿐 아니라 신체적(Physical), 정신적(Mental), 사회적(Social)으로 완전히 안녕함(Well-being)을 말한다" 이 헌장이 발표된 이후에도 건강에 대한 개념은 점차 발전하여, 최근에는 경제적(Economic), 지적(Intellectual), 영적(Spiritual)인 안녕까지 포함된 광범위하고도 이상적인 정의를 내리기도 합니다. 앞서 지적한 대로 몸의 건강, 마음의 건강, 영혼의 건강에 사회적인 부분, 지적인 부분, 경제적인 부분, 문화적인 부분까지도 포함된 총체적 건강함이 우리가 추구하는 건강의 요점이자 개념입니다.

건강을 달리 표현해 보면 의학적인 관점에서 질병이 없는 상태로, 행동과 환경, 그리고 유전학적인 인간과 주위 상황의 상호 작용에 의해 결정된다고 볼 수 있습니다. 또 건강한 상태를 판단하는 관점은 주관적인 것과 객관적인 것으로 나뉘는데, 의학적으로 이상이 있음에도 본인이 건강하다고 생각하는 경우가 있고 의학적으로 건강한 객관적 소견이 있음에도 본인은 몸의 어딘가가 잘못되었고 질병이 있다고 생각하는 견해가 있습니다. 우리는 여기서 의학적인 건강을 기본적으로 고려하고 있습니다.

인간의 기본권인 건강권과 관련하여 요즈음 관심 받고 있는 건강 증진에 대하여 생각해 보겠습니다. 건강 증진은 예방 의학의 한 분야로, 이 관계부터 살펴보기로 합니다. 예방 의학은 모든 사람의 건강을 유지하기 위한 노력을 지속적으로 경주하는 의학의 한 분야입니다. 예방 의학의 목적은 크게 두 가지로 볼 수 있는데 그 하나는 질병의 예방(Disease prevention)이고, 둘째는 건강 증진(Health Promotion)입니다. 질병의 예방이란 질병(신체적, 정신적, 감정적)의 발생을 예방하는 기술인데, 다시 말해 조기 발견으로 치료가 가능하거나, 질병 자체의 발생을 막거나, 질병의 경과를 변형시키는 것을 말합니다.

건강 증진은 건강을 위한 행동과 환경의 변화를 일으킬 수 있도록 만드는 보건 교육과 그와 관련되는 조직적, 정치적, 경제적 활동의 복합체입니다. 건강 증진을 실질적인 측면에서 간단히 요약해 보자면 신체적·감정적인 안녕을 추구하고, 수명을 연장하고, 삶의 질을 높이려는 기술적인 행위라고 말할 수 있습니다. 즉 많은 질병들이 원인을 모르거나 예측 불가능 한 것이 아니고 개인적이며 변형이 가능한 생활 방식 때문에 생기는 것이므로, 생활 방식을 바꿈으로써 급성 질환은 1/3, 만성 질환은 2/3가 감소되고 조기 사망의 40~70%를 막을 수 있습니다. 바람직하지 못한 생활 방식의 예로는 불균형한 영양 섭취, 운동 부족, 부적당한 건강관리(정기 검진을 안 한다거나 안전벨트 비착용, 음주, 흡연, 문란한 성행위) 등을 들 수 있습니다. 21세기의 건강권은 이제 질병과의 관계가 아닌 건강 증진의 차원에서 생각되고 존중되어야 할 것입니다.

건강 증진을 말할 때 함께 떠올려야할 개념이 예방 의학입니다. 예방 의학은 사람들을 안녕한 상태로 유지하기 위한 질병의 예방, 건강 증진의 복합적인 개념으로 볼 수 있습니다. 예방 의학을 실제에 응용할 때 대상을 크게 개인적인 차원과 지역 사회 차원으로 나누어 볼 수 있습니다. 개인적인 차원은 개인의 위험 요인 평가와 교육, 선별 검사 등의 건강 상태 평가 방법 등을 통한 질병의 예방과 건강 증진이고, 지역 사회 차원은 공중 보건(Public Health) 입니다. 공중 보건 혹은 공공 보건은 결국 공공의 건강, 사회의 건강, 시민 건강을 위한 것으로 예방 의학을 개인 차원이 아닌 인구 집단에 적용하는 것입니다. 공중 건강(공중 보건)은 사회의 모든 사람이 건강하기 위해 모든 노력을 기울이고 그 건강 요구에 부합하려는 데 목적이 있습니다. 그러나 예방 의학적 관점을 사회 모든 구성원의 건강을 지키기 위하여 적용할 때, 이는 막연히 적용하는 것이 아니고 가장 발달된 지식, 최첨단의 기술적 지식들이 총동원되어 그 진가를 발휘해야 합니다. 이는 다수의 이익만이 문제되는 것이 아니고 최소의 인원, 마지막 1인까지도 포함되는 최선의 방법, 최대의 효율을 가진 고도의 기술적 방법론을 의미합니다. 그러기 위해서는 관련 데이터의 자세한 수집, 분석, 평가, 통합이 필요함은 물론이고, 각 분야의 최첨단 발달의 단계에서 포괄적으로 통합된 정책이 수립되어야하고, 좋은 결과에 대한 확신과 철저함에 입각한 정책 수립이 따라야 합니다. 이때 사회적 공공 단체들의 예방 의학적 노력도 시민 각개인의 건강권을 지키는데 필수 불가결한 요소가 됩니다. 그러기 위해서는 공공 단체들의 건강에 대한 관점, 철학, 그리고 전문가적 지식으로의 무장은 기본적인 요소라 하겠습니다.

또 다른 관점에서 예방 의학은 3단계로 나뉘는데, 이를 간략하게 살펴봅시다. 이 3가지 차원의 예방 의학적 개념은 여성이 양질의 건강한 삶을 누리는 데 기본적인 방법론입니다. 여성 개인 및 단체의 각각 다양한 상황에 응용하기 위해 이를 고찰해 봅니다.

1차 예방이란 질병이나 상해를 미리 막는 행위와 노력입니다. 개인 차원의 1차 예방적 노력으로는 보건 교육과 예방 접종, 콘돔사용을 권하는 등 특수한 예방적 행위를 들 수 있습니다. 보건 교육의 내용으로는 영양, 운동 등 이상적인 건강행위 고취, 음주, 마약, 흡연 등 유해물질 금지, 안전 띠 사용, 에어백 장치 등 위험한 상황 예방, 골다공증 예방 방법, 유방 자가 검진법 등이 있습니다. 환경 차원에서 생각해 보면 환경 변형(environmental modification)을 통해 추락, 화재, 교통사고 등의 방지를 도모하는 것이나 환경 소독, 즉 적절한 하수도 시설, 안전한 식수 공급, 대기 정화 등을 그 예로 들 수 있습니다.

2차 예방이란 질병의 조기 진단 및 조기 치료를 말합니다. 우리가 매일 접하는 임상 의학이 주로 이 분야입니다. 2차 예방도 크게 두 가지 단계로 구분합니다. 그 1단계가 선별 검사를 이용한 질병의 조기 진단입니다. 증상의 전구 단계에서 질병을 발견하여 적절한 치료를 함으로써 치유하거나 더 이상의 질병의 발전을 막으려는 노력입니다. 대표적인 예로 자궁경부암 검사(Pap test), 유방암 X선 검사(mammogram) 및 초음파 검사, 고혈압 조기 발견 등이 있습니다. 제 2단계에는 선별 검사와는 다른 단계인 치료 의학이 이에 속합니다. 더 이상의 질병 진행을 막고 빠르게 회복시키려는 노력입니다.

3차 예방은 불구나 장애를 최대한으로 막고 정상 생활을 위한 최대한의 재활을 시도하려는 노력입니다. 역시 개인적 차원과 사회적 차원의 접근으로 나눌 수 있습니다. 교통사고를 당하여 반신불수인 사람에게 개인적으로는 물리 치료 등을 통한 회복 노력을 하게 하고, 일상생활에 적응할 수 있게 최첨단의 주변 설비를 이용하게 하고, 사회적으로는 어느 시설 어느 교통수단에도 배려하여 이러한 장애자들이 최대한 불편하지 않게 해야 합니다. 이외에도 심장 마비 경험이 있는 환자나 중풍 환자들 모두가 재활의학, 3차 예방 대상자입니다. 여성이 자궁을 들어낸 경우 혹시 문제를 가졌다거나, 유방암으로 유방제거술을 하고나서 겪을 수 있는 마음고생들에 대한 배려 역시 모두 3차 예방에 속합니다.

상기한 예방 의학의 3단계는 서로 분리되어 있는 것이 아니고 한 질병을 조절하는 데 서로 밀접한 연관성을 가지고 작용하게 됩니다. 여성의 완경 이후 골다공증을 예로 들자면, 위험 요인을 없애거나 예방하는 등의 보건 교육과 칼슘 섭취, 운동 등(1차 예방)과 골밀도 검사 등을 통한 조기 발견, 호르몬 요법 등의 치료(2차 예방), 골절 후의 조기 치료(2차 예방) 및 후유증의 재활 치료(3차 예방) 등이 있습니다. 모두 질병의 각 단계에서 최대한의 의료 효과를 보기 위한 예방 의학적인 또한 임상 의학적인 예입니다.

이러한 개인 차원의 예방 의학을 사회 집단 차원에서 효율적으로 적용하려는 노력이 결국 보건 행정, 역학 등의 세분화 된 학문의 발전을 요구하게 되었습니다. 결국 이 둘이 연결되지 않으면 관현악단의 아름답고 웅장한 선율보다 각 악기가 삐걱거리며 듣기 싫은 소음을 내는 듯한, 효율성 없는 의학이 됩니다. 이러할 때 건강권은 유명무실한 구호에 불과해지는 것입니다.

중년여성과 건강

여성의 상대적으로 긴 수명과 관계있는 건강 문제들, 사회적, 문화적으로 여성 억압과 관련된 정신적 갈등, 질환 등은 여성만이 갖고 있는 특수한 상황입니다. 우리나라는 특히 여성이 가정 내에서 갖게 되는 사회적·경제적 특성 때문에 대다수의 여성들이 남성들에 비해 상대적으로 적게 의료의 수혜를 받고 있습니다. 경제적으로 많이 발전된 이즈음의 우리나라에서 이미 영양은 별로 문제가 아니라고 생각하는 것은 극단적인 편견이라고 생각되리만치 아직도 주위에 매우 흔한 일입니다. 한편, 이의 극단에서는 여성들이 다이어트(정상 체중임에도 불구하고 미적으로 날씬함이 지나치게 강조되어)를 하고, 이는 또 다른 여성의 영양적 건강 문제를 야기하고 있습니다.

여성건강의 발전을 위해서는 균형 있는 영양, 양질 의료의 적절하고 항시적인 이용, 포괄적 보건 교육을 포함한 여성 교육이 필요합니다. 즉, 여성의 여러 가지 특성을 구체적으로 고려하고 일생 각각의 시기에 충분히 개별화 된 건강관리와 양질의 의료가 동시에 이루어져야 합니다. 이러한 건강관리가 체계적으로 이루어진다면 예방 의학적인 개인 건강 차원의 여성건강 평생 관리가 가능하다고 봅니다. 비록 위험 요인이 있다 하더라도 각 질병에 따라 시기적으로 적절한 의료 행위를 적용한다면, 사망률과 이환율이 급격하게 감소할 것이 틀림없습니다.

여성의 일생주기 Lifecycle Perspectives 에서의 중년

여성의 몸은 일생 변화하고 있음에 우리는 주목해야 합니다. 요람에서 무덤까지(from the cradle to the tomb)의 개념은 이제 자궁에서 무덤까지(from the womb to the tomb)의 변화로 이해되어야겠습니다. 태아 시기부터 노년에 이르기까지, 평생 주기 관점, 생애 주기 관점에서 건강을 보아야 합니다.

남성의 몸이 사춘기를 전후하며 급격히 변화하고 그 후로는 그러한 변화가 다시없음에 반하여, 여성은 엄마의 자궁 내에서부터의 변화와 더불어 사춘기 이후에도 달마다의 변화, 임신과 출산, 완경 등 끊임없는 변화를 일생 맞이합니다. 이와 함께 오는 사회적, 정신적 변화 역시 필연적이며 자연스러운 것입니다. 이러한 변화가 인류의 존속과도 중요한 관련이 있음에도 불구하고, 월경이나 임신과 출산, 완경 등 여성의 변화하는 몸은 전통적으로 '여성의 질환(Feminity disorder)'으로 여겨져 왔습니다. 여성의 건강 및 삶을 이야기 하자면 여성의 일생 주기 가운데 각각의 시기에 여성의 몸과 마음이 겪는 경험이 존중되어야 하겠습니다. 더욱이 완경 즈음 여성의 건강은 미래 고령화 사회에서 매우 중요한 사회적 이슈가 될 것입니다.

여성 건강을 말할 때 여성의 생애 주기는 임신과 출산 등의 사건과 더불어 매우 중요합니다. 여성으로 탄생한 순간부터(임신 중 자궁 내의 변화까지 포함하여) 노년에 이르기까지 여성은 앞서 논한 여러 가지 특성으로 인하여 시기별로 큰 전환점을 맞게 됩니다. 여성 건강 평생 관리를 생각할 때 이 시기별 특수한 상황의 건강 문제를 고려해야 합니다. 사춘기를 전후한 청소년(청소녀), 미혼 여성, 임신을 앞둔 신혼 여성, 임신부, 가임 연령의 여성암 예방 대상 여성, 완경기 전후의 여성 등 모든 여성의 건강을 세분화하여 살펴보아야 합니다.

필자는 학문적으로 여성의 생애 주기를 다음과 같이 7세대로 나누어 생애 주기별 건강관리를 논해왔습니다. 자세한 구분과 설명은 네이버 블로그(안명옥의 무지개나라: http://www.amo21.net)를 참조하시기 바랍니다.

님프(요정)

태아 세대입니다. 생명이 시작되는 수태의 순간부터의 건강은 아무리 강조해도 과하지 않습니다. 임신과 출산의 건강을 함께 생각해 볼 수 있겠지요. 생명의 신비, 엄마와 태아의 밀접한 생명과 건강의 관계에 입각한 여성 건강을 생각할 수 있습니다.

엔젤(천사)

천사 같은 아기와 어린이들은 생각만 해도 행복합니다. 신생아부터 12세 정도, 2차 성징이 나타나는 시기까지의 초등학생까지. 즉 2차 성징이 나타나는 전후, 혹은 초경 전후의 어린이들까지를 아우릅니다.

프린세스(공주님)

틴에이지 소녀지요. 틴에이지는 만 13세부터 만 19세(thirteen-nineteen)까지를 말합니다. 특별한 소녀 건강을 생각해 볼 시기입니다. 아름다운 몸과 마음과 영혼의 성장이 눈에 띄게 달라지는 시기입니다. 드디어 소녀에서 여인으로 변하는, 일생의 소중한 때입니다.

미쓰(미혼여성)

20대 혹은 30대의 미혼 여성을 말합니다. 물론 40대에도 미혼일 수 있지요. 미혼을 인생의 선택으로 결정하신 분들도 있으실 테구요. 결혼, 혹은 성생활이 여성에 미치는 영향은 참으로 지대합니다. 그 전기로서 미쓰와 미즈 시대를 구분하였습니다. 연령별 분류의 의미가 조금 더 크다 할 수 있습니다.

미즈(가임기 여성) 30-49세

실상 학문적으로 가임기는 의학적으로 15세부터 49세까지를 말합니다. 미즈란 결혼을 한 가임기 여성을 말합니다. 임신과 출산을 안 하기로 결정한 여성도 있을 테지만, 임신과 출산은 이 시기 여성들의 대단한 특권입니다. 임신과 출산으로 인한 몸의 변화는 기적 같은 경이로움을 동반합니다. 임신과 출산, 혹은 완경 이전의 여성들의 건강을 생각하려 합니다. 미즈는 독립적인 여성을 상징하기도 합니다.

마담(중년여성)

마담은 완경을 전후한 중년의 여성입니다. 시기와 맞물려 몸과 마음과 영혼의 상태에 일대 변화를 맞이하는 완경 전후의 여성들의 건강은 이미 앞 장에서 논의한 바 있고, 앞으로도 더 논의할 것입니다.

퀸(여왕마마, 혹은 왕비마마)

처음엔 황후마마(empress)를 생각했으나 여왕(queen)이 더 친숙한 것 같아 여왕(queen)으로 이름 지었습니다. 65세 이후의 당당한, 위엄 있고 품격 있는 할머니를 의미합니다. 65세 정도부터, 즉 시니어 연세부터 90대, 100세 아니 120세까지의 건강 세대를 상징합니다. 여성의 아름다움이 연륜과 더불어 어우러져서 보름달 같이 밝은 시기, 건강하고 행복한 삶의 아름다운 황혼 시기입니다.

지금부터는 우리의 주제인 중년여성의 건강 증진에 집중해 보도록 하겠습니다. 완경 이후의 여성 건강관리, 건강 증진에 대한 이야기를 하려 합니다.

정기적인 자궁경부암 검사(세포진 검사: Papanicolau test)와 초음파를 이용한 내부 생식기 이상의 조기 발견, 유방 X선 검사(mammogram)와 유방 자가검진법(Breast Self Examination)의 장려를 통한 유방암 조기 발견은 매우 중요합니다. 이에 더하여 중·노년 만성 질환의 예방을 위해 건강한 생활 방식 및 건강 증진 행위 또한 장려합니다. 이외에도 앞서 언급한 예방 의학적 관점을 견지하고 건강 지식과 건강 행위를 고취함은 필수적입니다.

전 세계적으로 여성의 평균 수명은 남성의 평균 수명보다 높고, 여성의 주된 사망 원인도 남성과 다릅니다. 최근에 와서 심장병, 암 등 만성 질환의 증가로 그 전에 비해서는 많이 비슷한 추세를 보이기는 하지만 말이죠. 그러나 우리나라 여성의 평균 수명 역시 이미 80세로 들어섰고, 평균 7년 이상을 남자보다 더 오래 살므로 여성의 건강 증진은 대단히 중요합니다.

일반적으로 완경은 50세 전후로 찾아오는데, 완경 이후 연장된 노년기를 맞으면서 완경 관련 건강관리에 소홀하면 골다공증, 심혈관계 질환, 골관절 질환들이 올 수 있습니다. 여성의 경우 만성 퇴행성 질병 이환율도 남성보다 높습니다. 또한 완경에 대한 이해의 증진이 필수적입니다. 즉, 임신과 출산으로부터 해방된 여성은 제2의 인생의 출발점으로서 완경을 바라보아야 합니다.

평균 수명의 연장과 함께 완경기 이후의 건강관리에 대한 관심이 높아지고,

그에 대한 연구들도 활발해지면서 호르몬 대체 요법, 골다공증의 예방 및 치료에 대한 지식과 노년기 건강에 대한 의학 지식도 깊이 연구되고 있습니다. 여성만의 특수한 암 검사와 함께 완경기에 대한 여성의 정확한 지식을 아는 것이 중요하고, 의학적 소견에 바탕을 둔 건강관리 역시 중요합니다.

또한 요즈음 서서히 각광을 받고 있는 대체 의학적 접근과 함께, 항노화, 즉 노화 방지에 대한 지대한 관심으로 인해 자연 요법들의 활용이 두드러지고 있습니다. 호르몬 대체 요법의 부작용에 대한 우려도 이러한 대체 요법의 활성화에 기폭제가 되고 있습니다. 자연 프로게스테론의 적극적인 활용, 식물성 에스트로젠이 함유된 콩 식품의 대중화, 향기 요법(아로마) 등 완경기 여성 건강의 증진, 질병 치료를 위해 활용되는 여러 요법들이 그 대표적인 예라 하겠습니다.

결론

여자의 일생에서 중년여성의 건강 증진은 매우 중요합니다. 이는 표면적으로 건강하다고 생각되는 여성의 자기 인지(self awareness)에 입각한 일생 주기(생애 주기)의 각 시기별 건강관리에서 시작하여, 각 단계의 예방 의학적 개념을 첨가하여 질병이 있는 여성까지 건강 증진의 차원에서 관리하려는 것입니다.

중년여성의 건강 증진에는 간단하게 산부인과학적 접근 방식으로 해석할 부분도 있으나, 기본적으로는 다각적이며 총체적인 접근을 해야 합니다. 이때

의사 선생님의 도움, 자신의 건강 돌봄, 자신과 인생을 사랑하는 적극적인 자세는 기본입니다. 생각만으로 끝나서는 안 되며 적극적인 건강 행위 실천이 뒤따라야 합니다. 이러한 맥락에서 기본권으로서의 여성 건강권에 대한 사회적인 관심과 안정적인 사회 체제의 여성 건강 프로그램이 다양하게 개발되어야하며, 이때 국가적 지원이 절실히 요구됩니다. 중년여성 자신의 적극적인 참여는 필수요건입니다.

Chapter 28

노화를 지연시키는 영양 보충 요법

이혜리 교수
연세의대 가정의학교실

한 해 한 해 인생의 나이테를 더해가면서 어느 새 중년이 되었을 때, 참으로 젊었을 때가 좋았다고 생각하고 이제 그 시절은 다시 돌아올 수 없음에 안타까워하며 인생의 남은 시기를 그럭저럭 살아간다고 생각하는 사람들이 있습니다. 그러나 원숙함을 한 층 더해가는 중년기 여성이 건강한 아름다움을 지닐 때, 그것은 인생의 그 어느 시기와도 바꾸고 싶지 않을 것입니다. "황혼의 아름다움이 일출의 아름다움에 못지않게 아름답다"는 것을 아는 사람들은 더없이 좋은 이 귀한 시간을 제대로 누릴 수 있을 것입니다.

최근 세계적인 노령화 추세로 평균 수명이 80~90세에 이르렀고 100세를 넘는 백세인의 인구 역시 빠른 속도로 증가하고 있습니다. 앞으로 맞이할 노년기의 건강한 삶과 삶의 질 향상을 위해 중년기 여성은 가능한 한 빨리 몸과 마음의 건강관리를 적극적으로 수행해야 하겠습니다.

옛날부터 "불로장생(不老長生)", "무병장수(無病長壽)", "불로유미(不老維美)"라는 말이 있듯이 사람은 누구나 오래 살기를 원하지만 아무도 늙기를 바라지는 않습니다. 그러나 나이가 들어가면서 노화는 누구에게나 공통적이며 가장 강력한 건강 위험 인자의 하나입니다.

노화 방지의 목표는 "오늘을 더 건강하게, 내일은 더 길게" 즉 "최적의 건강 상태로 최대의 수명을 사는 것"이라 할 수 있습니다. 노화 방지 요법에는 노화 방지 식이 요법, 노화 방지 운동 요법, 노화 방지 영양 보충 요법, 노화 방지 호르몬 대체 요법, 노화 방지 스트레스 관리 요법 등이 있습니다. 여기서는 실제 이용 가능한 노화 방지 영양 보충 요법을 중심으로 기술하겠습니다.

노화와 관련된 신체 변화 및 질병

노화에 따른 신체 변화로는 면역력의 저하, 체지방의 증가, 골밀도의 감소, 신경계의 변화, 심혈관계 기능 저하, 호흡기계 기능 저하, 신장 기능의 저하 등이 있습니다. 노화하면 이처럼 여러 기관에 구조적 변화가 오게 되고 기능이 저하됩니다.

노화 과정에 대해서는 많은 학설이 제기되고 있는데 총괄하면 유전적 예정론과 환경적 요인(손상 이론 등)의 결과라 할 수 있으며, 노화가 빨리 오는 정도는 개개인마다 다르고 수명도 개별적으로 차이가 많습니다. 유전적 예정론이란 최대 수명은 이미 유전적으로 결정되어 있다는 것으로 이미 예정된 생물학적 시계가 모든 동물의 세포 내에 내장되어 있어서 최대 수명은 각 종마다 다르며, 쥐는 2년, 바다거북은 150년 이상, 인간의 경우 120년 정도로 알려져 있습니다. 손상 이론이란 자유기에 의한 손상으로 세포가 소모되어 노화가 촉진된다는 것으로, 자유기가 많을수록 그 손상 정도가 심해지며 노화 과정이 가속화됩니다. 자유기는 산화를 일으키며 세포에 손상을 주어 정상 기능을 저해하게 되는데, 에너지 공급 및 적절한 해독 작용을 못하게 되고, 세포가 죽거나 암을 유발하거나 여러 질병을 일으키고, 노화가 가속화되고 결국 사망에 이르게 됩니다. 이 자유기는 정상 세포 대사의 부산물, 식이 요인, 주요 영양소 결핍과 독성에의 노출 등(표1)에 의해 생기며, 항산화제는 이런 자유기를 중화시켜 질병을 예방하거나 가역적으로 되돌려 놓고, 노화 과정을 늦출 수 있다고 알려져 있습니다.

표1. 자유기의 생성원

일반적 요인	나이, 대사, 스트레스
식이 요인	식품첨가제, 알코올, 커피, 동물성 식품, 바비큐 및 구이, 튀김 등 고온에 요리한 음식, 태운 음식, 제초제, 살충제, 수소화된 식물성 기름, 설탕 등
화학적 요인	일산화탄소, 오존, 담배연기 등의 대기 오염, 청소제품, 접착제, 페인트, 페인트 희석제 등의 화학 용제, 의약품, 향수 및 헤어 스프레이, 살충제, 클로르포름, 염소 처리 등의 수질 오염
방사 에너지	우주 광선, 전자 기계, 의료 및 치과 X-선, 태양 광선 등

최근 노화와 관련된 질병에 대한 연구가 활발해지면서 노화 방지 요법으로 인간의 수명을 연장시키고 여러 만성 질환을 예방 또는 개선시킬 수 있다는 많은 연구 보고들이 있습니다. 노화와 관련 있는 질병은 치매, 뇌혈관 질환, 고혈압, 허혈성 심질환, 동맥 경화증, 당뇨병, 퇴행성 관절염, 골다공증, 자가 면역

질환, 알레르기, 감염성 질환, 암, 신부전, 백내장, 황반변성, 다발 경화증, 파킨슨 병 등으로 이는 삶의 질을 떨어뜨리는 주요 원인이 됩니다.

영양 보충 요법의 필요성

영양 부족은 처음에 피로, 허약함, 불면증, 신경 예민, 흥분하기 쉬움, 우울, 집중력 감퇴와 기억력 감퇴, 여러 부위의 통증, 반복되는 감염, 알레르기, 순환기 문제, 단순히 몸이 안 좋다는 느낌 등 그 외 여러 가지 경미한 증상이 뒤범벅되어 모호하게 나타납니다. 이 때 영양 보충 요법은 고려하지 않고 증상에 대한 약 처방 즉 소염진통제, 항우울제, 진정제 등만을 처방한다면, 이는 증상을 가릴 뿐 아니라 영양소 결핍을 더욱 심하게 만들어 질병을 야기하고 노화를 촉진하게 됩니다.

필요한 영양소가 감소할수록 질병의 빈도가 증가되어 만성 영양소 결핍은 언제나 심각한 건강 문제를 초래하게 됩니다. 따라서 최적의 영양 상태여야 최적의 건강 상태에 도달할 수 있고, 영양소 보충 없이는 최적의 영양 상태에 도달하기가 어렵습니다.

우리가 먹고 있는 음식 중에는 식탁에 오르기 전에 영양소가 제거된 것들이 있습니다. 예컨대 통밀을 밀가루로 만들었을 때에는 그에 함유된 비타민B, 미네랄, 섬유질의 75%를 잃게 되고, 또한 쌀은 현미에서 백미로 갈았을 때에는 그에 함유된 비타민과 미네랄, 섬유질의 대부분을 잃게 됩니다.

또한 음식만이 영양 결핍의 원인은 아니며 다른 요인들이 여기에 관여되어 있습니다. 즉 음주는 비타민 B, 비타민 C와 대부분의 미네랄과 항산화제를 고갈시키며, 알레르기성 질환과 감염은 비타민 A와 비타민 C, 아연과 다른 영양소를 고갈시킵니다. 공기 오염 물질과 유해 물질에 노출되면 항산화제가 고갈되고, 흡연도 항산화제를 고갈시키며, 스트레스는 모든 영양소를 고갈시키는데 특히 비타민 B와 비타민 C를 고갈시킵니다.

따라서 영양 보충 요법이 필요한 이유는 다음과 같습니다.

첫째, 균형 있는 식사는 우리 몸이 일상적인 일을 수행하며 생존하는데 필요한 영양소를 공급해 주지만, 영양 보충 요법으로 비타민, 미네랄, 필수 지방산, 식물성 화학 물질 및 다른 영양소를 보충해 주면 영양소 결핍을 방지할 뿐 아니라 충분한 영양 상태에 도달하여 자유기로부터 세포를 보호하고 복구하고 재생시킵니다. 영양 보충 요법은 이 같은 3가지 회복 기능을 강화시켜 각 세포가, 또한 전 신체가 최적의 기능을 할 수 있도록 도와줍니다. 따라서 좀 더 건강하게, 좀 더 길게, 좀 더 활력 있는 삶을 살아가기 위해서는 영양 보충 요법이 필요합니다.

둘째, 최근 식습관의 변화로 비만이 빈번하게 건강 문제로 대두될 정도로 열량이 과도한 음식을 섭취하고 있지만, 흰 쌀밥, 흰 밀가루 같은 결핍된 식사, 흡연, 음주, 스트레스, 공기 오염 물질 및 유해 물질, 알레르기 및 감염 등은 많은 영양소 즉 비타민, 미네랄, 항산화제 등을 고갈시켜 심각한 건강 문제, 질병을 증가시키기 때문에 영양 보충 요법이 필요합니다.

셋째, 영양소 밀도, 즉 3대 영양소(탄수화물, 단백질, 지방)에 대한 미세 영양소(비타민, 미네랄, 기타 필수 영양소)의 비율을 높이기 위해 영양 보충 요법이 필요합니다. 영양 보충 요법은 3대 영양소를 공급하는 것이 아니라 필수 미세 영양소만을 공급하기 때문에 영양소 밀도를 훨씬 더 높여줍니다. 이 비율이 높을수록 더 건강한 식사가 되므로 영양 보충 요법은 최대의 세포 기능을 할 수 있도록 이끌어 주는 환경을 만들어 줍니다.

넷째, 매일 매일 다양한 건강 위험 인자 속에 살아가면서 질병의 예방과 치료를 하고 가능한 한 최대 수명을 살아가기 위해서는 음식만으로는 할 수 없고 영양 보충 요법이 추가로 필요합니다. 1일 최적량을 식품으로만 섭취할 경우, 각 영양소마다 필요한 식품의 양이 너무 많아지기 때문에 약제로써 영양소 보충을 필요로 하게 됩니다.

영양 보충 요법의 용량

영양 보충 요법의 영양소 공급량은 심한 영양소 결핍으로 인한 질병을 막기 위한 최소한의 필요량인 1일 권장량의 개념과는 달리, 1일 최적량으로서 질병을 예방하고 치료하며 최상의 건강 상태를 유지하고 세포의 회복을 촉진하기 위한 필요량이 권장되고 있습니다.

1일 권장량과 1일 최적량 사이에는 큰 차이가 있으며 예를 들면 표 2와 같습니다.

표2. 주요 영양소의 1일 권장량과 1일 최적량

영양소	1일 권장량	1일 최적량*
비타민 A	2,500(여)~3,500(남)IU	5,000~10,000IU
비타민 B_1	1.1(여)~1.2(남)mg	100~250mg
비타민 B_2	1.1~1.3mg	50~250mg
비타민 B_3	15(여)~19(남)mg	50~250mg
비타민 B_5	5mg	60~2000mg
비타민 B_6	1.5(여)~1.7(남)mg	25~250mg
비타민 B_{12}	2㎍	500~2000㎍
엽산	200~400㎍	800~2000㎍
비타민 C	60mg	1000~6000mg
비타민 D	200IU	200~1,000IU
비타민 E	30IU	400~1,600IU
칼슘	800~1000mg	1000~2000mg
마그네슘	280~400mg	500~1000mg
아연	12(여)~15(남)mg	15~50mg
구리	1.5~3mg	1~3mg
셀레늄	55~70㎍	100~200㎍
크로뮴	50~200㎍	100~600㎍
망간	2~3mg	5~15mg
옥소	150㎍	225㎍

*성인 남성과 임신 또는 수유중이 아닌 성인 여성에 적절한 양임.

질병 중심의 영양 보충 요법

노화 방지 영양 보충 요법에는 아래와 같은 영양소등이 사용되고 있습니다.

• 필수 영양소 : 비타민, 미네랄, 보조 효소(코엔자임)Q_{10}, 필수 지방산(오메

가-3,6 지방산) 등

- 항산화 영양소 : 비타민 A. C. E, 구리, 셀레늄, 아연 등
- 항산화 식물성 화학물질 : 카로테노이드, 플라보노이드, 라이코펜 등
- 항노화 허브 : 인삼, 은행, 마늘 등
- 뇌 영양소 : 은행, 아세칠-L-카르니틴, 포스파티딜세린, 포스파티딜콜린, 프레그네놀론, 인삼 등
- 장 청결제 : 유산균, 섬유소

노화 방지 영양 보충 요법으로 장수는 물론 각종 질환을 예방 또는 개선시키고, 삶의 질을 향상시킬 수 있습니다. 실제 임상적으로 적용할 때 동맥 경화증 및 심혈관계 질환의 예방 및 개선, 뇌혈관 질환의 예방, 치매 예방 및 뇌 기능 개선, 관절염 개선, 각종 암 예방, 당뇨병 예방 및 개선, 간질환 개선, 피부 노화 방지, 골다공증 개선, 스트레스·피로·면역 개선, 안질환 예방 및 개선 등의 효과를 누릴 수 있습니다.

동맥 경화증 및 심혈관계 질환의 예방 및 개선

생선유, 플랙씨드유 같은 알파 리놀레닉산(오메가-3 지방산), 알파 리포익산, L-아르기닌, L-시트룰린, L-카르니틴, 칼슘, 크로뮴, 보조 효소(코엔자임) Q_{10}, 마그네슘, 포스파티딜콜린(레시틴), 비타민 B5(판토테닉산), 비타민 B6(피리독신), 엽산, 비타민 C, 비타민 E 등이 사용되고 있습니다.

치매 예방 및 뇌기능 개선

포스파티딜세린, 포스파티딜콜린(레시틴), 아세틸-L-카르니틴, 프레그네놀론, 은행잎 추출물(24% 표준화된 추출제제), 보조 효소(코엔자임) Q_{10}, 비타민 B 복합제(B_6, B_{12}), 비타민 E, 생선유(오메가-3 지방산), 플랙씨드유, 보라지유, 인삼, 글루타치온 등을 사용할 수 있습니다.

관절염 개선

글루코사민, 콘드로이틴, 종합비타민/미네랄, 비타민 B_3, 비타민 C, 비타민 D, 비타민 E, 보론, 생선유(오메가-3 지방산), 플랙씨드유 , 보라지유, 프레그네놀론 등이 사용되고 있습니다.

암 예방

비타민 A, 베타카로틴, 비타민 B 복합제 (B_6, B_{12}), 엽산, 비타민 C, 비타민 E 등의 비타민, 셀레늄, 아연, 칼슘, 마그네슘 등의 미네랄, 생선유(오메가-3 지방산), 플랙씨드유, 보라지유 등의 필수 지방산, 아세틸-L-카 르니틴, N-아세틸시스테인, 보조 효소(코엔자임)Q_{10}, 글루타치온, DHEA(디하이드로에피안드로스테론), 인삼, 녹차에 풍부한 플라보노이드, 식물성 화학 물질 등이 사용되고 있습니다.

당뇨병 예방 및 개선

크로뮴, 마그네슘, 아연, 알파 리포익산, 아세틸-L-카르니틴, 글루타치온, 생선유(오메가-3 지방산), 플랙씨드유, 보라지유, DHEA, 베타카로틴, 비타민

B 복합제, 비타민 C, 비타민 E, 종합비타민/미네랄, 인삼, 마늘, 은행잎 추출물(24% 표준화된 추출제제) 등이 권고됩니다.

간질환 개선

베타카로틴, 비타민 B 복합제(B_1, B_6, 엽산), 비타민 C와 바이오플라보노이드, 비타민 E, 종합비타민, 칼슘, 마그네슘, 셀레늄, 아연 등의 미네랄, 생선유(오메가-3 지방산), 플랙씨드유, 보라지유, 알파 리포익산, 아세틸-L-카르니틴, N-아세틸 시스테인, 글루타치온, 보조 효소(코엔자임)Q_{10}, 이소플라본, 인삼, 마늘, 엉겅퀴에서 추출한 실리마린 등을 사용할 수 있습니다.

스트레스, 피로, 면역 개선

비타민 B 복합제, 비타민 C, 보조 효소(코엔자임)Q_{10}, 아세틸-L-카르니틴, N-아세틸 시스테인, 크로뮴, 마그네슘, 셀레늄, 아연, 글루타치온, 프레그네놀론, DHEA, 테스토스테론, 멜라토닌, 에크네지아, 마늘, 인삼 등을 사용할 수 있습니다.

피부 노화 방지

비타민 C, 비타민 E, 알파 리포익산, 보조 효소(코엔자임)Q_{10}, 멜라토닌, 프로시아나딘 및 카테킨(녹차 추출물), 콜라겐, 초유(콜로스트륨), 유기산인 AHA(알파 하이드록시 산) 등을 사용할 수 있으며, 과도한 자외선을 피해야 합니다.

골다공증 개선

영양 보충 요법으로 골다공증 치료에 사용되는 것으로는 칼슘과 비타민 D, 식물성 에스트로겐이 있습니다.

안 질환 개선

빌베리 열매에서 추출한 바키늄미르틸루스엑스는 항산화 작용, 혈관 강화 작용, 시신경 전달 물질인 로돕신 생성 촉진 작용을 하며, 당뇨병 및 고혈압에 의한 망막 변성, 야맹증, 눈의 혈관장애 개선을 위해 사용되고 있습니다.

또한 노화와 관련되어 실명을 가져올 수 있는 황반변성의 진행을 지연시키기 위해 비타민 C, 비타민 E, 베타카로틴, 아연을 함께 복용하는 것이 도움이 됩니다.

노화 방지 요법은 우리의 일상 생활과 매우 밀접한 관계가 있으며 매일 매일의 개개인의 선택에 따라 그 결과가 크게 달라질 수 있습니다.

노화 방지 영양 보충 요법을 한꺼번에 다 시행하기는 어렵지만, 아름다운 중년과 노년기의 건강한 삶과 삶의 질 향상을 위해 그 근거가 확실한 것부터 부분적으로라도 바로 시행한다면 시행한 정도만큼 유익을 얻을 수 있으며, 긍정적인 변화가 긍정적인 결과를 가져오게 됩니다.

Chapter 29

중년여성의 건강을 위한 생활방식

김유리 교수

차 의과학 대학교 내과

서론

평균 수명이 길어지고 출산율은 감소하면서 인구 노령화 문제에 관한 우려가 높아지고 있습니다. 인구 노령화에 따라 국가적으로는 생산 능력이 감소하고 부양이 필요한 인구가 늘어나므로 경제적 사회적 부담이 증가하고, 개개인의 입장에서 보면 일생 동안에 40세 전후에 발병하기 시작하는 만성 퇴행성 질환에 이환될 가능성이 높아진다고 하겠습니다. 심혈관 질환, 당뇨병, 고혈압과 같은 만성 퇴행성 질환뿐만 아니라 연령에 따라 각종 암의 발생 가능성도 증가합니다. 이들은 발병에 있어서 많은 부분이 부모로부터 물려받은 유전적인 바탕 위에 십수 년에 걸친 생활 습관 등의 환경 요인의 영향으로 빚어진 것입니다.

만성 퇴행성 질환은 다양한 이름으로 불려 왔는데 우리나라와 일본에서는 성인병이라 하며 미국에서는 만성 질환(chronic disease)라는 용어를 사용합니다. 독일에서는 문명병(Zivilisations-krankheit), 스웨덴에서는 부유한 사람이 걸리는 병이라 하여 유복병이라고 불립니다. 영국에서는 생활 습관 관련 병(life-style related disease)이라는 용어를 사용하는데, 질병이 발생하기 전 예방을 하는 것이 훨씬 효과적이라는 생각이 담겨 있습니다. 요즈음에는 나쁜 생활 습관을 고침으로써 질병을 예방할 수 있다는 의미로 생활습관병이라는 용어가 우리의 관심을 끌게 되었습니다.

생활 습관과 질병

1970년대 말부터 일본에서는 성인병으로 불러왔던 것을 습관병, 또는 생활습관병이라는 용어를 사용하기 시작했습니다. 1996년에는 식습관, 운동 습관, 휴식, 흡연, 음주 등의 생활 습관이 발병, 진행에 관여하는 질환 군이 생활습관병이라고 정의했습니다. 우리나라에서도 최근 내과 학회와 개원의 협회 주최로 생활습관병 심포지움을 개최하여 의료인들에게 다시 한 번 질병의 발병에 있어서 생활 습관의 중요성을 일깨우는 모임을 가졌습니다. 모든 질병에 대한 예방은 성인이 되어서 시작한다면 이미 늦었다고 할 수 있습니다. 질병 예방을 위한 여러 가지 좋은 생활 습관의 형성은 2~3세부터 시작되므로 이때부터 좋은 생활 습관을 갖도록 어머니들의 관심이 필요하고 청소년, 청장년층에 대한 적극적인 교육 역시 필요합니다.

식습관

여러 가지 생활 습관 중 가장 중요한 것이 바로 식습관이라고 할 수 있습니다. 식습관은 흡연이나 음주 등의 다른 습관들과 달리 2~3세정도의 어린 아이 때부터 형성되고 한번 형성이 되면 교정하기 어려운 경우가 많습니다. 온 가족의 식사를 책임지는 사람으로서 여성은 온 가족의 식습관을 결정하는데 가장 큰 역할을 합니다. 따라서 여성으로서 자신의 식습관도 올바르게 가져야 할 뿐 아니라 자녀들의 식습관도 바르게 형성될 수 있도록 하는 것이 온 가족의 건강을 지키는 길이라 할 수 있습니다.

식습관과 밀접한 연관을 보이는 대표적인 질환으로는 비만증, 당뇨병, 고혈압, 심혈관 질환(관상 동맥 질환 - 협심증, 심근 경색증) 등과 여러 가지 암이 있습니다. 구강암, 식도암, 후두암, 위암, 신장암, 자궁암, 유방암, 대장암 등이 식사 습관과 연관성을 보입니다.

암 발생과 관련된 대표적인 위험 인자는 동물성 포화 지방과 육류로서 특히 대장암, 유방암, 전립선암 등과 연관됩니다. 음식에 첨가된 화학적인 발암 물질과 방부제, 착색료, 방향제 등에 포함된 질산염과 맵고 탄 음식이 암 발생을 증가시킵니다. 소시지, 핫도그, 베이컨 등 소금에 절인 음식에 많이 포함된 아질산염은 위암과 식도암 발생의 위험 인자가 되며 가공식품이나 인스턴트식품, 식품첨가물 등에도 발암 인자가 많이 포함되어 있습니다. 식습관과 암 발생과의 연관성은 각 민족 고유의 식습관과 밀접한 연관을 보이는데 일본인에서 유독 위암이 많은 것은 그들이 즐겨먹는 불에 구운 물고기에서 발암 물질이 다량 검출되므로 이러한 습관과 연관이 많은 것으로 생각됩니다. 우리나라의 경우 젓갈 등의 염장류와 고추장, 김치 등, 짜고 매운 음식들 즐겨하는 습관으로 인해 위암 발생률이 높은 것으로 이해됩니다. 염분 섭취량과 위암의 발생률은 비례하여 증가하는 것으로 알려져 있습니다. 미국 이민자들의 경우 이민 1세대에 비해 2세대에서 위암 발생률이 현저히 낮아지고 대장암이 증가하는 소견은 식습관이 암 발생의 주요 원인임을 나타냅니다.

심혈관 질환과 식습관의 관계는 오래 전부터 연구되어 왔고, 최근에는 음식 중의 콜레스테롤과 지방산이 중요한 역할을 한다는 것이 밝혀지고 있습니다. 중 저밀도 콜레스테롤이 더욱 주목을 받고 있는데 이는 튀긴 음식에 많은 트랜스 지방산을 많이 섭취할 때 혈중 농도가 올라가며 산화가 촉진됩니다. 저밀도 콜레스테롤이 산화되면 혈관 벽으로의 침투가 잘되어 동맥 경화를 촉진합니다.

1950년대에 미국, 일본을 포함한 유럽 5개국에서 40~50대 남자 약 13,000명을 대상으로 25년간 관상 동맥 위험 인자에 관한 연구가 진행되었는데 이 기간 동안 6,000명이 사망하였고 이중 1,500명이 관상 동맥 질환으로 사망하였습니다. 음식물 섭취와 관계를 보면 생선을 제외한 동물성 식품의 섭취가 관상 동맥 질환의 사망률과 비례하였으며 야채, 과일의 섭취가 사망률과 반비례함을 알 수 있었습니다. 1980년대에 다시 영양소 섭취 분석을 한 결과 포화 지방의 섭취가 심장병 사망과 가장 관련이 있으며 혈중 콜레스테롤 농도도 관련이 있었으나 포화 지방의 섭취량보다는 낮은 관련성을 보였습니다. 즉 혈중 콜레스테롤이 높지 않더라도 포화 지방의 섭취량이 많으면 관상 동맥 질환으로 인한 사망률이 높아진다는 것입니다. 혈중 콜레스테롤은 포화 지방과 트랜스 지방의 섭취가 많을 때 상승하고 포화 지방은 육류에 있는 기름, 유제품, 일부 견과류에 많이 포함되어있으며 트랜스 지방은 튀긴 음식, 과자류, 패스트푸드 등에 많이 포함되어 있습니다. 시중에 판매되는 식용유는 대부분 수소화 처리된 것으로, 식물성 기름이라고 많이 섭취하면 트랜스 지방을 많이 섭취하는 결과를 초래합니다. 최근 젊은 층에게 협심증, 심근 경색증 등이 많은 것도 포화 지방과 패스트푸드 및 튀긴 음식의 섭취 증가가 한 원인이라고 할 수 있습니다.

음식물 중의 항산화 물질은 심혈관 질환 사망을 감소시키는데, 대표적인 항산화 물질로는 플라보노이드가 있습니다. 이는 사과, 차, 양파, 마늘, 적포도주 등에 많이 들어있습니다. 세계에서 최장수 국가인 일본에서 심장 질환 사망률과 암 사망률이 가장 낮은 오끼나와 지역의 플라보노이드 섭취량은 미국인이 일일평균 12.9mg 인데 반해 100.9mg으로 현저히 높습니다.

호모시스테인은 최근 동맥 경화를 일으킬 수 있다고 알려진 물질입니다. 최근 많은 연구에서 협심증과 뇌졸중 등의 발생률이 혈중 호모시스테인을 감소시켰더니 줄어들었다고 보고하고 있습니다. 이 호모시스테인의 혈중 농도를 떨어뜨리는 물질은 비타민 B_6, B_{12}와 엽산입니다. 미국에서는 2년 전부터 시판하는 모든 씨리얼에 엽산을 추가하도록 하여 10년 후 심혈관 질환이 10%정도 감소할 것으로 기대하고 있습니다. 이러한 엽산은 녹황색 채소와 곡물에 풍부하게 함유되어 있습니다.

비만증, 고혈압, 당뇨병 등도 심장 질환과 그 발생 기전에 있어서 많은 공통 부분을 가진다고 할 수 있는데, 과다한 열량과 염분 섭취가 이들의 발병에 큰 역할을 합니다. 특히 지방의 섭취량이 중요한데 우리나라의 경우 아직 지방의 평균 섭취량이 많지 않다고는 하나 과다한 열량을 섭취하는 계층과 과다한 지방을 섭취하는 계층이 늘어나고 있으므로 유의해야 합니다. 탄수화물 섭취가 많을 때도 여분의 탄수화물이 지방으로 전환되어 간과 피하, 복강 내에 저장되어 문제를 일으킵니다. 지방뿐만 아니라 탄수화물로 과다하게 섭취된 열량은 지방간과 비만증, 고중성지방혈증 등을 유발하고 계속 진행을 하면 당뇨병, 고혈압, 관상동맥 질환을 일으켜 소위 X-증후군이라고 불리는 상태에 이릅니다. 따라서 개인의 연령과 활동량에 맞는 적절한 분량의 열량을 여러 가지 음식물을 통해 규칙적으로 섭취하는 것이 중요합니다.

연령이 증가할수록 대부분 체중이 서서히 증가하는 경향이 있습니다. 이는 노화할수록 활발히 대사를 하는 근육 조직이 위축되고 에너지 대사율이 낮은 지방 조직이 많아지므로 동일한 체중을 유지하는데 20~30대보다 적은 양의 열량이 필요하게 되고 대부분 활동량이 감소하므로 더욱 그렇습니다. 따라서 연령이 증가할수록 양질의 식품을 적절히 섭취하는 것이 매우 중요합니다. 많은 중년여성들이 매일 섭취하는 음식의 영양소 배분에 관해서 무관심합니다. 심혈관 질환 예방을 위한 동물성 식품 섭취를 줄이겠다는 의도와 과일, 빵, 고구마, 감자 등 탄수화물 식품이 손쉽게 먹을 수 있다는 점이 함께 작용하여 탄수화물이 식사의 대부분을 차지하고, 이로써 일일 총칼로리 섭취량이 많아지거나 상대적인 단백질 결핍에 이르게 하는 경우가 있습니다. 동물성 단백질을 많이 섭취할 때 따라오는 지방 섭취량의 증가도 염두에 두어야 하지만 적절한 양의 단백질을 매일 섭취함으로써 영양소 면에서 균형 잡힌 식사를 하는 것이 또한 중요합니다. 이러한 균형 잡힌 식사는 체중 관리 면에서 뿐 아니라 정상적인 영양소 대사에도 필수적입니다.

중년여성의 영양소 섭취 면에서 삼대 영양소 못지않게 중요한 것은 칼슘입니다. 많은 여성들이 골다공증 예방을 위해 처방된 칼슘을 복용하고 있습니다. 칼슘을 포함한 약제들의 흡수율을 고려할 때 약제에만 의존하기보다는 이를 우유를 비롯한 유제품이나 잔뼈 생선 섭취를 충분히 하면서 보조제로 사용하는 것이 바람직합니다. 칼슘 뿐 아니라 여러 가지 비타민 무기질 등의 섭취 역시 여러 영양소가 골고루 포함된 음식을 섭취하는 것을 원칙으로 해야 하며 보조제를 복용할 때는 적정한 양이 함유된 것을 이용하는 것이 바람직합니다. 과량의 지용성 비타민을 장기간 복용하여 이것이 체내에 축적되면 이로 인한 부작용이 생겨납니다.

흡연

전체 암 사망의 30%는 흡연과 관련되어 있습니다. 담배는 약 60종류의 발암 물질을 포함하며 폐, 식도, 후두, 방광, 췌장, 신장 및 자궁암 등의 주요한 원인으로 알려져 있습니다. 흡연에 의한 암 발생은 흡연량 및 기간에 의해 결정되며, 특히 청소년기부터 흡연을 시작하는 경우 암 발생의 위험성은 더욱 증가됩니다. 일반적으로 비흡연자와 비교하여 흡연자는 폐암의 위험성이 남성은 20배, 여성은 12배 증가됩니다. 최근 니코틴이 적게 포함된 담배가 시판되고 있어 이를 사용하면 암 발생의 위험성이 감소될 것으로 생각되나, 이는 잘못된 상식입니다. 순한 담배에는 니코틴 함량이 약간 적으나 유해한 발암 물질의 양은 마찬가지이며 오히려 담배를 피우는 횟수가 늘어남으로써 발암 물질이 더욱 많이 체내에 축적될 수 있습니다. 또한 간접 흡연자 역시 암 발생의 위험성이 증가되어 미국의 경우 매년 3,000~6,000명의 간접 흡연자가 흡연 관련 암으로 사망한다고 합니다.

흡연은 암 발생의 위험 요인일 뿐 아니라, 고혈압, 당뇨병, 고지혈증 등과 대등한 정도의 비중을 차지하는 동맥 경화의 주요 위험 인자입니다. 많은 사람들이 고혈압, 당뇨병, 고지혈증은 질병으로 생각하여 조절하려 노력하면서도 흡연은 커피 정도의 기호 식품으로 생각하는 경향이 있습니다. 이는 매우 잘못된 생각으로 동맥 경화를 예방하기 위해서는 흡연을 질병으로 생각하고 금연하도록 해야 하겠습니다. 특히 완경 이후의 여성에서 동맥 경화로 인한 심장 질환의 빈도가 급격히 증가하는데 이때 흡연하는 여성의 경우에는 심장 질환의 빈도가 더욱 증가합니다.

흡연은 또한 골다공증과도 연관되어 있습니다. 담배 속의 니코틴은 뼈를 생성하는 세포의 기능을 감퇴시켜 새로운 뼈의 생성을 더디게 해 골다공증을 유발할 수 있습니다. 완경 이후에 여성호르몬이 분비되지 않으면 골다공증이 발생하기 쉬워지는데, 흡연하는 여성들의 경우 호르몬 부족과 흡연이 함께 작용하여 골다공증의 빈도를 증가시킵니다.

최근 10대 청소년층의 흡연율과 여성의 흡연율은 매우 빠르게 증가하고 있습니다. 성장이 완전히 끝나지 않은 시기부터 흡연을 시작하는 것은 암 발생 위험성을 배가시키고 임신한 여성의 흡연은 저체중아 출생의 위험성을 증가시킵니다. 소아기부터 부모의 흡연으로 인해 간접 흡연을 하는 경우 상기도 감염, 기관지염을 앓는 빈도가 높아질 수 있습니다. 여성의 흡연은 본인 뿐 아니라 자녀의 건강에도 큰 영향을 미치므로 금연은 매우 중요합니다.

음주 습관

매일 적포도주 1~2잔을 마시는 것은 이에 포함되어 있는 항산화제 효과에 의해 심혈관계 질환의 발생을 감소시킨다고 알려져 있습니다. 그러나 술을 마시는 사람들의 경우 이처럼 소량의 알코올을 규칙적으로 섭취하기보다는 과음을 하는 경우가 많기 때문에 문제가 됩니다.

알코올 역시 암 발생의 주요 위험 인자로서 구강암, 식도암, 후두암 등과 연관됩니다. 이들 암들이 대부분 흡연과 밀접한 관련이 있음을 고려할 때 알코올과 흡연의 두 요인은 암 발생에 기여할 것으로 생각됩니다. 구강암은 흡연자의 경우 4배로 위험성이 증가하고 알코올을 섭취하는 경우 9배로 증가되었습니다. 흡연과 알코올 섭취를 모두 한 경우에는 36배로 위험성이 증가되는 것을 알 수 있었습니다. 식도암 발생 역시 흡연과 알코올 섭취가 중요한 발암 요인입니다. 그 외에도 과도한 알코올 섭취는 간암, 유방암 및 대장암 등의 발생에도 관련됩니다.

순수한 알코올은 1g이 7cal의 열량을 냅니다. 탄수화물이 1g에 4cal, 지방이 9cal의 열량을 내므로 알코올은 탄수화물과 지방의 중간 정도로 열량을 낸다고 할 수 있습다. 알코올 농도가 6% 정도인 맥주를 1,000cc 마시면 420cal 정도를 섭취하여 밥 한 공기 반에 해당되는 열량을 냅니다. 따라서 과음은 열량과다로 비만에 이르게 할 수 있으며, 많은 양이 아니라도 거의 매일 술을 마시는 것은 체중 증가의 원인이 될 수 있으므로 유의해야 합니다.

운동 습관

개개인의 운동 능력에 적합한 운동을 하는 것이 중요합니다. 급작스런 운동은 관절에 무리를 일으켜 오히려 역효과를 초래하는 경우가 있습니다. 운동을 전혀 하지 않던 사람이라면 자신의 운동 능력을 평가받은 후 서서히 시간과 강도를 높여가도록 하되, 최고 운동 능력의 80%를 넘지 않는 정도로 하는 것이 좋습니다. 본인의 운동 능력으로 감당할 만한 운동이라도 너무 무리한 운동은 건강에 도움이 되지 않습니다. 일주일에 5일 이상을 하되 일일 40~50분 정도를 꾸준히 하는 것이 질병의 예방에 효과적입니다. 운동 능력 평가를 통해 처방받은 운동을 할 때에도 운동 중 흉통이나 호흡 곤란 등의 증상이 발생하면 병원을 찾아 증상에 적절한 진료를 받는 것이 필요합니다. 평소 무릎 관절에 문제가 있었다면 계단을 오르내리거나 경사가 급한 산을 오르내리는 것은 피하는 것이 좋으며 평지를 걷거나 물속에서 운동을 하는 것이 관절 손상의 악화를 막을 수 있는 방법입니다.

최근에는 많은 사람들이 건강 증진을 위해서 뿐 아니라 체중 감량과 몸매 교정을 목적으로 운동을 합니다. 많은 시간을 체육 시설에서 보내며 열심히 운동을 하면서도 소기의 목적을 이루지 못하는 경우가 많습니다. 이런 경우 대부분은 잘못된 영양 지식을 갖고 있습니다. 주식이 되는 음식을 너무 소량 섭취하는 반면 오히려 열량이 높은 간식거리, 즉 견과류, 과일, 빵, 떡 등을 과다하게 섭취하여 총 열량 섭취량이 세끼 식사를 충분히 먹는 경우보다 더 높은 결과를 초래하여 체중 감량에 실패합니다. 또한 장시간 운동 시설에 머무는 것으로 인한 피로감으로 일상에서의 활동이 너무 줄어 열량 소비가 감소하기도 합니다.

식사를 균형 있게 정상적으로 하면서 운동을 병행하여 서서히 체중을 줄이는 것이 효과적입니다. 심하게 비만한 경우가 아니라면 1개월에 약 2kg 이내로 감량하는 것이 바람직합니다.

여성들을 위한 운동, 특히 중년여성의 건강을 위한 운동이라면 먼저 유산소 운동을 거론합니다. 그러나 걷고 뛰는 유산소 운동에 더해 남성들의 전유물로 생각하는 근육 운동도 함께 하는 것이 좋습니다. 운동 능력을 향상시키고 순발력을 좋게 하기 위해서는 근육이 강화되어야 하고 또 영양소의 대사를 원활히 하기 위해서도 근육량을 적절히 유지하는 것이 매우 중요합니다. 상하지의 근육과 척추를 지지하는 근육을 강화하는 운동 등을 통하여 넘어짐으로 인한 골절이나 손상을 방지하고, 신체의 자세를 올바로 유지하여 연령의 증가에 따라 오는 체형의 변화를 최소화 할 수 있습니다.

Chapter 30

중년여성 건강을 위한 통합의학적 접근

안명옥 교수

차 의과학 대학교 보건복지대학원 | 산부인과, 예방의학, 보건학 전공

서론

완경에 대한 의학적 관점은 이미 산부인과적인 접근(approach)만이 아닌 다학문적(multidisciplinary) 과제가 되어 있습니다. 점차 노령화 되어가는 사회에서 여성의 수명이 남성보다 높은 관계로 노인 여성 인구의 급격한 증가는 이미 사회 문제가 되어 있습니다. 우리나라 여성의 평균 수명을 83세로 보고 완경 이후 약 30여년의 삶을 조명하자면, 노령 여성 인구에 있어 만성 질환의 유병률이 높은 점을 감안할 때 그 삶의 질에 관한 문제는 사회적으로는 물론 의학적인 견지에서도 다학문적 접근이 불가피한 실정입니다.

정통 서양 의학에도 이미 대체 의학적, 통합 의학적인 요소가 많이 들어와 있습니다. 특히 우리나라에서는 많은 여성들이 완경을 전후하여 한의학적 혹은 대체 의학적 치료를 병행하고 있는 실정입니다. 또한 최근에는 대체 의학의 정통 의학적 접근이 서구에서 이루어지며 거꾸로 유입되고 있는 상황입니다. 이에 대한 앞서가는 이해는 변화하는 사회에 적응하는 의미를 넘어 완경기 여성 건강의 포괄적 의학적 처치에의 더욱 적극적인 자세라고 할 수 있습니다. 미시적으로는 인간의 유전자 완전 해독을 기본으로 하는 새로운 의학적 접근으로서, 크게는 의학의 모든 가능한 분야의 유기적 통합을 향하여 나가는 이 21세기의 시작으로서 통합 의학과 여성 건강에 대해 알아보기로 합니다.

대체 의학 개요

완경과 통합 의학에 대해 고찰하기에 앞서 우선 '대체 의학'이란 용어의 개념 정리를 해보고저 합니다. '대체 의학(Alternative Medicine)' 이라는 용어는 매우 서양 의학 중심적인 사고에서 출발했습니다. 매우 자기중심적인 서구인들이 정통 서양 의학이 아닌 의학의 개념들과 각 민족의 고유의 전통 의학들을 뭉뚱그려 대체 의학, 또는 보완 의학 (Complementary Medicine)이라는 정의를 했기 때문입니다.

우리나라의 예를 본다면, 엄연히 한의학이 오히려 우리나라에서는 역사가 더 긴 정통 의학입니다. 그러므로 대체 의학의 정의로 볼 때 한의학과 서양 정통 의학이 빠진 기타 분야가 대체 의학에 속한다고 할 수 있으나, 서양에서 정의한 대체 의학에서 가장 큰 부분이 동양의 한의학을 지칭합니다. 우리나라에서는 새로운 용어를 만들어야 하겠지만, 이는 이미 10년 이상 이용되어 온 용어이고, 요즈음에는 폭발적인 속도로 전 세계적로 퍼지고 있음을 감안할 때 서구의 정의에 입각하여 대체 의학을 소개하기로 합니다.

대체 의학의 분야

실상, 세부적으로는 약 200여 가지에 달하는 대체 의학의 분야가 있다고 하나 정립된 분야는 약 70여 가지가 있습니다. 한의학이 정통 의학으로 구분지어 있는 우리나라에서는 분야를 다시 구분해야겠으나 이번 고찰에서는 간단히 미국 국립보건원(NIH)에서 말하는 구분을 소개해 봅니다.

대안적 의학 체계 Alternative Medical System

서양의 관점에서 볼 때 다른 의학 체계로 가장 두드러진 부분이 전통적 동양 의학, 즉 한의학입니다. 침구술, 한약, 지압, 기공이 그에 속하는 것이고 또 다른 체계로는 인도의 아유르베다(Ayurveda:science of life)가 있습니다. 아유르베다(Ayurvedic medicine)는 몸과 마음, 영성(영혼)에 같은 비중을 두어 개인의 자연적 조화를 강조하는 것으로서 음식, 운동, 참선, 약초, 마사지, 태양빛, 호흡 등을 치료에 이용합니다.

동종 요법(Homeopathy)과 자연 요법(Naturopathy) 또한 대체 의학 체계로 여겨집니다. 동종 요법(homeopathy)은 'like cures like'라 하여 어떤 물질이 다량 있으면 질병을 유발하고, 약간의 양은 치료 효과를 나타낸다는 생각입니다. 그리하여 질환을 일으키는 원인 물질과 유사한 물질을 소량(이때 희석하면 희석할수록 효과가 더 있다고 생각합니다) 투여하면 치료 효과가 나온다는 것입니다. 또 다른 체계인 자연 요법은 질병을 우리 몸의 변화됨으로 보고 질병을 치료하는 것이 아니라 건강의 회복에 주안점을 둡니다. 그리하여 식이 요법, 영양 요법, 동종 요법, 약초, 침, 운동, 마사지를 비롯하여 광선, 초음파, 전류들을 이용한 물리 치료, 상담, 척추와 연조직(soft tissue) 자극 등이 이에 속합니다.

마음-몸 치료 Mind-Body Intervention

마음이 몸에 미치는 영향을 최대한도로 이용하는 대체 의학입니다. 정통적인 환자 교육, 행동 과학을 이용하는 치료들이 이에 속하고 명상, 최면 요법, 댄스 요법, 음악 치료, 미술 치료, 기도 등을 예로 들 수 있습니다.

생물학적 치료 Biologically-Based Treatments

대표적인 것으로 식이 요법을 들 수 있고, 비타민, 항산화제 복용, 한약이라고도 할 수 있는 여러 가지의 약초들로부터 만들어진 약이나 차 종류들(감기약, 항우울증약), 멜라토닌 등의 특수 상황을 위한 제품 등이 있습니다.

수기 치료 Manipulative and Body-Based Methods

몸을 만지거나 움직이는 요법들입니다. 척추 교정(chiropractice)이 이에 속하고, 마사지, 운동 치료 등이 있습니다.

기 치료 Energy therapies

대표적으로 기수련, 기공이 있습니다. 또 전기, 혹은 자장 요법도 에너지 요법의 한 분야라고 볼 수 있습니다. 산모나 미숙아들에게 쓰이는 터치 요법(Therapeutic Touch)도 다른 구분이 가능한 에너지 요법입니다.

완경과 대체 의학

여성 건강 부분에서 가장 대체 의학적 적용이 활발히 되어 있으며 또한 많은 연구가 진행되고 있는 분야가 바로 완경기 부분입니다. 골다공증, 완경 증상을 대체 의학적으로 치료하는 연구도 활발히 진행되고 있고 식물성 에스트로겐, 또는 여러 가지 자연 식물, 약초들을 이용하여 완경기 증상인 홍조 등을 없애는 제품들도 나와 있습니다.

이외에도 완경기의 여성에게 있을 수 있는 심혈관계 이상의 예방 및 치료, 근골격계 이상의 치료에도 대체 의학적 접근이 이루어지고 있습니다.

완경기 건강과 대표적 대체 의학의 예

완경기 여성에게 실제로 활발히 이용되고 있는 대표적 대체 의학의 한 예로 식물성 에스트로겐(Phytoestrogen)이 함유되어 있는 콩이 있습니다. 대체 의학적으로 발달된 최근 성과의 소개와 함께 대두의 인체에 미치는 영향들을 소개해 봅니다. 매우 다양한 콩의 음식 문화를 가지고 있으며, 콩의 종주국이리라는 역사적인 기록들을 가진 우리에게, 최근 콩에는 소위 성인병을 예방하는 새로운 기능성 성분들이 존재한다는 것이 알려지게 되면서 콩에 대한 관심은 한층 높아지고 있습니다.

콩은 옛부터 오곡 중의 하나였으며, 전분 식품인 쌀을 주식으로 하는 우리에게는 '밭에서 나는 고기'로 불렸습니다. 콩에는 단백질이 40%, 지방이 약 20% 정도 함유되어 있어 이는 아주 훌륭한 단백질원이 되었지요. 이렇게 한국 음식 문화에 자리매김을 하고 있는 콩은 종류만 해도 50여 가지에 이릅니다. 우리의 식탁에 자주 오르는 메주콩(대두), 검정콩, 밤콩, 완두콩, 강낭콩 등을 비롯하여 서리태, 서목태, 풋콩, 청태, 땅콩 등등 다양하지만 오늘은 주로 된장, 간장, 청국장, 두부 등 우리 전통 음식의 원료가 되는 대두에 대한 이야기를 하겠습니다.

콩과 의학

최근 미국을 중심으로 한 소위 서구 선진국들이 콩에 관심을 가지게 된 것은 서구인에게 발생률이 높은 심장병, 동맥 경화, 암, 골다공증과 같은 소위 성인병이 콩을 많이 섭취하는 아시아권의 나라들(한국, 일본, 중국)에서는 발병률이 상대적으로 낮다는 사실에서부터 시작되었습니다. 이러한 사실은 세계 25국 대상으로 행해진 세계보건기구(WHO) 주관의 연구(CARDIAC study: Cardiovascular Disease and Alimentary Comparison study) 등에 의해 과학적으로 밝혀지게 되었습니다. 미국 내에서도 미국 국립보건원(NIH)과 국립암연구소(NIC)를 비롯하여 많은 연구 기관이 콩 섭취와 질병 예방에 관한 연구에 각별한 관심과 투자를 하는 형편입니다.

한편 96년 벨기에에서 개최된 콩 심포지엄에서도 흥미로운 결과들이 발표되어 많은 사람들의 관심을 끌었습니다. 그 후에도 90년 미 암협회가 주최한 콩과 암 예방에 관한 심포지엄, 학회들을 통하여 콩의 의학적 효능, 즉 심장병, 골다공증, 신부전증 등의 만성 질환 및 갱년기 질환, 또 유방암, 전립선암, 대장암과 같은 각종 암에 대한 효과들이 속속 연구 발표되고 있는 실정입니다. 이 같은 콩의 효능은 phytoestrogen의 하나로 분류되는 아이소플라본이라는 물질이 다량 함유되어 있는 덕분입니다. 많은 동물 임상 실험을 통하여 콩의 아이소플라본이 여러 가지 질병을 개선하고 치료하는 가능성이 밝혀졌습니다. 앞서 언급한 바와 같이 과거 약 10여 년 간에 걸친 여러 연구에서 콩에 존재하는 성인병 예방 성분들이 차츰 확인이 되었으며, 어떤 기전을 통하여 이러한 질병 예방 효과가 나게 되는가를 밝히는 연구가 현재 우리나라를 비롯하여, 세계 여러 곳에서 활발하게 진행되고 있습니다.

콩에는 우리 몸에 생리학적으로 도움을 주는 여러 물질들이 풍부합니다. 우선 성분을 잠깐 살펴보고 그 효능을 하나씩 살펴보기로 하겠습니다.

아미노산

아미노산에도 여러 종류가 있습니다. 잠깐 아미노산과 콜레스테롤 간의 작용을 알아봅시다. 동물 실험에서 라이신(lysine)이라는 아미노산은 혈중 콜레스테롤치를 올려주는데 반하여 콩에 많이 있는 아미노산인 아르기닌은 콜레스테롤 수치를 떨어뜨린다고 알려져 있습니다. 더 재미있는 현상은 동물실험에서 아르기닌만 줄 때보다 콩 전체를 섭취할 때 더 콜레스테롤치가 떨어짐을 발견하였는데, 이는 아마도 콩의 다른 성분들 덕분으로 생각됩니다.

프로테아제 저해제^protease inhibitors, 예:Bowman-Birk inhibitor^

프로테아제란 소화기계에서 단백질을 분해하는 역할을 하는 효소를 말합니다. 이 프로테아제 저해제에는 놀랄만한 효능이 있습니다. 콩에는 쿠니츠형과 보우만-버크형의 두 가지 프로테아제(트립신) 저해제가 있는 데 이 중 보우만-버크형의 프로테아제 저하제가 항암 작용을 하는 것으로 밝혀져 의약품으로의 개발이 시도되고 있는 실정입니다. 하버드 대학의 케네디 박사 팀이 이 저해제의 항암 효과에 대해 특히 많은 연구를 하고 있는데, 이는 구강, 식도, 간, 대장 등 소화기 계통의 암을 억제하거나 예방하는 것으로 알려져 있습니다.

피테이츠^phytates^

피테이츠는 콜레스테롤을 낮추어 심혈관계에 좋은 영향을 주고 대장암 예방에도 좋습니다.

사포닌saponins

인삼의 대표적인 약리 성분이 바로 사포닌입니다. 콩에도 성분의 차이는 있지만 이러한 사포닌이 풍부하게 함유되어 있습니다. 사포닌의 주요 작용으로는 콜레스테롤 저하, 면역 증강 및 항암이 보고되고 있습니다.

콩 스테롤 Soy sterols: Phytosterols

콩 스테롤은 식물성 스테롤로써 앞서 언급한 콩의 여러 성분과 마찬가지로 혈중 콜레스테롤치를 저하시켜 심장병을 예방하는 작용을 한다고 보고되어 있습니다. 또한 이 콩 스테롤은 대장에서 암 발생을 억제하는 것으로 추정되고 있습니다.

아이소플라본soy isoflavones

완경의 증상 및 골다공증의 예방에 사용되는 대표적인 식물성 에스트로겐입니다.

오늘부터라도 콩 종류 음식을 즐겨 드시는 일이 생활화 되었으면 좋겠습니다. 이를테면 회를 드시더라도 간장(이것도 콩 음식이긴 하나 염분이 많으므로)에 찍어 드시지 말고 된장에 찍어 드시면 대단한 양의 아이소플라본을 통째로 드시게 되는 것이기도 하고 아주 건강에 좋은 식생활 방식을 하나 습관화하는 것이지요.

허브를 이용하는 방법Herbal remedies

허브의 일종인 블랙 코호시 (Black cohosh)와 동귀(dong quai)는 완경기 증상을 호전시킨다고 알려져 있고, 멕시코 야생의 마(yam)에서 만들어지는 새 '자연의 프로게스테론' 약은 불규칙한 월경의 치료에 쓰이는 것으로 미국 내에서도 최근에 승인되었습니다. 이 제제는 합성 프로게스테론(progestins)을 대신할 수 있는 제제로 평가됩니다. 이 제제는 자궁 내막암의 위험 요인인 자궁 내막의 이상 증식을 막고 합성 프로게스테론(progestins)과는 달리HDL 콜레스테롤치를 감소시키지 않습니다. 이 자연적 프로게스테론으로 만든 크림은 질 건조증에도 효과가 있고, 자연 및 합성 프로게스테론 알약과 같은 부작용을 초래하지 않습니다. 비록 이 크림이 자궁암을 막는다고 단언할 수는 없지만, 자연의 프로게스테론에서 만들어지는 겔은 피부를 통하여 더 잘 흡수된다고 생각되고 있습니다.

그러나 다른 종류의 호르몬 대체 요법(HRT)의 대체적인 방법(alternatives)이라 하더라도 건강 식품점이나 마켓에서 마음대로 살 수 있는 제제들에 관해서는 아직까지 효능이 시험되지 않았고, 잠재적으로 위험한 물질을 포함하고 있는지도 모르므로 신중해야 합니다.

기초적인 생활양식 변경Basic lifestyle changes

담배를 끊거나 양을 줄이는 것과 알코올과 카페인을 덜 섭취하는 등의 생활양식으로 골다공증 위험을 낮출 수 있습니다. 또한 급속한 체중 감량을 피하는 것도 골다공증의 위험을 피하는 것입니다. 규칙적인 운동(빠르게 걷는 것, 하이킹, 조깅, 춤, 로프를 뛰어 넘는 운동, 계단 오르기, 웨이트 트레이닝 또는 테니스 같은 운동)은 뼈 질량을 단단히 하는 것을 도우며, 골다공증의 위험을 줄일 수 있습니다.

영양 요법Nutrition

콩에 있는 식물성 에스트로겐(phytoestrogens) 덕분에 두부, 콩가루와 두유 같은 콩 음식이 열성 홍조에 효과가 있습니다. 또 동맥 경화증(atherosclerosis)을 막음으로써 심장병과 뇌졸중 발생 가능성을 줄이게 됩니다.

스트레스를 줄이는 여러 방법들Stress reduction techniques

이완 운동은 물론, 이미지, 명상, 기도 등의 이완을 유도하는 방법들을 이용하여 스트레스를 줄이고 역시 열성 홍조 증상을 완화시킬 수 있습니다.

지지 모임 이용Support groups

사회적인 지지는 완경기 증상을 어떻게 극복할 것인가에 대한 방법을 알려줄 뿐만 아니라 노화 방지에 대한 정보 등을 구체적으로 논의할 수 있는 장이 됩니다. 또는 동년배 친구들의 모임을 적극적으로 이용한 정보 수집을 할 수도 있습니다.

비타민 등Vitamins and supplements

칼슘과 비타민 D는 골다공증을 막거나 완화시킬 수 있습니다. 멸치 가루를 국이나 찌개를 끓일 때 넣는다든지 저지방 분유를 스프나 소스 만들 때 넣는 것도 권장할 만한 방법입니다. 완경기 전의 여성은 적어도 1,000밀리그램의 칼슘을 하루에 필요로 하고, 수유하는 여성은 1,200밀리그램을 필요로 합니다. 그리고 호르몬 대체 요법을 받지 않는 완경기 여성은 1,500밀리그램을 필요로 합니다. 칼슘 탄산염의 형태가 가장 싸면서도 흡수가 가장 잘되는데, 이는 음식과 함께 복용해야 합니다. 칼슘은 충분한 비타민 D 없이 흡수 될 수는 없기 때문에 아프거나 나이가 든 노인 여성의 경우, 영양이 충분치 않은 경우에는 비타민 D 보충(일당 800 IU까지 400)도 필요합니다.

미래의 중년여성 건강과 통합 의학

앞으로 통합 의학(Integrative Medicine, Integrated Medicine, Holistic Medicine) 등 동·서양, 대체 의학의 모든 분야가 만나서 완경기의 여성의 건강과 삶의 질을 고양하는 것이 궁극적으로 달성되어야 하겠습니다. 그러나 그 접근에는 많은 조심과 사려 깊은 연구, 검증 등을 통한 작업이 필수적이라 할 수 있습니다. 임상 의학자의 입장에서 볼 때 각 분야 임상 의학의 대체 의학적, 통합 의학적 접근은 머지 않은 미래의 대세가 될 것으로 전망됩니다. 특히 완경기 건강에 대체 의학적으로 접근하는 것은 과거에도 그랬지만 이제부터는 더욱 가속화 되어 임상에 실제로 응용될 것입니다. 이에 대한 이해는 물론 그에 대한 다각적인 임상 응용과 연구가 절실히 요구되는 바입니다.

의학자의 입장에서 대체 의학을 볼 때, 대체 의학의 여러 분야의 적용과 발달이 정통 의학의 철저한 감시 체제에 의거하지 않고 무비판적으로 수용된다면 건강의 해악으로 작용할 여지가 매우 많습니다. 정통 의학적 관점에서 볼 때 이것도 과연 대체 의학이라 할 수 있는가 하는 원초적 의심이 드는 분야 역시 많습니다. 그러므로 비판적인 시각은 유지하되, 과학적인 검증의 과정을 거쳐 이로운 분야는 임상적으로도 이용하는, 열린 자세가 필요합니다.

열린 마음으로 모든 가능성을 받아들이고, 의학 분야들의 총체적 통합을 도모해야 할 것입니다. 서양 의학의 과학적 방법과 동양 의학의 철학적 요소를 통합하여 가장 이상적으로 의학을 발달시키고, 그것을 여성 건강, 특히 복합적인 질환이 나타날 여지가 많은 완경기 여성 건강에 접목하는 시도와 발전이 끊임없이 있어야 할 것입니다. 그리하여 우리 조상들의 얼과 학문이 담긴 동양 의학과 정통 의학을 접목하여 획기적으로 앞선 의술의 기술적 개발이 이 분야에서도 가능하게 되리라 생각됩니다. 이는 또 하나의 바이오 혁명으로 이어지리라 생각되며, 이로써 여성 건강의 괄목성대한 발달이 있으리라 믿어 의심치 않습니다.

끝으로 한국여자의사회의 적극적인 노력으로 이루어진 이 『건강한 중년, 날개를 달다』 책자가 대한민국 중년여성들의 건강과 행복한 나날에 도움이 되기를 진심으로 바랍니다.

Epilogue

간행 후기

간행위원장 안명옥
차의과학대 보건복지대학원

『건강한 중년, 날개를 달다』는 여의사들, 특히 이 시대에 중년을 맞이하고 중년을 살고 있는 의과대학 교수들을 중심으로 한국여자의사회 회원들이 펴낸 책입니다. 동시대에 아름다운 중년의 시기를 함께 호흡하고 공감하는 우리 삶의 나눔이자 지식의 공유입니다.

신나고 즐거운 작업이었습니다. 명실 공히 아름다운 중년여성들을 위한, 중년여성에 의해 써진, 중년여성의 책입니다. 건강한 중년, 신나는 중년, 찬란한 황혼의 중년을 즐겁게 살기 위한 건강백서입니다.

2003년에 보건복지부와 함께 출판한 중년여성을 위한 건강백서 『아름다운 중년』의 증보판이기도 합니다. 그 당시 저와 대부분의 우리 저자들은 완경을 바라보는 나이였을 뿐 완경을 몸으로 체험하지 못한 상황이었습니다. 지금 우리들 대부분은 이미 완경을 몸으로 체험하였고 그 삶을 살고 있습니다. 그리하여 이제는 속속들이 우리의 경험을 나눌 때라고 의견의 일치를 보았습니다.

붉은 단풍으로 덮여 가는 수확의 계절인 가을날, 성숙의 경지로 나날이 더 나아갈 대한민국 800만의 완경기 여성들, 그리고 여성 건강을 지키는 파수꾼인 의사선생님들과 함께 우리 인생의 사추기를 만끽하는 행복을 꿈꾸어 봅니다.

중년여성에게 많은 질환, 주의해야 하는 질환을 조목조목 실질적으로 정리한 이번 작업은 각기 전문 분야에서 큰 업적을 이뤄낸 의과대학 중년의 여교수님들과 여의사 선생님들께서 전문적 지식을 공유하고 나누는 일을 통해 이루어졌습니다. 이 즐거운 작업은 명실공히 중년여성들에 의한, 중년여성을 위한, 중년여성의 건강관리 백서가 되었습니다. 이 책 각각의 장은 앞으로 120이 넘어야 올지도 모를 삶의 마지막 성장인 죽음까지, 건강하고 우아하며 장미와 연꽃같이 아름답게 나이 들어가는 완경기의 여성들을 바라며, 여성들의 삶의 질이 나날이 증진되는 행복한 인생을 위해 꾸며져 있습니다.

이 책을 편찬할 수 있도록 시간과 노력과 지식을 아낌없이 나누어 주신 저자 선생님들, 한국여자의사회 박경아 회장님, 간행위원회 위원님들, 한국여자의사회 관계자 여러분들과 아름다운 책을 출판해 주신 조윤커뮤니케이션의 안혜경 대표님과 최몽순 편집장님께 진심으로 감사드립니다.

또한 한국여자의사회 모든 회원님들과 여의사의 삶을 보아주신 부모님들과 가족들께 감사의 마음 전합니다.

더한 감사의 마음과 사랑의 마음을 우리 아름다운 중년여성들께 바칩니다.

한국여자의사회
간행위원회

위원장

안명옥 (차 의과학대 보건복지대학원 교수)

위원

김숙희 (한국여자의사회 총무이사)

백현욱 (한국여자의사회 국제이사)

김선아 (한국여자의사회 재무이사)

이유미 (연세대의대 내과 내분비학교실 교수)

건강한 중년, 날개를 달다

1판 1쇄 인쇄 2012년 4월 6일
1판 1쇄 발행 2012년 4월 7일

저자 / 한국여자의사회

펴낸곳 / 조윤커뮤니케이션
펴낸이 / 안혜경
편집장 / 최몽순
주소 / 서울시 종로구 내수동 74번지 광화문시대 1502
전화 / 02-730-8841
팩스 / 02-730-8814
출판등록 / 제2-3307호
등록일자 / 2001년 4월 13일

ISBN 978-89-91216-53-2 03510
값 12,000원